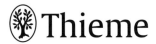

Psychopharmakotherapie griffbereit

Medikamente, psychoaktive Genussmittel und Drogen

Jan Dreher

Bearbeitet von
Verena Lucas

6., aktualisierte und erweiterte Auflage

22 Abbildungen

Georg Thieme Verlag
Stuttgart • New York

Dr. med. Jan **Dreher**
Klinik Königshof
Am Dreifaltigkeitskloster 16
47807 Krefeld

Bearbeitet von
Verena **Lucas**
Fachapothekerin für klinische Pharmazie
Apotheke der Uniklinik Düsseldorf
Moorenstr. 5
40225 Düsseldorf

Bibliografische Information der Deutschen Nationalbibliothek
Die Deutsche Nationalbibliothek verzeichnet diese Publikation in der Deutschen Nationalbibliografie; detaillierte bibliografische Daten sind im Internet über http://dnb.d-nb.de abrufbar.

Ihre Meinung ist uns wichtig! Bitte schreiben Sie uns unter:
 www.thieme.de/service/feedback.html

© 2024. Thieme. All rights reserved.
Georg Thieme Verlag KG
Rüdigerstraße 14, 70469 Stuttgart, Germany
www.thieme.com

Printed in Italy

1. Auflage 2014 im Schattauer Verlag GmbH, Stuttgart
2. Auflage 2016 im Schattauer Verlag GmbH, Stuttgart
3. Auflage 2017 im Schattauer Verlag GmbH, Stuttgart
4. Auflage 2018
5. Auflage 2021

Covergestaltung: © Thieme
Bildnachweis Cover: © SciePro/stock.adobe.com
Zeichnungen: Roland Geyer, Möttingen; Christine Lackner, Ittlingen
Redaktion: Susanne Drosihn, Winterbach und Ingrid Ahnert, Kunreuth
Satz: L42 AG, Berlin
Druck: LEGO S.p.A, Vicenza

DOI 10.1055/b000 000 904

ISBN 978-3-13-245578-8   1 2 3 4 5 6

Auch erhältlich als E-Book:
eISBN (PDF) 978-3-13-245579-5
eISBN (epub) 978-3-13-245580-1

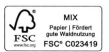

Vorwort zur 6. Auflage

Das Gebiet der psychoaktiven Substanzen, also der Psychopharmaka, der psychoaktiven Genussmittel und der Drogen, ist mittlerweile ein Dschungel. Es gibt eine unüberschaubare Anzahl an einzelnen Substanzen, die scheinbar alle unterschiedlich sind. Sie verursachen eine Fülle an erwünschten und unerwünschten psychischen Wirkungen. Bei einigen Substanzen oder bestimmten Kombinationen lauern auch ernsthafte Gefahren.

Ich möchte Ihnen anbieten, Ihre ersten Exkursionen in den Dschungel der Psychopharmakotherapie als Ihr Reiseführer zu begleiten. In diesem Buch erkläre ich Ihnen, wie Sie sich selbstständig im Gebiet der Psychopharmaka orientieren, beschreibe die wichtigsten Vertreter der verschiedenen Spezies, die Sie auf Ihrem Weg vermutlich antreffen werden, und gebe Ihnen auch meine ganz persönliche Beurteilung mit auf den Weg.

Aufgrund meiner langjährigen Erfahrung in der psychiatrischen Aus- und Weiterbildung sowie meiner Arbeit als klinisch tätiger Psychiater habe ich einen Reiseplan entwickelt, der Ihnen Schritt für Schritt die wichtigsten Kenntnisse im Umgang mit Psychopharmaka näher bringt. Aufgrund der besonderen Bedeutung im psychiatrischen Alltag sind in diesem auch die wichtigsten psychoaktiven Genussmittel und Drogen sowie die Behandlung der damit verbundenen Krankheiten enthalten.

Die Psychopharmakologie entwickelt sich ständig weiter, deshalb habe ich auch in dieser Auflage mit dem Johanniskrautextrakt, Bupropion und Desvenlafaxin wieder neue Substanzen aufgenommen, habe alle Texte aktualisiert und an den neuesten Stand der Forschung angepasst.

Ich freue mich über Feedback zu diesem Buch zu den vorgestellten Darstellungen und Einschätzungen, die Sie mir gerne an psychopharmakologie@icloud.com mailen können. Ich wünsche Ihnen viel Spaß bei der Erkundung des Dschungels der Psychopharmakotherapie!

Krefeld, im November 2023
Jan Dreher

Inhaltsverzeichnis

1 Einleitung

Was ist Psychopharmakologie? Eine Tasse Kaffee am Morgen, eine Tablette gegen Depressionen nach dem Frühstück, eine Zigarette an der Bushaltestelle, ein Glas Wein am Abend, ein Schlafmittel: Die meisten von uns nehmen immer mal wieder Substanzen ein, die eine direkte oder indirekte Wirkung auf das Gehirn haben. Dabei setzen wir diese Substanzen oft gezielt ein, um den gewünschten Effekt zu erreichen. Der Kaffee soll uns wach machen, der Wein entspannen, das Schlafmittel müde machen.

Die Psychopharmakologie beschäftigt sich mit Medikamenten, Genussmitteln und Drogen. Alle 3 Wirkstoffgruppen haben eine Wirkung auf das Gehirn, auf die Psyche. Die Wirkung ist zumeist steuerbar, planbar, lenkbar, beschreibbar.

In der Behandlung psychiatrischer Erkrankungen wollen wir mit den eingesetzten Psychopharmaka ganz gezielt eine bestimmte Wirkung auf das Gehirn entfalten, um so Krankheitsbeschwerden zu lindern oder Krankheiten zu besiegen.

In diesem Buch beschreibe ich zunächst die psychiatrischen Medikamente, da sie den Schwerpunkt bilden.

Danach beschreibe ich die wichtigsten Genussmittel (Alkohol, Nikotin, Koffein) nach pharmakologischen Gesichtspunkten und beschreibe jeweils die Möglichkeiten der medikamentösen Unterstützung von Entzugsbehandlungen bei Abhängigkeit von diesen Genussmitteln.

Es folgt eine Darstellung der häufigsten Drogen, die in psychiatrischen Behandlungen eine Rolle spielen. Der Konsum bestimmter Drogen geht regelmäßig mit bestimmten psychiatrischen Störungen einher, die man besser verstehen kann, wenn man die Pharmakologie dieser Substanzen kennt.

Schließlich erläutere ich in einem neuen Kapitel die für psychiatrische Behandlungen relevanten Konzepte der Schmerztherapie und erkläre die wichtigsten Schmerzmittel, sowohl die Nicht-Opioide als auch die Opioide. Abgeschlossen wird das Buch mit speziellen Kapiteln zu den Themen Gerontopsychiatrie, psychiatrische Notfälle, Medikamente in der Schwangerschaft, Medikamentenwechselwirkungen und sinnvollen Kontrolluntersuchungen.

Einzelne Medikamente. Ich teile die Psychopharmaka in 5 Hauptgruppen ein, die die 5 hauptsächlichen Wirkungen psychiatrischer Medikamente abbilden: antidepressiv, antipsychotisch, phasenprophylaktisch, angstlösend und beruhigend.

Nachdem ich Ihnen einen Überblick über die jeweiligen Gruppen vermittelt habe, unterteile ich die Gruppen in sinnvolle Untergruppen. Die Untergruppen

1

der Antidepressiva sind z. B. die SSRI, SSNRI, Trizyklika und MAO-Hemmer. Dann stelle ich Ihnen jeweils einige typische und prominente Vertreter dieser Untergruppen vor. Dabei erkläre ich Ihnen, wie ich das jeweilige Präparat verschreibe, welche Erfahrungen ich damit gemacht habe und wie ich es bewerte. Wenn Sie sich mit einem Präparat einer Untergruppe auskennen, können Sie üblicherweise daraus auf die anderen Präparate dieser Untergruppe schließen. Ich selbst glaube, dass 2 unterschiedliche Präparate einer Untergruppe weit weniger Unterschiede aufweisen, als man in vielen Fällen annimmt.

In der Psychopharmakologie ist es besser, einige wenige Substanzen zu kennen, diese aber richtig. Sammeln Sie zunächst mit einigen Standardpräparaten Erfahrungen. Im 2. Schritt können Sie Ihr Spektrum erweitern. Die Auswahl der hier vorgestellten Präparate ist dazu geeignet, sich zunächst auf diese grundlegenden Substanzen zu konzentrieren, um später weitere kennenzulernen.

Ich möchte explizit darauf hinweisen, dass sowohl die Auswahl als auch die Wertung der Medikamente aus meiner persönlichen Erfahrung erfolgten. Jeder Leser muss sich selbst ein Bild von den verschiedenen Substanzen sowie ihren Stärken und Schwächen machen. Ich hoffe aber, Ihnen mit meinen sehr persönlichen Einschätzungen einen Startpunkt und wesentliche Anhaltspunkte für Ihre Überlegungen zu geben.

Zielgruppe: Dieses Buch richtet sich an angehende Psychiater, angehende Psychologische Psychotherapeuten, Hausärzte, Internisten, Krankenpflegepersonal, Betreuer, Angehörige und Patienten.

Für angehende Psychiater stellt es alle relevanten Informationen zusammen, um sich im Dickicht der verschiedenen Präparate zu orientieren und einen eigenen Weg zu finden, selbst pharmakopsychiatrisch zu behandeln.

Dieses Buch ist ein einführendes, praxisorientiertes Lehrbuch. Es unterscheidet sich von vielen anderen verfügbaren Lehrbuchwerken über Psychopharmakologie dadurch, dass es bewusst auf Vollständigkeit und weitgehend auf theoretische Fundierungen verzichtet. Es konzentriert sich ganz auf das praktische, alltagsrelevante Wissen, das erforderlich ist, um medikamentöse Behandlungen psychischer Erkrankungen zu verstehen und selbst durchzuführen. Es richtet sich auch an Allgemeinärzte, Internisten, Krankenhausärzte und alle anderen Ärzte, die sich etwas besser mit Psychopharmaka auskennen wollen. Psychopharmaka gehören zu den am häufigsten verordneten Medikamenten überhaupt; angeführt von den breit eingesetzten Antidepressiva, gefolgt von Schlafmitteln und Beruhigungsmitteln. Indikationen, Wirkungen, Nebenwirkungen und Wechselwirkungen dieser häufig verordneten Substanzen sind für alle Ärzte relevant.

Weiterhin soll es als Orientierungshilfe dienen für angehende Psychologische Psychotherapeuten, Sozialarbeiter, Krankenpflegemitarbeiter, Betreuer und alle in der Psychiatrie Tätigen. Wenn Sie Ihren 1. Tag auf einer psychiatrischen Station beginnen und in den Medikamentenschrank schauen, werden Sie nach der Lektüre dieses Buches viele Präparate bereits kennen, andere können Sie schnell in Ihnen bekannte Medikamentengruppen einordnen.

Und schließlich eignet sich dieses Buch – zumindest zu weiten Teilen – auch für Patienten, Angehörige und alle anderen Interessierten, die etwas tiefer in die Materie einsteigen wollen. Die Kenntnis der ärztlichen Verschreibungspraxis kann Ihnen helfen, sich ein sehr viel differenzierteres Bild der verschiedenen Präparate, ihrer besonderen Anwendungsgebiete, aber auch ihrer häufigen Nebenwirkungen und Gefahren zu machen.

Und nun: Viel Spaß! Über Anregungen und Hinweise freue ich mich sehr, mailen Sie mir einfach an psychopharmakologie@icloud.com.

2 Psychopharmaka im Überblick

2

Beginnen wir das Buch mit den Psychopharmaka im engeren Sinne. Danach werden wir auf Genussmittel und Drogen eingehen.

Psychopharmaka gehören zu den meist verordneten Medikamenten überhaupt. Unter den Psychopharmaka liegen die Antidepressiva in der Verordnungshäufigkeit ganz vorne. Ich möchte Ihnen mit diesem Buch einen Überblick verschaffen, welche Medikamentengruppen es gibt, wie sie wirken und Ihnen ein Bild von einigen prominenten Vertretern jeder Gruppe vermitteln. Darüber hinaus möchte ich diejenigen Sachverhalte erläutern, die erforderlich sind, um sich im Feld der psychiatrischen Pharmakologie selbstständig zu orientieren.

Früher war es üblich, Psychopharmaka nach ihrer chemischen Struktur einzuteilen. Für Chemiker und Pharmakologen ist das immer noch interessant, für Psychiater ist es nur noch für einige spezielle Fragen relevant. Eine Einteilung nach der Aktivität am Rezeptor der Nervenzellen ist schon wichtiger, da diese etwas über zu erwartende Wirkungen und Nebenwirkungen aussagt. Letztlich von Bedeutung für den Psychiater ist jedoch nur eines: die klinische Wirkung.

In der Psychopharmakologie haben sich folgende **5 Hauptwirkungen** herausgestellt, nach denen die Wirkstoffe eingeteilt werden:

- antidepressiv
- antipsychotisch
- phasenprophylaktisch
- angstlösend (= anxiolytisch)
- beruhigend (= sedierend)

Darüber hinaus gibt es noch Substanzen für bestimmte, sehr eng umschriebene Einsatzgebiete, wie Substitute für Suchtstoffe, Medikamente für Entzugsbehandlungen und einige andere, auf die wir noch genauer eingehen wollen.

Schlafmittel nehmen gewissermaßen eine Sonderrolle ein. Schlafmittel sind Benzodiazepine, Benzodiazepin-ähnliche Substanzen oder Sedativa, die in der Absicht gegeben werden, Schlaf zu erzeugen. Aufgrund der häufigen Verordnung der Schlafmittel habe ich ihnen ein eigenes Kapitel (S. 186) gewidmet.

2.1 Wahl des Psychopharmakons

Das Vorgehen zur Wahl eines Psychopharmakons ist mehrstufig: Zuerst erhebt man in der klinischen Untersuchung eine **Anamnese** und den **aktuellen psychischen Befund.** Dieser trifft Aussagen darüber, welche Störungen, welche Symptome in welcher Kombination und Schwere vorliegen.

Hieraus ergibt sich oft bereits die **Diagnose,** manchmal sind apparative Zusatzuntersuchungen erforderlich, aber sehr oft dienen diese nur dazu, körperliche Erkrankungen als Ursache für eine bestimmte psychiatrische Symptomatik auszuschließen. Psychopathologischer Befund und Diagnose weisen dann den Weg zur Therapie, ggf. auch zur Pharmakotherapie. Diese richtet sich sehr viel mehr nach Art, Schwere und Kombination der Beschwerden als nach der zusammenfassenden Diagnose. Es ist wichtig, dies im Auge zu behalten, weil das Vorgehen in der somatischen Medizin oft anders ist.

Eine Grundregel in der Medizin besagt, dass man zuerst eine Diagnose stellen muss, aus der sich dann eine Therapie ableitet. Hat man eine präzise Diagnose, ergibt sich daraus eine ebenso klare Therapie. Also: Harnwegsinfekt mit Erreger XY, Therapie mit Antibiotikum Z. Dies klappt meistens.

In der Psychopharmakologie ist das meist nicht so. Zwar ist es zu Beginn notwendig, sich Klarheit über die Diagnose zu verschaffen – aber das reicht bei Weitem nicht aus.

Die Diagnose „Psychose" z. B. gibt vor, dass ein Neuroleptikum in der Medikation vertreten sein sollte – mehr nicht. Die Therapie orientiert sich vielmehr am psychopathologischen Befund: Wenn ich feststelle, dass ein Patient sehr ausgeprägt befehlende akustische Halluzinationen wahrnimmt, große Angst hat und psychomotorisch sehr unruhig und getrieben ist, dann werde ich ihm ein schnell wirksames, hochpotentes Neuroleptikum in einer ausreichend hohen Dosis gegen die Halluzinationen verabreichen sowie ein sicher wirksames, ausreichend dosiertes Benzodiazepin gegen Angst und Unruhe. Die Höhe der Dosis orientiert sich im 1. Schritt an der Schwere der Symptomatik. Auch im weiteren Verlauf werde ich mich bezüglich Dosis und Wahl der Präparate an der Wirkung orientieren. Stellt sich in der erwarteten Zeit eine ausreichende Wirkung ein, sind Auswahl und Dosis angemessen. Reicht die Wirkung nicht, muss die Dosis ggf. gesteigert werden. Ist die Wirkung zu stark, wie z. B. bei einer zu hohen Sedierung nach Gabe von Benzodiazepin, ist die Dosis zu reduzieren.

Praktisch alle Psychopharmakaklassen sind bei mehr als nur einer Diagnose anwendbar. So werden „Antipsychotika" eben nicht nur bei Psychosen aus dem schizophrenen Formenkreis verordnet, sondern auch bei der wahnhaften Depression. Antidepressiva werden nicht nur bei Depressionen verordnet, sondern auch bei Angststörungen und Zwangserkrankungen. Sedierende Medikamente und Anxiolytika können bei praktisch allen psychischen Erkrankungen eine Indikation haben.

2

> ### Merke
>
> Die Psychopharmakotherapie orientiert sich also primär an Symptomen, nicht primär an Diagnosen.

Es ist wichtig, sich das klar zu machen, denn einige Symptome verändern sich sehr schnell und dann soll auch die psychopharmakologische Behandlung schnell angepasst werden. Mit Benzodiazepinen gegen die Angst verhält es sich genau so wie mit Schmerzmitteln gegen Schmerzen: Wenn das Symptom abgeklungen ist, soll auch das Medikament abgesetzt werden.

2.2 Wirkung der Neurotransmitter

Nervenzellen kommunizieren über Neurotransmitter. Die zwischen den Nervenzellen übertragene Information liegt jedoch nicht im Transmitter selbst, sondern wird dadurch vermittelt, welche Neuronen der Transmitter beeinflusst. Wenn beispielsweise das Neuron, das in der Netzhaut links unten für die Erkennung der Farbe Rot zuständig ist, einen Impuls in Richtung optischen Kortex überträgt – egal welchen Transmitter dieses Neuron dafür verwendet –, dann ist die Information übermittelt: „Links unten ist ein roter Punkt." Der am häufigsten verwendete Neurotransmitter im Gehirn ist GABA (Gamma-Aminobuttersäure). Andere Neurotransmitter im Gehirn sind z. B. Serotonin, Noradrenalin und Dopamin. Darüber hinaus gibt es noch eine große Zahl weiterer Neurotransmitter, neuromodulatorischer Peptide und Hormone, die von Bedeutung sind. Für die Psychopharmakologie ist es hilfreich, dass bestimmte Transmitter in bestimmten Funktionsbereichen eine besondere Verteilung haben. So ist das Noradrenalin besonders aktiv in Gehirnregionen, die mit der Regulation der Wachheit zu tun haben. Serotonin kommt besonders im limbischen System vor. Das ermöglicht gewisse gezielte pharmakologische Eingriffe, die aber naturgemäß nie wirklich präzise sind. Am deutlichsten wird dies beim Neurotransmittersystem Dopamin. Dopamin ist der Botenstoff der dabei hilft, Dinge als besonders wichtig zu erkennen. Wenn ich z. B. einen Schlüssel verloren habe und beim Suchen nach dem Schlüssel einen Hubbel unter der Serviette sehe, dann wird ein bestimmtes Gebiet meines Gehirns Dopamin ausschütten und damit markieren, dass hier etwas Wichtiges wahrgenommen wurde. Ich werde unter der Serviette nachschauen und wenn ich den Schlüssel dort finde, werde ich mich freuen und an einer anderen Stelle im Gehirn – im Belohnungssystem – wird erneut Dopamin ausgeschüttet.

Bei der Psychose ist dieses Dopaminsystem verstärkt aktiv. Dinge, die für den Gesunden keine besondere Bedeutung haben, werden nun mit nicht vorhandenen Bedeutungen aufgeladen. So kann dem Betroffenen jedes zufällig beobachtete Gespräch zweier unbekannter Passanten auf der Straße wie eine Verschwörung gegen ihn vorkommen, von der größte Gefahr ausgeht.

Eine wirksame Therapie der Psychose liegt in einer Dämpfung der Aktivität des Neurotransmittersystems Dopamin. Dies führt zu einem Abklingen der psychotischen Symptome, z. B. der falschen Bedeutungszumessung eigentlich unwichtiger Dinge. Aber es führt auch dazu, dass Freude nicht mehr so gut empfunden werden kann, da auch das Belohnungssystem auf Dopamin angewiesen ist.

Auch die Körperbewegungen werden an einer gewissen Stelle von dopaminergen Neuronen gesteuert. Das weiß man von Parkinson-Patienten, die krankheitsbedingt zu wenig Dopamin in diesem Bewegungszentrum ausschütten. Hemmt man nun die Dopaminwirkung im Gehirn, eigentlich mit dem Ziel, eine Psychose zu behandeln, blockiert man sie dosisabhängig notwendigerweise auch an allen anderen Stellen im Gehirn, sodass sich im Falle der Blockade der dopaminergen Übertragung Bewegungsstörungen und Freudlosigkeit einstellen können.

Psychopharmakologische Eingriffe können immer nur bestimmte Systeme ansprechen. Wenn ein System krankheitsbedingt zu stark oder zu schwach aktiv ist, kann der Eingriff zu einer Normalisierung in diesem System führen. Es ist aber stets erforderlich zu berücksichtigen, in welche anderen Systeme die gewählte Medikation eingreift und was sie mit diesen Systemen macht.

2.3 Verordnungshäufigkeit der Psychopharmaka

Antidepressiva

sind die am häufigsten verordneten Psychopharmaka, angeführt von Citalopram, Venlafaxin und Mirtazapin.

Psychopharmaka gehören zu den häufig verschriebenen Medikamenten. Um zu entscheiden, über welche Psychopharmaka man sich unbedingt informieren sollte, ist es hilfreich zu wissen, welche am häufigsten durch niedergelassene Ärzte verschrieben wurden (▸ Tab. 2.1).

Die Tabelle gibt zu den genannten Substanzen die Anzahl der verordneten definierten Tagesdosen („defined daily dose", *DDD*, s. Kap. 18 Glossar) im Jahr

2

Tab. 2.1 Top 10 der verordneten Psychopharmaka 2015 in Deutschland [1].

Wirkstoff	Millionen DDD/Jahr
Citalopram	313,54
Venlafaxin	188,77
Mirtazapin	180,99
Sertralin	128,37
Escitalopram	90,63
Amitriptylin	88,44
Opipramol	81,82
Duloxetin	66,69
Fluoxetin	63,13
Quetiapin	57,19

DDD = „defined daily dose" = Anzahl der verordneten definierten Tagesdosen. Die Daten beziehen sich auf die von niedergelassenen Ärzten ambulant verordneten und über öffentliche Apotheken bezogenen Fertigarzneimittel für GKV-Versicherte.

2015 in Millionen wieder. Die „defined daily dose" für Citalopram ist beispielsweise mit 20 mg festgelegt. Die Tabelle (▶ Tab. 2.1) gibt an, dass von Citalopram 313,54 Millionen Tagesdosen verschrieben worden sind.

Legt man zugrunde, dass jeder Patient Citalopram 365 Tage lang eingenommen hat, ergibt sich, dass etwa 0,86 Millionen (313,54/365) Menschen damit 1 Jahr lang behandelt wurden. Nimmt man an, dass die mittlere Verordnungsdauer 4 Monate betrug, was sehr viel realistischer ist, so wurden im Jahr 2015 in Deutschland zulasten der GKV 2,58 Millionen Menschen (3 × 0,86) mit Citalopram behandelt. Die ersten 9 Plätze der Tabelle überraschen nicht. **Antidepressiva** gehören zu *den meist verordneten Psychopharmaka,* weil Depressionen und Angststörungen die häufigsten psychischen Erkrankungen sind.

Für die Nettokosten ergibt sich eine ganz andere Reihenfolge (nach Umsatz sortiert; ▶ Tab. 2.2).

Tab. 2.2 Psychopharmaka-Verordnungen nach Nettokosten 2015 in Deutschland [1].

Rang nach Umsatz	Rang nach Verordnungen	Präparat	Wirkstoff	Verordnungen (Mio.)	Netto-kosten* (Mio.)
33	185	Cymbalta	Duloxetin	0,67	141
63	801	Xeplion	Paliperidon	0,15	87
73	855	Risperdal	Risperidon	0,14	76
124	389	Valdoxan	Agomelatin	0,32	50
136	1093	Abilify	Aripiprazol	0,10	45
162	67	Citalopram dura	Citalopram	1,51	40
209	494	Elontril	Bupropion	0,25	28
262	192	Medikinet	Methylphenidat	0,63	25
272	175	Venlafaxin Heumann	Venlafaxin	0,70	24
277	137	Mirtazapin Heumann	Mirtazapin	0,9	23

* Nettokosten = Umsatz abzüglich der gesetzlichen Hersteller- und Apothekenabschläge, aber inkl. MwSt. Die Daten beziehen sich auf die von niedergelassenen Ärzten ambulant verordneten und über öffentliche Apotheken bezogenen Fertigarzneimittel für GKV-Versicherte.

Literatur

[1] Wissenschaftliches Institut der AOK (WIdO). GKV-Arzneimittelindex (o.A.). Im Internet: https://www.wido.de/publikationen-produkte/arzneimittel-klassifikation/#c2304; Stand: 17.12.2020

3 Antidepressiva

Antidepressiva sind die am häufigsten verordneten Psychopharmaka (▸Tab. 3.1). Sie wirken mit einer Latenz von 2–6 Wochen gegen depressive Symptome. Die stärkste Wirkung zeigen Antidepressiva bei sehr schweren Depressionen und bei Depressionen, die früher als endogen klassifiziert worden sind; also Depressionen, die nicht hauptsächlich Folge akut belastender Lebensumstände sind.

Antidepressiva wirken auch gegen Angst- und Zwangserkrankungen, allerdings später und es bedarf oft einer höheren Dosis.

3.1 Einteilung

Tab. 3.1 Einteilung der Antidepressiva.

Wirkstoffklasse	Abkürzung	Wirkstoffe (Beispiele)
selektive Serotonin-Wiederaufnahmehemmer	SSRI	Citalopram, Escitalopram, Sertralin
selektive Serotonin- und Noradrenalin-Wiederaufnahmehemmer	SSNRI	Venlafaxin, Duloxetin, Milnacipran, Desvenlafaxin
selektiver Noradrenalin und Dopamin Reuptake Inhibitor	SNDRI	Bupropion
Monoaminoxidasehemmer	MAO-Hemmer	Moclobemid
Tri- und tetrazyklische Antidepressiva		Amitriptylin, Maprotilin
Melatoninagonisten		Agomelatin

3.2 Geschichte

Die ersten Antidepressiva, die in der Medizin Verwendung fanden, sind heute unter den Namen **trizyklische Antidepressiva** bekannt. Ein prominenter, noch heute sehr häufig verschriebener Vertreter ist das Amitriptylin. Es wirkt in hohen Dosen antidepressiv, hat aber bereits im mittleren Dosisbereich oft deutliche Nebenwirkungen wie Mundtrockenheit oder Müdigkeit.

Später übernahmen die ersten **SSRI** (s. Kap. 18 Glossar), „selective serotonin reuptake inhibitor", selektive Serotonin-Wiederaufnahmehemmer (S. 36) die Fahne. Der heute am häufigsten verordnete SSRI ist Citalopram.

Die **SSNRI** (s. Kap. 18 Glossar), selektive Serotonin- und Noradrenalin-Wiederaufnahmehemmer (S. 36) stellen gewissermaßen eine Erweiterung des Wirkspektrums dar.

MAO-Hemmer nahmen früher einen kleineren, aber relevanten Anteil an den Verschreibungen ein, inzwischen werden sie aufgrund ihrer schweren Nebenwirkungen nur noch eingesetzt, wenn alle anderen Wirkstoffe erfolglos sind.

3

3.3 Wirkprinzipien

Serotonin ist ein insbesondere im limbischen System vorkommender Neurotransmitter. Es hat sich gezeigt, dass Depressionen schneller abklingen, wenn die Konzentration von Serotonin im synaptischen Spalt zunimmt. SSRI funktionieren wie folgt: Normalerweise werden in der „feuernden" Nervenzelle, dem präsynaptischen Neuron, kleine Bläschen (Vesikel) mit Serotonin freigesetzt. Das freigesetzte Serotonin gelangt so in den synaptischen Spalt. Dort aktiviert es Serotoninrezeptoren am 2. Neuron, dem postsynaptischen Neuron. Damit wird das Signal übertragen.

Ein Teil des Serotonins wird im synaptischen Spalt durch die Monoaminoxidasen (MAO) zu einer wirkungslosen Aminosäure abgebaut. Oder es wird vom präsynaptischen Neuron recycelt, das Serotoninmoleküle wieder in sich aufnimmt, um sie erneut in Vesikeln zwischenzulagern. Für diese Wiederaufnahme hat die präsynaptische Zelle Transportproteine. SSRI hemmen diese Transportproteine. Dies führt dazu, dass Serotonin länger im synaptischen Spalt bleibt und damit länger die Chance hat, einen Serotoninrezeptor an der postsynaptischen Zelle zu aktivieren. Die Serotoninkonzentration im synaptischen Spalt steigt also, die Wirkung des Serotonins nimmt zu (▶ Abb. 3.1).

Die Wirkung der Antidepressiva besteht nicht ausschließlich in der Erhöhung der Serotoninkonzentration im synaptischen Spalt. Diese tritt innerhalb weniger Stunden nach Einnahme der Tablette ein. Die depressiven Symptome klingen allerdings frühestens einige Wochen nach Beginn der Therapie ab. Dies zeigt, dass es weitere von der Erhöhung der Serotoninkonzentration angestoßene Mechanismen geben muss, die die eigentliche Wirkung vermitteln. Bekannt ist, dass sog. „second messenger" und „third messenger" intrazellulär eine veränderte Übersetzung bestimmter Gene veranlassen. Es ist auch nachgewiesen, dass Antidepressiva die Neuentstehung von Synapsen modulieren. Die gesamte Kette der Wirkung der Antidepressiva ist aber letztlich noch nicht aufgeklärt.

3

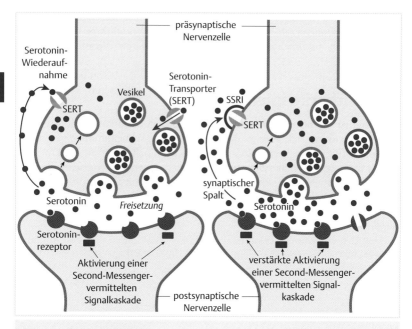

Abb. 3.1 Wirkweise der SSRI.

3.4 Therapie

3.4.1 Depression

Behandlung der Depression

- Herstellung eines Vertrauensverhältnisses
- Diagnostik: körperliche Untersuchung, ausführliche Blutuntersuchungen, EKG; bei ungewöhnlichen Konstellationen: cCT oder cMRT (s. Kap. 18 Glossar)
- diagnostische Einordnung (Unipolare oder Bipolare Störung?)
- Entscheidung über ein Antidepressivum
- Entscheidung über ein Phasenprophylaktikum
- Entscheidung über ein Anxiolytikum
- Psychoedukation
- Psychotherapie

Die Behandlung einer depressiven Episode erfordert zunächst eine sorgfältige **Diagnostik.** Diese beginnt mit einer gründlichen körperlichen Untersuchung, einer ausführlichen Blutuntersuchung einschließlich der Schilddrüsenwerte, des Eisenspiegels sowie der Entzündungszeichen. An apparativen Untersuchungen ist in jedem Fall ein EKG erforderlich, bei ungewöhnlichen Verläufen auch eine cCT oder cMRT. Je nach Situation können weitere Untersuchungen notwendig sein.

Diese Untersuchungen dienen vorwiegend dem *Ausschluss einer körperlichen Erkrankung,* die die depressive Symptomatik verursachen könnte. Die psychiatrische Diagnostik im engeren Sinne stützt sich auf die Erhebung der Anamnese und den psychischen Befund. Für die Behandlung einer Depression macht es einen großen Unterschied, ob es sich um eine klassische depressive Episode handelt, die quasi aus heiterem Himmel kommt und früher als *Endogene Depression* bezeichnet wurde, oder vorwiegend um eine *nachvollziehbare Erlebnisreaktion,* z. B. auf ein schwerwiegendes Lebensereignis. In der ICD-10 werden beide Krankheiten nicht unterschieden.

Endogene Depressionen sprechen in der Regel besser auf eine medikamentöse Therapie an. Bei Reaktiven Depressionen ist typischerweise eine Psychotherapie wirksamer, ggf. in Kombination mit einem moderat dosierten Antidepressivum.

Wichtig ist auch die *Unterscheidung zwischen Bipolarer und Unipolarer Depression.* Sie ist ganz einfach: Patienten mit einer Bipolaren Störung hatten mindestens eine unzweifelhafte manische oder hypomane Episode in der Vorgeschichte. Hierbei sind ganz leichte hypomane Nachschwankungen direkt im Anschluss an eine lange und schwere Depression ebenso wenig zu zählen wie medikamenteninduzierte Manien oder Hypomanien. Patienten mit einer Bipolaren Störung profitieren von einem **Phasenprophylaktikum,** wie **Lithium oder Valproat.** Patienten mit einer reinen Unipolaren Depression brauchen dies in der Regel nicht. Sie können allerdings im Einzelfall, wenn die ersten Behandlungsschritte nicht ausreichend wirksam waren, von einer *Augmentation* (s. Kap. 18 Glossar) mit Lithium profitieren.

Wenn sich 4 Wochen nach Beginn der Behandlung noch keine Besserung zeigt, sollte man über einen *Wechsel des Antidepressivums* nachdenken.

3

Behandlungsverlauf bei Gabe von Antidepressiva

- In den *ersten 2 Wochen* verspürt der Patient im Wesentlichen die Nebenwirkungen des Antidepressivums, eine erwünschte Wirkung ist oft noch nicht erkennbar.
- In der *3. und 4. Woche* wird oft eine innere Unruhe im Sinne einer unangenehmen Getriebenheit beschrieben. Diese ist schwer aushaltbar, ist aber in aller Regel ein verlässlicher Vorbote der dann kommenden Genesung. Besonders in dieser Phase können verstärkt suizidale Gedanken auftreten, die eine sorgfältige Beurteilung erforderlich machen.
- Die für den Patienten auch subjektiv erkennbare Stimmungsverbesserung zeigt sich häufig erst in der *3.–6. Woche.*

Fallbeispiel

Antidepressive Therapie bei Reaktiver Depression

Frau R., eine 32-jährige Mutter von 2 kleinen Kindern, wurde nach zunehmenden Streitigkeiten von ihrem Ehemann verlassen und muss sich nun überwiegend selbst um die Versorgung der Kinder kümmern. Da sie die Kinder pünktlich aus dem Kindergarten abholen muss, kann sie keine Überstunden machen. Ihr Chef setzt sie diesbezüglich aber unter Druck. Sie entwickelt eine zunehmende Erschöpfungsdepression und ausgeprägte Schlafstörungen.

In diesem Fall stehen Psychotherapie und eine umsichtige Anpassung der Lebenssituation – vielleicht mit einer stärkeren Unterstützung von Dritten und einer verlässlicheren Beteiligung des geschiedenen Ehemannes an der Versorgung der Kinder – ganz im Vordergrund. Das Verordnen eines Antidepressivums löst hier keine Probleme. Allerdings kann die Gabe eines moderat dosierten sedierenden Antidepressivums zur Nacht – z. B. Mirtazapin 0–0–0–15 mg – zu einer Verbesserung des Schlafes führen und die Genesung von der depressiven Episode unterstützen. Man sollte der Patientin aber nicht den Eindruck vermitteln, sie müsse nur auf die Wirkung der Medikamente warten, dann werde schon wieder alles besser.

Im Jahr 2008 veröffentlichte der jetzt an der Harvard-Universität als Dozent tätige Psychologe Irving Kirsch eine richtungsweisende Metaanalyse zur Wirkstärke von Antidepressiva in Abhängigkeit von der Schwere der Depressionssymptomatik [11]. Sein Ergebnis war, dass Antidepressiva bei leichten und mittelschweren Depressionen keine dem Plazebo signifikant überlegene Wirkstärke haben. Erst bei schweren Depressionen zeigte sich eine signifikante Überlegenheit der Antidepressiva gegenüber Plazebo. Methodik und Implikationen dieser Veröffentlichung sorgten und sorgen bis heute für eine kontroverse Diskussion über den tatsächlichen Nutzen antidepressiver Medikamente bei leichten und mittelschweren Depressionen. Ich empfehle jedem Leser, die Kirsch-Studie einmal im Original zu lesen, um sich ein eigenes Urteil zu bilden. Aktuelle Leitlinien nehmen diese Forschungsergebnisse auf, indem sie bei leichten und eher reaktiv ausgelösten Depressionen in erster Linie Psychotherapie empfehlen [12].

Fallbeispiel

Antidepressive Therapie bei Endogener Depression

Die 52-jährige verheiratete Bürokauffrau Frau N. berichtet über die 4. depressive Episode im Rahmen ihrer seit 10 Jahren bestehenden rezidivierenden Depression. Seit 4 Wochen sei sie ohne erkennbaren äußeren Anlass wieder antriebslos, traurig gestimmt, habe Schlafstörungen und kaum Appetit. Bei früheren depressiven Episoden habe Citalopram nicht gewirkt, aber Venlafaxin in einer Dosierung von 225 mg habe ihr bei den letzten beiden Episoden gut geholfen. Dies habe sie allerdings vor 6 Monaten abgesetzt.

Die Patientin erhält wieder Venlafaxin, die Dosis wird schrittweise auf 225 mg gesteigert. Zur Nacht werden 7,5 mg Mirtazapin ergänzt, um der Schlafstörung zu begegnen.

3.4.2 Angststörungen

Behandlung der Angststörungen

- Therapie der 1. Wahl sind SSNRI wie Venlafaxin in einer eher höheren Dosis, (z. B. 150–225 mg/Tag).
- Alternativ (etwa bei schlechter Verträglichkeit des SSNRI) können auch SSRI eingesetzt werden (z. B. Citalopram 40 mg/Tag). Für die Indikation Angststörungen hat Citalopram allerdings keine Zulassung.
- Benzodiazepine sollten nur eingesetzt werden, wenn die Beschwerdeintensität dies unverkennbar erforderlich macht. Die Dosis sollte von Anfang an so knapp wie möglich gehalten werden, die Gabe sollte so kurz wie möglich andauern. Die Gefahr der Entwicklung einer Benzodiazepinabhängigkeit ist bei Patienten mit einer Angststörung äußerst hoch!

3

Angststörungen sind gut behandelbare Krankheiten. Sowohl Psychotherapie als auch Pharmakotherapie bewirken deutliche Verbesserungen bei einer großen Anzahl der Patienten. Die Kombination aus Psychotherapie und Pharmakotherapie bewirkt dabei insgesamt die besten Ergebnisse (siehe dazu auch die S3-Leitlinie „Angststörungen" [13]).

SSNRI, SSRI

Psychopharmakologisch besteht die Therapie der Wahl in einer höher dosierten Gabe eines **SSNRI** oder **SSRI**.

Im 1. Schritt wird häufig **Venlafaxin** verordnet, das eine Zulassung für die generalisierte Angststörung hat. Die Zieldosis sollte bei 150–225 mg/Tag liegen. Patienten, die zuvor unter Panikanfällen gelitten haben, verlieren diese oft unter der medikamentösen Behandlung innerhalb von 2–4 Wochen. Es dauert oft 6–10 Wochen, bis die Angstsymptomatik insgesamt deutlich und auch subjektiv erkennbar abnimmt.

Alternativ zu den SSNRI ist auch die Gabe eines SSRI eine häufig gewählte Medikation, die vielfach ebenso wirksam ist. Typischerweise wird **Citalopram** in einer Dosis von bis zu 40 mg/Tag verordnet.

Pregabalin

Pregabalin ist ein Antiepileptikum, das seit 2004 auch zur Behandlung der generalisierten Angststörung zugelassen ist. Die Erfahrungen mit der Wirksamkeit dieser Substanz bei generalisierten Angststörungen sind unterschiedlich. Man kann es in dieser Indikation als Monotherapie einsetzen; häufiger wird ein Versuch zur Augmentation mit Pregabalin unternommen.

Benzodiazepine

Zusätzlich zu der ursächlich wirksamen Therapie mit SSNRI oder SSRI können zu Beginn der Behandlung auch Benzodiazepine eingesetzt werden.

Benzodiazepine haben den Vorteil, sofort das Ausmaß der Angst erheblich zu reduzieren und auch die Panikattacken oft sofort vollständig oder weitgehend verschwinden zu lassen. Ein nicht zu unterschätzender Nachteil dieser starken Wirksamkeit ist die sehr hohe Gefahr der Entwicklung einer *Abhängigkeit* (▶ Tab. 3.2). Insbesondere besteht die Gefahr, dass die Patienten in Zukunft immer wieder nach dem Benzodiazepin verlangen und nicht mehr vom „steinigen Weg" einer Psychotherapie in Kombination mit einem SSNRI zu überzeugen sind.

Tab. 3.2 Verlauf der medikamentösen Therapie von Angststörungen. Benzodiazepine sollten zum richtigen Zeitpunkt wieder ausgeschlichen werden.

Zeit der Einnahme	Antidepressiva	Benzodiazepine
1. Woche	Nebenwirkungen	Angst lässt stark nach
2.-4. Woche	weniger Panikattacken	Angst lässt nach
5.-6. Woche	Angst wird etwas weniger	Absetzen wird unangenehm
7.-12. Woche	Angst wird weniger	beginnende Abhängigkeit
13.-16. Woche	Angst wird deutlich weniger	Abhängigkeit

3

Vorsicht

Während der Behandlung mit einem Benzodiazepin sind die klassischen Psychotherapieverfahren zum Abbau der Angst, wie systematische Desensibilisierung oder Flooding, nicht möglich.

Die Patienten bauen unter der Wirkung von Benzodiazepinen *keine ausreichende Angstreaktion* auf, sodass es nicht zu einer Habituation kommen kann.

Daher ist es bei Angststörungen ganz besonders wichtig, sich an die Regel zu halten, Benzodiazepine nur nach sorgfältiger Abwägung des Nutzens und der Risiken und nur für kurze Zeit zu geben. Die Dosis sollte von Anfang an so knapp wie möglich gehalten werden.

Fallbeispiel

Angststörung

Die 28-jährige Jurastudentin Frau B. berichtet, immer schon eine sehr besorgte Person gewesen zu sein. Seit 4 Wochen habe jedoch die Angst ganz beträchtlich zugenommen. Sie habe zum einen eine ungerichtete, generalisierte Angst, die sie nicht genau beschreiben könne. Es sei aber so, dass sie ständig denke: „Was wird nur aus mir, wenn ich mein Examen nicht schaffe? Wovon soll ich dann leben?" oder „Was passiert, wenn ich einen Unfall habe? Ist es nicht viel zu gefährlich, abends U-Bahn zu fahren?" und ähnliche Gedanken mehr. Seit 2 Wochen habe sie zusätzlich noch Panikattacken entwickelt. Plötzlich, manchmal beim Einkaufen, manchmal in der Uni, bekomme sie panikartige Angst, ihr Herz rase dann, sie atme schnell, habe das Gefühl, sie verliere gleich das Bewusstsein und wolle am liebsten den Notarzt rufen oder weglaufen. Die Anfälle dauerten etwa 15–30 Minuten, dann beruhige sie sich wieder. Sie habe aber inzwischen gar kei-

3

nen Mut mehr, alleine einkaufen oder in die Uni zu gehen, da sie Angst habe, dort wieder eine Panikattacke zu erleiden, da ihr dann keiner helfen könne.

Unter der Diagnose einer Agoraphobie mit Panikstörung ist in diesem Fall Venlafaxin in einer Dosis von 150–225 mg morgens die Therapie der 1. Wahl. Die Dosis sollte in den ersten 2 Behandlungswochen schrittweise gesteigert werden, um die Verträglichkeit zu prüfen. In den ersten Wochen der Behandlung kann man zusätzlich symptomatisch ein Benzodiazepin geben, um die Panikattacken zügig in den Griff zu bekommen. Man muss sich aber darüber im Klaren sein, dass Benzodiazepine bei Patienten mit einer Angststörung ein extrem hohes Suchtpotenzial haben. Daher sollte man es so schnell wie möglich wieder ausschleichen. Bei gutem Therapieerfolg sollte man Venlafaxin für zumindest 2 Jahre weiter geben, um einen Rückfall zu vermeiden.

Ergänzend zur medikamentösen Therapie sollte bei Angststörungen grundsätzlich auch eine verhaltenstherapeutisch orientierte Psychotherapie durchgeführt werden.

3.4.3 Zwangserkrankungen

Behandlung der Zwangserkrankungen

- Sie sollen immer auch psychotherapeutisch behandelt werden.
- Sie können pharmakologisch mit SSRI oder SSNRI behandelt werden.
- Bei Erfolglosigkeit modernerer SSRI und SSNRI wird zu Clomipramin geraten, das von vielen auch als Mittel der 1. Wahl bei Zwangserkrankungen angesehen wird.
- Der Therapieerfolg stellt sich oft erst nach 6–12 Wochen ein.
- Die Therapiedauer sollte zumindest 2 Jahre betragen, in vielen Fällen ist auch eine sehr viel längere Behandlung erforderlich.

Die Zwangserkrankung wird medikamentös interessanterweise sehr ähnlich wie eine generalisierte Angststörung behandelt.

Als Mittel der 1. Wahl gelten **SSRI,** nach Möglichkeit in einer hohen Dosis. Dabei ist zu beachten, dass gerade beim sehr häufig verordneten **Citalopram** (S. 39) seit einiger Zeit eine Warnung vorliegt, dass bei höheren Dosierungen gefährliche *Herzrhythmusstörungen* auftreten können. Regelmäßige EKG-Kontrollen sind daher erforderlich.

Die Therapiedauer bei Gabe von z. B. Citalopram 40 mg/Tag bei einer Zwangserkrankung beträgt aller Erfahrung nach mehr als 4 Wochen. Oft zeigt sich erst nach 6–12 Wochen Behandlungsdauer ein erkennbarer Fortschritt. Daher sollte die Substanz bei ausbleibendem Erfolg nicht zu früh gewechselt werden.

Reicht die Gabe von Citalopram nicht aus, wird oftmals auf ein **SSNRI** umgestellt.

Eine besondere Bedeutung in der Behandlung von Zwangserkrankungen kommt dem trizyklischen Antidepressivum **Clomipramin** zu, das seit den 1960er-Jahren, zunächst unter dem Präparatenamen Anafranil, zur Behandlung von Depressionen, Ängsten und Zwängen eingesetzt wird. Clomipramin ist pharmakologisch ein SSNRI, wenngleich eines der alten Generation.

Es gibt Studien, die Clomipramin als wirksamer in der Behandlung von Zwangserkrankungen einstufen als SSRI, weshalb es manche Psychiater als Mittel der 1. Wahl bei Zwangserkrankungen einsetzen. Spätestens dann, wenn die besser verträglichen neueren SSRI oder SSNRI sich in der Behandlung eines Patienten als nicht ausreichend wirksam erwiesen haben, wird Clomipramin eingesetzt, oft mit gutem Erfolg.

Fallbeispiel

Zwangserkrankung

Der 50-jährige Controller Herr B. berichtet, seit Jahren schon unter Zwangsgedanken und Zwangshandlungen zu leiden. Seit 2 Monaten sei es aber deutlich schlimmer geworden. Er müsse vor dem Verlassen des Hauses nun bis zu 12-mal prüfen, ob er die Kaffeemaschine ausgeschaltet und alle Wasserhähne zugedreht habe. Oft gehe er nach dem Verlassen der Wohnung mehrmals zurück, um alles nach einem bestimmten Ritual noch einmal zu prüfen. Er wasche sich bis zu 100 Mal am Tag die Hände, da er Angst vor Bakterien habe, die er sich an Türklinken im öffentlichen Raum holen könnte. Er müsse in Gedanken immer wieder den Rosenkranz durchgehen, obwohl er überhaupt nicht religiös sei und das auch ganz sinnlos finde. Insgesamt nähmen die Zwangshandlungen gegenwärtig 6 Stunden/Tag ein.

Er werde seit mehreren Jahren schon mit Citalopram in einer Dosis von 40 mg behandelt, hierunter und durch die Psychotherapie sei er eigentlich jahrelang ganz gut zurechtgekommen. Nun gehe es ihm aber schlechter. Die bislang erfolgreiche Therapie mit Citalopram 40 mg/Tag wird fortgesetzt. Nach Durchführung eines EKGs zur Bestimmung der QTc-Zeit wird Clomipramin in einer Dosis von 50–0–150 mg ergänzt. Der zusätzliche Wirkungsmechanismus des Clomipramins hilft dem Patienten, dass die Zwangsgedanken und -handlungen wieder auf ein erträgliches Maß zurückgehen. Er berichtet nach 6-wöchiger Therapie, dass er unter der Medikamentenkombination und der zwischenzeitlich intensivierten verhaltenstherapeutischen Psychotherapie nun nur noch

etwa 60 Minuten/Tag mit Zwangshandlungen zubringe, womit er gut zurecht-
komme.

Die Kombination von Citalopram und Clomipramin ist nur unter Auflagen indiziert, da beide Substanzen die QTc-Zeit verlängern können, die Kombination
wird in der Praxis aufgrund der hohen zusätzlichen Wirksamkeit jedoch oft angewendet.

3.4.4 Somatoforme Störungen

Behandlung von somatoformen Störungen

- *Somatoforme Störungen* (s. Kap. 18 Glossar) sollten immer mit einer Kombination aus Psychotherapie und Pharmakotherapie behandelt werden.
- Sie sprechen oft gut auf SSNRI oder SSRI an.
- Wenn eine sedierende Komponente gewünscht ist, kann die Behandlung mit
  einem Trizyklikum wie Amitriptylin in einer Dosis von 50–150 mg/Tag gut
  wirksam sein.
- Patienten mit einer somatoformen Störung erhalten oft eine Vielzahl von Medikamenten, oft auch Opiatschmerzmittel. Man sollte bei allen verordneten
  Substanzen prüfen, ob sie wirklich erforderlich sind, vor allem bei Opiaten
  und Benzodiazepinen.

Psychotherapie

Somatoforme Störungen sollten immer mit einer **Kombination** aus **Psychotherapie** und **Pharmakotherapie** behandelt werden. In aller Regel besteht schon
ein längerer Krankheitsverlauf, oftmals wurden schon sehr viele Ärzte konsul-
tiert und zahllose Medikamente eingesetzt, oft eher erfolglos. Eine chronifizierte somatoforme Störung geht häufig auch mit einer ausgeprägten depressiven Symptomatik einher.

SSNRI, SSRI oder Trizyklika

Pharmakologisch werden typischerweise SSNRI eingesetzt, entweder die modernen Wirkstoffe **Duloxetin, Venlafaxin** und **Milnacipran** oder die klassischen trizyklischen Wirkstoffe **Amitriptylin** und **Clomipramin,** die ebenfalls
die Serotonin- und Noradrenalin-Wiederaufnahme hemmen.

Die Behandlung zeigt oft nicht in der gleichen relativ kurzen Zeit einen Erfolg, wie man es bei der Therapie der Depressionen beobachten kann. Längere Behandlungsverläufe sind bei somatoformen Störungen sehr viel häufiger zu beobachten. Ein Wechsel des Wirkstoffs aufgrund von subjektiv empfundenen Nebenwirkungen oder zu früh vermisster Wirksamkeit muss besonders gut überlegt sein. Bei vielen Patienten ist eine sedierende Komponente explizit erwünscht. Dann kann die Behandlung mit einem niedrig dosierten Trizyklikum wie **Amitriptylin** genau richtig sein; typisch sind Dosierungen von etwa 50–150 mg/Tag.

Schmerzbehandlung

Patienten mit Somatisierungsstörungen leiden oft unter erheblichen Schmerzen. Es ist daher häufig zu beobachten, dass im Laufe der Jahre eine immer ausgedehntere Behandlung mit Schmerzmitteln zusammen gekommen ist. Oft werden auch Opiate eingesetzt. Dabei helfen bei somatoformen Störungen die klassischen Schmerzmittel oft wenig oder gar nicht. Es kann daher sinnvoll sein zu versuchen, die *Menge an Schmerzmitteln zu reduzieren,* wenn dies nicht zu einer Verschlechterung des Befindens führt. Dabei muss man bei der Reduktion von Opiatschmerzmitteln eine anfängliche *Entzugssymptomatik* als solche einordnen und nicht als Verschlechterung der Schmerzsymptomatik fehldeuten. Es gibt aber auch viele Patienten, die sowohl einen körperlich begründeten Schmerz als auch eine zusätzliche somatoforme Schmerzstörung haben. Diese Patienten brauchen eine angemessene Schmerztherapie, möglicherweise auch unter Verwendung von Opiaten.

Benzodiazepine

Benzodiazepine spielen in der Behandlung von Patienten mit einer somatoformen Störung in bestimmten Krankheitsphasen eine berechtigte Rolle.

Es besteht aber eine nicht zu unterschätzende Gefahr, dass Benzodiazepine zu lange oder ohne angemessene Indikation verschrieben werden. Wie bei anderen Patienten auch, ist es immer sinnvoll, verzichtbare Medikamente abzusetzen, auch wenn dies im Falle von Benzodiazepinen etwas länger dauern kann.

3.5 Wirkstoffklassen

3.5.1 SSRI

Selektive Serotonin-Wiederaufnahmehemmer (SSRI) gehören zu den am häufigsten verschriebenen Medikamenten überhaupt. Sie gelten zu Recht als sehr wirkungsvoll und haben häufig auch im gut wirksamen Dosisbereich kaum Nebenwirkungen. Wenn Nebenwirkungen auftreten, dann handelt es sich oft um innere Unruhe oder Getriebenheit, die aber normalerweise nach einigen Wochen der Behandlung wieder abklingen. Sie werden von vielen als notwendige Symptome des Ansprechens der antidepressiven Therapie angesehen. Tatsächlich ist es sehr häufig so, dass Patienten, die 2 Wochen nach Behandlungsbeginn mit einem SSRI unruhig werden, nach 4 Wochen eine deutliche Verbesserung und Stabilisierung der Stimmung beschreiben.

In bis zu ⅕ der Behandlungen mit SSRI treten *Übelkeit* oder andere *gastrointestinale Beschwerden* auf. Hier kann eine Dosisreduktion helfen. Bleibt diese Nebenwirkung bestehen, muss jedoch oft das Präparat umgestellt werden. Man muss das EKG auf eine Verlängerung der QTc-Zeit kontrollieren, da der prominenteste Vertreter der SSRI, das Citalopram, diese Nebenwirkung verursachen kann. Schließlich berichtet ein nicht unerheblicher Teil der männlichen Patienten über eine deutlich verzögerte Ejakulation. Auch hier kann eine Dosisreduktion oft helfen.

Insgesamt gelten SSRI zu Recht als relativ nebenwirkungsarm. Sie verursachen typischerweise weder Gewichtszunahme noch Sedierung und werden normalerweise auch langfristig gut vertragen.

3.5.2 SSNRI

Die 2. Gruppe der Antidepressiva sind die selektiven Serotonin- und Noradrenalin-Wiederaufnahmehemmer (SSNRI).

Unter dem Begriff SSNRI werden nur die neuen selektiven Serotonin- und Noradrenalin-Wiederaufnahmehemmer verstanden. Die alten Trizyklika hemmen zwar pharmakologisch gesehen auch die Wiederaufnahme von Serotonin und Noradrenalin, aber eben nicht selektiv, das heißt, sie haben auch relevante Wirkungen auf andere Neurotransmittersysteme. Daher gehören sie in eine andere Klasse. Bei den SSNRI steht wie bei den SSRI die Wiederaufnahmehemmung von Serotonin im Vordergrund, sie führen aber zusätzlich noch zu einer relevanten Wiederaufnahmehemmung von Noradrenalin. Da Noradrenalin die Wachheit reguliert, wirken SSNRI oft besser antriebssteigernd. Sie werden daher gerne bei psychomotorisch gehemmten Depressiven, also antriebsreduzierten und wenig aktiven Patienten verordnet. Auch ist die Wirksamkeit von

SSNRI bei Angststörungen und Zwängen oft stärker als die reiner SSRI. Venlafaxin, Duloxetin und Milnacipran gehören zur Gruppe der SSNRI.

3.5.3 NARI

Es gab bis vor Kurzem zumindest einen häufiger verschriebenen reinen Noradrenalin-Wiederaufnahmehemmer (NARI), das **Reboxetin**. In den USA war es aufgrund negativer Studien zur Wirksamkeit nie zugelassen. Im November 2009 kam das *IQWiG* (s. Kap. 18 Glossar) nach einer Auswertung von Studien zu der Einschätzung, dass ein Nutzen des Medikaments nicht nachgewiesen werden kann. Reboxetin wird daher in Deutschland seit dem 1. April 2011 nicht mehr von der GKV erstattet.

Aktuell relevant ist **Atomoxetin,** das für die Behandlung des hyperkinetischen Syndroms zugelassen ist. Es ist ein NARI.

3.5.4 Tri- und tetrazyklische Antidepressiva

Trizyklische und tetrazyklische Antidepressiva sind geschichtlich gesehen die ersten spezifisch wirksamen Medikamente in der Behandlung von Depressionen und Angststörungen. Von 1950–1980 waren sie in diesen Anwendungsgebieten die einzige verfügbare Medikation.

Trizyklische Antidepressiva sind in hohen Dosierungen antidepressiv wirksam, erzeugen allerdings schon in mittleren Dosierungen oft unangenehme *Nebenwirkungen* wie Mundtrockenheit, Müdigkeit oder Benommenheit. Daher sind sie als Mittel der 1. Wahl von den SSRI und SSNRI weitgehend verdrängt worden.

Sie haben sich aber spezielle Anwendungsgebiete erhalten. So wird gerade das uralte **Amitriptylin** gerne bei leichten bis mittelschweren Depressionen eingesetzt, wenn zugleich eine Sedierung gewünscht ist. Eine abendliche Gabe von 50 mg Amitriptylin fördert den Schlaf und vertreibt leichtes zielloses Grübeln. Auch in der Therapie chronischer Schmerzen wird Amitriptylin häufig erfolgreich angewendet.

3.5.5 MAO-Hemmer

Die Monoaminoxidasen sind Enzyme, die an den Membranen der intrazellulären Mitochondrien sitzen und dort eine ganze Reihe von Monoaminen abbauen. Monoamine sind Neurotransmitter, die eine Amingruppe haben. Die bekanntesten sind Dopamin, Adrenalin, Serotonin und Histamin.

MAO-A und MAO-B haben unterschiedliche Präferenzen, das heißt, die MAO-A baut bevorzugt andere Monoamine ab als die MAO-B.

3

Bei den Medikamenten wird darüber hinaus zwischen reversiblen und irreversiblen MAO-Hemmern unterschieden.

MAO-A-Hemmer: Psychiatrie

Die MAO-A, die für die Psychiatrie interessanter ist, baut bevorzugt Noradrenalin und Serotonin ab. Sie kommt im Gehirn in katecholaminergen Neuronen vor. Ihre Hemmung erhöht also die Konzentration von Noradrenalin und Serotonin im synaptischen Spalt, was eine antidepressive Wirkung zur Folge hat. **Moclobemid** ist ein reversibler MAO-A-Hemmer. Er wird erfolgreich in der Therapie der Depressionen eingesetzt.

MAO-B-Hemmer: Neurologie

Die MAO-B baut hauptsächlich Dopamin und Histamin ab und kommt überwiegend in Gliazellen vor. In der Therapie des Morbus Parkinson werden MAO-B-Hemmer eingesetzt, um den Abbau des beim Morbus Parkinson knappen Botenstoffes Dopamin zu verlangsamen. **Selegilin** und **Rasagilin** sind selektive und irreversible Hemmer der MAO-B, Rasagilin ist 5- bis 10-fach stärker als Selegilin. Beide Substanzen werden oft zusammen mit einem dopaminergen Medikament verordnet.

Nichtselektive, irreversible MAO-A und MAO-B-Hemmer: Last-Line-Therapie

Der nichtselektive MAO-Hemmer **Tranylcypromin** hemmt irreversibel, sowohl MAO-A als auch MAO-B. Aufgrund von etwas umständlichen Ernährungsregeln, die man bei der Einnahme einhalten muss, wird er recht selten verordnet.

3.6 Wirkstoffe

3.6.1 Escitalopram und Citalopram

3

Escitalopram und Citalopram

- Citalopram ist seit den 1990er-Jahren auf dem Markt. Sein wirksamer Bestandteil ist das Escitalopram, das inzwischen zunehmend häufiger eingesetzt wird.
- Beide sind selektive Serotonin-Wiederaufnahmehemmer (SSRI).
- Sie werden eingesetzt gegen Angsterkrankungen, Depressionen und Zwangserkrankungen.
- Escitalopram und Citalopram sind zumeist gut verträglich.
- Allerdings müssen bei beiden regelmäßig EKG-Kontrollen durchgeführt werden, weil beide die QTc-Zeit verlängern können.
- 10 mg Escitalopram entsprechen in ihrer Wirkung zumindest 20 mg Citalopram, aus bestimmten Gründen vielleicht sogar 30–40 mg Citalopram.
- Escitalopram ist genauso wirksam und im Zweifel nebenwirkungsärmer. Daher gibt es keinen triftigen Grund mehr, Citalopram zu verordnen.

Seit den 1990er-Jahren ist Citalopram eines der am häufigsten verschriebenen Psychopharmaka. Das liegt unter anderem daran, dass Depressionen und Angststörungen sehr häufig sind und Citalopram meist gut verträglich und wirkstark ist. Mit Escitalopram steht nun auch das wirksame Enantiomer des Citaloprams zur Verfügung, das möglicherweise sogar weniger Nebenwirkungen hat. Deswegen ist es für viele Psychiater das Antidepressivum der ersten Wahl geworden – vor Citalopram.

In diesem Kapitel beschreibe ich beide Substanzen zusammen und weise auf Unterschiede hin, wenn sie von Bedeutung sind. Das betrifft insbesondere die Dosierung: 10 mg Escitalopram entsprechen 20–40 mg Citalopram. Auch die Nebenwirkungen können sich unterscheiden: Citalopram gilt als etwas nebenwirkungsreicher, weil auch das nicht wirksame R-Enantiomer Nebenwirkungen verursachen kann.

Pharmakologie

Was sind Enantiomere?

Citalopram besteht aus zwei Enantiomeren. Enantiomere verhalten sich wie die linke Hand zur rechten Hand. Wenn man seine linke Hand auf die rechte Hand legt, sieht man, dass diese nicht deckungsgleich sind. Der Daumen der linken Hand liegt über dem kleinen Finger der rechten Hand, und der kleine Finger der linken Hand liegt über dem Daumen der rechten Hand. Die beiden Hände sind spiegelbildlich.

Genauso kommen die meisten Moleküle in der Natur vor. Häufig hat nur eine der beiden Molekülvarianten eine chemische Wirkung. Stellen Sie sich einen Rezeptor diesbezüglich wie einen Handschuh vor. In einen linken Handschuh passt auch nur eine linke Hand. Genauso verhält es sich mit den beiden Molekülen, die im Citalopram enthalten sind.

Citalopram ist eine Mischung aus gleichen Teilen S-Citalopram und R-Citalopram. Das wirksame Enantiomer ist das S-Citalopram, kurz genannt Escitalopram. Nur dieses entfaltet die gewünschten Wirkungen. In 20 mg Citalopram sind 10 mg S-Citalopram (= Escitalopram) und 10 mg des wirkungslosen R-Citaloprams enthalten. Daher entsprechen 10 mg Escitalopram zumindest 20 mg Citalopram. Da das nicht wirksame R-Enantiomer des Citaloprams aber vielleicht Wirkungen des S-Enantiomers blockiert, sehen viele die Äquivalenzdosis sogar höher; so könnten 10 mg Escitalopram auch 30–40 mg Citalopram entsprechen. Und da das nicht wirksame R-Enantiomer des Citaloprams im Verdacht steht, sehr wohl zu den Nebenwirkungen beizutragen, gilt Citalopram als nebenwirkungsreicher als Escitalopram.

Pharmakodynamik

Escitalopram und Citalopram sind reine selektive Serotonin-Wiederaufnahmehemmer (SSRI). Sie haben praktisch keine Wirkung auf den Noradrenalin-Stoffwechsel und auf andere Rezeptoren. Daher verursachen sie typischerweise keine Müdigkeit oder Gewichtszunahme.

Pharmakokinetik

Beide Substanzen werden in der Leber hauptsächlich vom Cytochrom P450–2C 19 in weitere wirksame Metaboliten umgewandelt, die dann über die Niere ausgeschieden werden. Die Halbwertszeit von Escitalopram liegt bei ca. 30 Stunden, die des Citaloprams bei ca. 36 Stunden.

Wechselwirkungen mit anderen Arzneimitteln

In Kombination mit anderen serotonergen Substanzen wie MAO-Hemmern, Opioiden u. a. kann ein Serotoninsyndrom 3.7.1 auftreten. Ansonsten sind Wechselwirkungen selten.

Klinischer Einsatz

Depressionen

Bei *leichtgradigen depressiven Episoden*, die nicht im Rahmen einer rezidivierenden Depression auftreten, sondern eher als psychoreaktiv eingestuft werden, ist die Therapie der ersten Wahl die Psychotherapie. In dieser Indikation überwiegen die möglichen Nachteile einer Pharmakotherapie oft den realistischerweise erwartbaren Nutzen, und die Leitlinienempfehlung sowie der Stand der Wissenschaft unterstützen ein zurückhaltendes Vorgehen in diesen Fällen.

Bei *mittelgradigen und schweren depressiven Episoden* empfiehlt sich in der Regel eine Kombination aus Psychotherapie und Pharmakotherapie.

In dieser Indikation beobachtet man oft nach ca. 2 Wochen eine Verbesserung des Antriebs, in dieser Phase können andererseits in einigen Fällen vermehrt Suizidgedanken auftreten. Nach 4–6 Wochen tritt oft auch die Verbesserung der Stimmungslage ein, der Antrieb normalisiert sich und gegebenenfalls begleitend vorhandene Angstsymptome klingen ab.

Nach einmaliger depressiver Episode sollte man spätestens 6 Monate nach Ende der Episode eine Dosisreduktion und das Absetzen erwägen. In diesen Fällen gibt es in den letzten Jahren einen Trend zu eher zu langen Erhaltungstherapien.

Bei rezidivierenden Depressionen können Erhaltungstherapien von mehreren Monaten und wenigen Jahren sinnvoll sein, in schweren Fällen auch Dauerbehandlungen.

Angsterkrankungen

Bei Angsterkrankungen ist die Therapie der ersten Wahl die Psychotherapie. Viele Patienten erleben hierdurch eine ausreichende Besserung der Symptomatik. Noch stärkere Effekte lassen sich erzielen, wenn man Psychotherapie und ein antidepressives Medikament kombiniert.

Citalopram und Escitalopram sind zugelassen zur Behandlung generalisierter Angsterkrankungen und der Panikstörung.

Escitalopram ist darüber hinaus auch zugelassen zur Behandlung der sozialen Phobie.

Bei Angsterkrankungen setzt man üblicherweise eher höhere Dosierungen ein. In dieser Indikation sind SSRI oft verlässlicher wirksam als in der Behandlung von Depressionen.

In der Therapie von Angst und Panik ist besonders viel Geduld erforderlich. Panikanfälle hören oft schon nach 2–4 Wochen auf; bis eine deutliche Abnahme der Ängste eintritt, können aber erfahrungsgemäß 4–12 Wochen vergehen.

Wenn die Symptomatik abgeklungen ist, sollte man einige Monate bis zu 2 Jahren warten, bevor man die Medikation langsam reduziert und schließlich absetzt.

3 Zwangserkrankungen

Für die Behandlung der Zwangserkrankung ist nicht das Citalopram, wohl aber das Escitalopram zugelassen. In dieser Indikation wählt man am ehesten die höchste Escitalopramdosis, die vertragen wird, bei unter 65-Jährigen also 20 mg. Die Kombination mit Psychotherapie ist immer sinnvoll, der Behandlungserfolg kann sich langsam über mehrere Wochen und Monate aufbauen. Die Behandlung sollte bei schwereren Erkrankungen auf mehrere Jahre angelegt sein.

Dosierung Escitalopram

- unter 65 Jahre: maximal 20 mg Escitalopram/Tag
- über 65 Jahre: maximal 10 mg Escitalopram/Tag
- Patienten mit Leberfunktionsstörungen: maximal 10 mg Escitalopram/Tag
- therapeutischer Referenzbereich: 15–80 ng/ml

Dosierung Citalopram

- unter 65 Jahre: maximal 40 mg Citalopram/Tag
- über 65 Jahre: maximal 20 mg Citalopram/Tag
- Patienten mit Leberfunktionsstörungen: maximal 20 mg Citalopram/Tag
- therapeutischer Referenzbereich: 50–110 ng/ml

Nebenwirkungen
Übelkeit

Escitalopram und Citalopram können wie alle SSRI zu Übelkeit und anderen gastrointestinalen Beschwerden führen. Auch können Unruhezustände mit Symptomen wie Nervosität, Zittern und Unruhe auftreten. Oft gehen diese Nebenwirkungen nach einigen Tagen der Behandlung wieder weg. Etwa 10–30 % der Patienten sind zumindest in der Eindosierungsphase von Übelkeit betroffen.

In diesem Fall sollten zunächst einige Tage abgewartet werden. Geht die Übelkeit nicht von allein weg, sollte die Dosis reduziert werden. Bleibt die Übelkeit bestehen, ist der Wechsel auf ein anderes Präparat der nächste Schritt.

QTc-Zeit-Verlängerung

Sowohl Citalopram als auch Escitalopram können zu einer dosisabhängigen QTc-Zeit-Verlängerung führen. Diese begünstigt das Auftreten einer bestimmten Herzrhythmusstörung, der Torsade-de-Pointes-Tachykardie, die tödlich enden kann. Daher sind regelmäßige EKG-Kontrollen erforderlich. Für beide Substanzen gibt es einen Rote-Hand-Brief, der auf die Gefahr einer dosisabhängigen QTc-Zeit-Verlängerung hinweist, die maximalen Dosierungen beschränkt und Kombinationen mit anderen die QTc-Zeit verlängernden Medikamenten untersagt. Ein vorbestehendes Long-QT-Syndrom ist eine Kontraindikation.

Wie bei allen Medikamenten, deren Einnahme das QTc-Intervall verlängern kann, sollte bei Gabe von Citalopram der Elektrolytstatus regelmäßig kontrolliert und ggf. normalisiert werden. Die Patienten sollten darauf hingewiesen werden, bei „Herzstolpern", Luftnot oder Ähnlichem einen Arzt aufzusuchen.

Gefahr der Begünstigung einer manischen Episode bei bipolar Erkrankten

Die entscheidende pharmakologische Behandlung bei bipolaren Erkrankungen ist die Phasenprophylaxe. In manischen Phasen wird diese höher dosiert und mit einem Antipsychotikum kombiniert.

Auf der anderen Seite sollte man nicht jede depressive Episode im Rahmen einer bipolaren Erkrankung auch mit Antidepressiva behandeln. Dies birgt eine ernsthafte Gefahr, den Umschlag in eine Manie zu begünstigen und hilft bei dieser Patientengruppe oft viel weniger gegen die depressive Symptomatik, als dies bei unipolaren Depressionen der Fall ist [2].

Sexuelle Funktionsstörungen

SSRI und SSNRI können die Empfindlichkeit der Schleimhäute der Klitoris und des Penis für sexuelle Reize reduzieren. Dies kann zu einem verzögertem Orgasmus führen. Tatsächlich wird das SSNRI Duloxetin offlabel gegen vorzeitigen Orgasmus verschrieben.

Diese sexuellen Nebenwirkungen können möglicherweise lange Zeit nach dem Absetzen der SSRI/SSNRI bestehen bleiben; dies wird PSSD (Post-SSRI Sexual Dysfunction) genannt (siehe 3.7.4).

3

Sonstige Nebenwirkungen

Weitere unerwünschte Wirkungen wie Mundtrockenheit, Magen-Darm-Beschwerden, Nervosität, Kopfschmerzen, Zittern, Herzklopfen, vermehrtes Schwitzen, Akkommodationsstörungen der Augen oder Kraftlosigkeit treten manchmal zu Beginn der Behandlung auf, legen sich aber meist nach wenigen Tagen.

Citalopram/Escitalopram in Schwangerschaft und Stillzeit

Beide Substanzen sollen in der Schwangerschaft nur nach gründlicher Abwägung von Risiken und möglichem Nutzen gegeben werden. Eine dänische Studie aus dem Jahr 2017 [3] hatte Hinweise darauf gegeben, dass die Einnahme von SSRI in der Schwangerschaft das Risiko von psychiatrischen Erkrankungen bei den Kindern erhöhen könnte. Wenn Citalopram/Escitalopram abdosiert werden soll, sollte dies auch in der Schwangerschaft schrittweise erfolgen.

Beide Substanzen gehen in die Muttermilch über, daher wird vom Stillen mit Muttermilch abgeraten.

Absetzsymptome

Wie bei allen SSRI kann es nach dem Absetzen des Medikaments – insbesondere nach plötzlichem Absetzen – zu unangenehmen Absetzerscheinungen (siehe 3.7.3) kommen.

Sinnvolle Kontrolluntersuchungen

Die Empfehlung in ▶ Tab. 3.3 bildet lediglich meine persönliche Vorgehensweise ab. Mir sind keine evidenzbasierten Empfehlungen zur Häufigkeit von Kontrolluntersuchungen unter Psychopharmaka bekannt.

Tab. 3.3 Sinnvolle Kontrolluntersuchungen unter Antidepressiva

vor Behandlungsbeginn und nach 1 Monat	im 1. Jahr quartalsweise	danach in längeren Abständen
Blutbild, Elektrolyte, Krea, GGT, Bilirubin, CK, INR, TSH, Vitamin B12, Vitamin D, Folsäure, Drogenscreening, β-HCG, EKG	EKG, Routinelabor	EKG, Routinelabor

CK = Kreatinkinase; EKG = Elektrokardiogramm; GGT = Gamma-Glutamyltransferase; β-HCG = humanes Choriongonadotropin, β-Untereinheit; INR = International Normalized Ratio; Krea = Kreatinin; TSH = Thyreoidea-stimulierendes Hormon;

Mein persönliches Fazit

Escitalopram ist ebenso wie Citalopram ein gut und sicher wirksames Antidepressivum. Bei beiden Medikamenten sind regelmäßige EKG-Kontrollen notwendig. Seit es keinen relevanten Preisunterschied zwischen den beiden Präparaten mehr gibt, bevorzuge ich Escitalopram. In der Behandlung von Ängsten, Depressionen und Zwangserkrankungen zeigt es eine gute und verlässliche Wirkung bei meist guter Verträglichkeit. Dabei halte ich das Ende der Pharmakotherapie im Blick, zu lange Behandlungen von symptomfreien Patienten nach einmaliger depressiver Episode halte ich nicht für richtig.

Literatur

[2] DGBS e.V. und DGPPN e.V. S3-Leitlinie zur Diagnostik und Therapie bipolarer Störungen. https://www.awmf.org/leitlinien/detail/ll/038–019.html (S. 181 ff.)

[3] Liu X, Agerbo E, Ingstrup KG et al. Antidepressant use during pregnancy and psychiatric disorders in offspring: Danish nationwide register based cohort study. BMJ 2017; j3 668. doi:10.1136/bmj. j3 668. http://dx.doi.org/10.1136/bmj.j3 668

3.6.2 Sertralin

Sertralin

- ist ein SSRI, das schon seit 1997 auf dem Markt ist.
- kann im Einzelfall aufgrund einer milden dopaminergen Wirkkomponente zu einer verstärkten Unruhe führen.

Sertralin (z.B. Zoloft) ist schon seit 1997 auf dem deutschen Markt erhältlich und gehört damit inzwischen zu den *Youngtimern* der Antidepressiva. Mit der Markteinführung von Citalopram geriet es zunächst etwas ins Hintertreffen, da Letzteres das selektivere serotonerge Profil hat. Seitdem allerdings bekannt ist, dass Citalopram die QTc-Zeit verlängert, verordnen viele Psychiater und Allgemeinärzte wieder häufiger Sertralin.

Pharmakologie

Sertralin ist ein typischer Vertreter der Serotonin-Wiederaufnahmehemmer. Darüber hinaus bewirkt es eine schwache Dopamin-Wiederaufnahmehemmung, was zu einem milde erhöhten Maß an Unruhe führen kann. Die Plasmahalbwertszeit beträgt etwa 24 Stunden.

Klinischer Einsatz

Sertralin wird wie alle SSRI zur Behandlung von *Depressionen, Angsterkrankungen* und *Zwangserkrankungen* eingesetzt.

Dosierung

- 50–200 mg/Tag, morgens verabreicht
- bei Leberinsuffizienz Dosis reduzieren

Nebenwirkungen

Sertralin verursacht die für SSRI typischen Nebenwirkungen wie *Übelkeit, verzögerten Orgasmus* oder *Unruhe.* Es ist aber weder dafür bekannt, dass es zu einer Gewichtszunahme noch zu einer QTc-Zeit-Verlängerung führt, daher gilt es insgesamt als gut verträgliches SSRI.

Mein persönliches Fazit

Sertralin ähnelt als SSRI dem Citalopram pharmakologisch, hat aber zusätzlich eine schwach dopaminerge Wirkung, was einerseits eine Antriebssteigerung, andererseits eine gewisse Unruhe verursachen kann. Da unter Therapie mit Sertralin keine Verlängerung der QTc-Zeit bekannt ist, kann es insbesondere für kardiologisch vorerkrankte Patienten eine sinnvolle Alternative zu Citalopram sein. Ich kontrolliere aber auch unter Therapie mit Sertralin das EKG regelmäßig.

3.6.3 Venlafaxin

Venlafaxin

- ist ein prominenter Vertreter der Gruppe der selektiven Serotonin- und Noradrenalin-Wiederaufnahmehemmer (SSNRI).
- ist zugelassen zur Behandlung von depressiven Episoden, Angststörungen, sozialen Phobien, Panikstörungen sowie zur Rückfallprophylaxe bei depressiven Erkrankungen.
- ist in einer Dosis von bis zu 150 mg/Tag meist gut verträglich.
- verursacht bei höheren Dosierungen bei manchen Patienten innere Unruhe, Getriebenheit und Schlafstörungen.

Venlafaxin wurde 1995 in Deutschland unter dem Namen Trevilor zugelassen. Seit dem Ablauf des Patentschutzes im Jahr 2008 ist es auch als Generikum erhältlich und wird zunehmend häufig zur Therapie von Depressionen und Angststörungen eingesetzt.

Pharmakologie

Venlafaxin ist ein Vertreter der *SSNRI-Klasse.* Es hemmt selektiv die Wiederaufnahme von Serotonin. In höheren Dosierungen – klinisch etwa ab 225 mg/Tag – kann es auch die Wiederaufnahme von Noradrenalin und Dopamin hemmen.

Klinischer Einsatz

Es ist zugelassen für die *Therapie depressiver Erkrankungen;* in der *Therapie der generalisierten Angststörung* ist es das Mittel der 1. Wahl.

Venlafaxin ist sehr wirkstark: Oft können Depressionen und Angststörungen, die mit einem SSRI nicht ausreichend behandelbar waren, mit Venlafaxin gut und erfolgreich therapiert werden. Auch bei *Zwangsstörungen* wird es mit gutem Erfolg eingesetzt, oft in einer eher höheren Dosierung. Hierfür ist es jedoch nicht zugelassen (Off-Label-Verordnung).

Dosierung

- *leichte und mittlere Depressionen:* 75–150 mg/Tag
- *schwere Depressionen:* 150–300 mg/Tag
- *Zwangsstörungen:* 150–300 mg/Tag („off-label use")

Nebenwirkungen

Aufgrund der Serotonin-Wiederaufnahmehemmung verursacht Venlafaxin ähnliche Nebenwirkungen wie Citalopram, also *Übelkeit* und andere *gastrointestinale Beschwerden* sowie manchmal eine *gewisse Unruhe.*

Aufgrund der Noradrenalin-Wiederaufnahmehemmung verursacht es zusätzlich häufig eine ausgeprägtere innere *Unruhe und Getriebenheit,* die bei höheren Dosierungen vergleichbar ist mit dem Gefühl, zu viel Kaffee getrunken zu haben. Dies ist auch der Grund, warum man Venlafaxin immer morgens gibt. Abendliche Gaben können zu erheblichen Schlafstörungen führen. Ist dieses Gefühl der Unruhe und Getriebenheit zu belastend, sollte zunächst die Dosis reduziert werden. Reicht dies nicht aus, kann entweder auf Duloxetin oder auf ein SSRI gewechselt werden.

Aufgrund der Dopamin-Wiederaufnahmehemmung im sehr hohen Dosisbereich kann Venlafaxin bei einzelnen Patienten *psychotische Symptome* begünstigen.

Mein persönliches Fazit

Venlafaxin erscheint mir etwas wirkstärker als Citalopram in der Therapie der generalisierten Angststörung und der gehemmten Depression zu sein. Es verursacht aber auch mehr Nebenwirkungen, insbesondere eine innere Unruhe und subjektive Getriebenheit, als hätte man zu viel Kaffee getrunken, passend zum zusätzlichen noradrenergen Wirkprinzip. Ich verordne es daher oft als Mittel der 2. Wahl, wenn Citalopram nicht ausreichend wirksam ist, und versuche, die Dosis nicht höher als 150 mg/Tag zu wählen. Bei sehr schweren Erkrankungen gehe ich für wenige Wochen auf eine Dosis von 225 mg/Tag.

3.6.4 Desvenlafaxin

Desvenlafaxin

- ist der Hauptmetabolit des Venlafaxins und ebenso wie dieses pharmakologisch wirksam.
- wirkt als selektiver Serotonin- und Noradrenalin-Wiederaufnahmehemmer (SSNRI).
- wird üblicherweise mit 50 mg/Tag dosiert und scheint schon in dieser Dosis etwas stärker noradrenerg zu wirken als Venlafaxin in vergleichbarer Dosis.

Der Hauptmetabolit des Venlafaxins ist das Desvenlafaxin. Dieses ist in den USA bereits seit 2008 zugelassen. In Europa wurde es im Herbst 2022 zugelassen.

Klinische Anwendung

Desvenlafaxin ist zugelassen zur Behandlung der Major Depression bei Erwachsenen.

Pharmakologie

Die „Muttersubstanz" Venlafaxin ist als SSNRI wirksam. Der erste Metabolisierungsschritt in der Leber überführt Venlafaxin in Desvenlafaxin. Auch dieses ist als SSNRI wirksam. Es hat etwas andere Eigenschaften, die es als gesondertes Medikament interessant macht.

So ist es unzweifelhaft für Patienten mit Leberfunktionsstörungen besser geeignet als Venlafaxin, da der erste Metabolisierungsschritt hier entfällt.

Darüber hinaus hat Desvenlafaxin schon in der Startdosis von 50 mg/Tag eine höhere noradrenerge Wirkung als Venlafaxin in ähnlicher Dosis; dieses ergibt sich aus den etwas anderen Bindungsstärken der beiden Substanzen an die jeweiligen Rezeptoren. Ob sich dies auch klinisch so zeigt, ist mir persönlich noch nicht klar.

Etwa 45 % des Desvenlafaxins werden unverändert über den Urin ausgeschieden, der Rest wird in der Leber metabolisiert. Hierbei ist CYP3A4 das wichtigste Enzym.

Das in Deutschland erhältliche Desvenlafaxin ist eine Retardtablette, eine 1-mal tägliche Gabe reicht also aus.

Dosierung

- Die Standarddosis beträgt 50 mg morgens.
- Nur wenn diese nicht reicht oder wenn der Blutspiegel zu niedrig ist, kann man jede Woche um 50 mg steigern, bis zu einer Tagesdosis von 200 mg/Tag.

Unerwünschte Wirkungen

Häufige Nebenwirkungen sind Übelkeit, Schlaflosigkeit, Unruhe, Anorgasmie, Schwindel, Kopfschmerzen, Tachykardie, Hyperhidrose, Reizbarkeit.

Auch Desvenlafaxin kann – ebenso wie das hierfür bekannte Venlafaxin – Absetzsymptome verursachen. Wenn es abgesetzt werden soll, wird ein schrittweises Absetzen empfohlen.

Mein persönliches Fazit

Ich denke, dass Wirkungen und Nebenwirkungen denen des Venlafaxins ähnlich sind. Schließlich entsteht Desvenlafaxin auch im menschlichen Körper, wenn man die Muttersubstanz Venlafaxin gibt.

Es gibt aber Hinweise darauf, dass Desvenlafaxin bereits in niedrigeren Dosierungen noradrenerg wirkt und einige Nebenwirkungen möglicherweise weniger stark ausgeprägt sind, darunter auch die unerwünschten Wirkungen im sexuellen Bereich.

Die niedrige Standarddosis von 50 mg sollte man üblicherweise einhalten. Nur, wenn dies gar nicht reicht oder der Blutspiegel zu niedrig ist, sollte man steigern. Auch durch die niedrige Dosis kann die Verträglichkeit besser sein.

3.6.5 Duloxetin

Duloxetin

- ist ein Serotonin- und Noradrenalin-Wiederaufnahmehemmer (SSNRI).
- ähnelt pharmakologisch dem Venlafaxin.
- ist für die Therapie der generalisierten Angststörung zugelassen und hat sich hierfür bewährt.
- wird oft bei Depressionen mit somatischen Anteilen und Somatisierungsstörungen eingesetzt.
- ist inzwischen als Generikum erhältlich; die Generika sind aber auch gegenwärtig noch deutlich teurer als andere SSRI und SSNRI.

Duloxetin wurde 2004 zunächst zur Behandlung von Schmerzen bei diabetischer Polyneuropathie sowie zur Behandlung von Frauen mit Belastungsharninkontinenz zugelassen. Später folgten die Zulassungen zur Behandlung von Depressionen und generalisierten Angststörungen.

Pharmakologie

Duloxetin ist ein *Serotonin- und Noradrenalin-Wiederaufnahmehemmer.* Sehr viel geringer ausgeprägt hemmt es auch bestimmte Dopaminrezeptoren.

Klinischer Einsatz

Viele Ärzte betrachten Duloxetin als einen etwas nebenwirkungsärmeren Nachfolger des Venlafaxins. Es gehört als SSNRI pharmakologisch in dieselbe Untergruppe, hat aber bei höheren Dosierungen erfahrungsgemäß etwas weniger Nebenwirkungen.

Vermarktet wurde es zu Beginn sehr stark als Medikament zur *Behandlung von Somatisierungsstörungen* und bei *begleitenden Schmerzen.* Daher verabreichen viele Ärzte es bei diesen recht häufigen Syndromen. Pharmakologisch gibt es aber keinen überzeugenden Grund, warum Duloxetin hier wirksamer sein sollte als andere SSNRI.

Dosierung

- *empfohlene Startdosis bei Angststörungen:* 30 mg/Tag
- *empfohlene Startdosis bei Depressionen:* 60 mg/Tag
- *empfohlene Erhaltungsdosis:* 60 mg/Tag, bei unzureichender Wirksamkeit Steigerung auf die Höchstdosis von 120 mg/Tag möglich
- bei Rauchern können die Blutspiegel um bis zu 50 % reduziert sein

Nebenwirkungen

Duloxetin kann wie alle SSNRI unter anderem *Übelkeit,* andere *gastrointestinale Beschwerden, Unruhe* und *sexuelle Dysfunktion* verursachen. Vor allem plötzliches Absetzen kann zu typischen *Absetzsymptomen* führen.

Mein persönliches Fazit

Obwohl Duloxetin seit 2014 als Generikum erhältlich ist, ist es gegenwärtig immer noch deutlich teurer als das in der Wirkung meiner Einschätzung nach gleichwertige Venlafaxin. Allerdings verursacht es meiner Erfahrung nach im höheren Dosisbereich weniger Nebenwirkungen, insbesondere weniger Unruhe und Getriebenheit als Venlafaxin. Die Patienten sind daher mit der Behandlung spürbar zufriedener. Ich verordne oft als Startdosis 30 mg/Tag, die ich nach 3 Tagen auf 60 mg/Tag steigere. 90 mg verordne ich eher bei schweren Depressionen und Angststörungen. Die zugelassene Höchstdosis von 120 mg/Tag vermeide ich für die langfristige Behandlung, da unter dieser Dosis Unruhe und Getriebenheit häufig sind. Zu Beginn der Behandlung mit Duloxetin, insbesondere nach etwa 2 Wochen, erfrage ich sehr engmaschig und ausführlich suizidale Impulse.

3.6.6 Milnacipran

Milnacipran

- ist ein SSNRI, ein selektiver Serotonin- und Noradrenalin-Wiederaufnahmehemmer.
- verursacht kaum Wechselwirkungen, da es fast nicht über Cytochrome verstoffwechselt wird und keinen aktiven *Metaboliten* (s. Kap. 18 Glossar) hat.
- zeigt in den bisherigen Studien eine Wirkstärke vergleichbar mit Venlafaxin.

3

Für die Indikation Fibromyalgie ist Milnacipran seit 2009 in den USA zugelassen, in Europa wurde es aufgrund von „unwesentlicher Wirkung und fehlender Langzeitdaten in einer europäischen Population" für diese Indikation nicht zugelassen [15], [16].

Milnacipran wird in über 40 Ländern schon länger als Antidepressivum eingesetzt, in Deutschland ist es erst seit August 2016 unter dem Namen MILNAneuraX auf den Markt gekommen. Die bisherige Studienlage und die Pharmakologie der Substanz sprechen dafür, dass Milnacipran bei gleicher Wirksamkeit wie Venlafaxin besser verträglich ist.

Pharmakologie

Milnacipran gehört wie Venlafaxin und Duloxetin zur Gruppe der SSNRI. Dabei ist der Anteil der Noradrenalin-Wiederaufnahmehemmung bei Milnacipran stärker ausgeprägt als bei Duloxetin oder Venlafaxin (▶ Abb. 3.2).

Milnacipran wird nur zu 10 % über die Leber metabolisiert, daher muss man keine Wechselwirkungen mit dem Cytochrom-P_{450}-Enzymsystem beachten. Wirksame Metaboliten hat es nicht. Da es zu 90 % renal ausgeschieden wird, muss man bei Patienten mit Nierenfunktionsstörungen die Dosis ggf. auf 25–50 mg/Tag reduzieren.

Klinischer Einsatz

Milnacipran ist in Deutschland zur Behandlung der *Depression* zugelassen. Üblicherweise wirken SSNRI auch gut bei Angststörungen und Zwängen, wobei es hierfür gegenwärtig keine Zulassung hat.

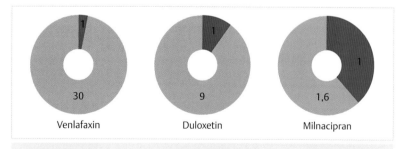

Abb. 3.2 Verhältnis aus Serotonin- (grau) zu Noradrenalin- (blau) Wiederaufnahmehemmung bei Venlafaxin (Links), Duloxetin (Mitte) und Milnacipran (Rechts).

Dosierung

- *Tag 1–3:* 25–0–0–0 mg
- *Tag 4–7:* 25–25–0–0 mg
- *ab der 2. Woche:* 50–50–0 mg mit den Mahlzeiten einnehmen
- 2. Einnahme nicht nach 15 Uhr, um Einschlafstörungen zu vermeiden

Nebenwirkungen

Die häufigsten Nebenwirkungen unter Milnacipran sind wie bei allen SSNRI *Übelkeit, Kopfschmerzen* und *Unruhe.* Mehr noch als bei anderen SSNRI werden unter Milnacipran auch *Bluthochdruck* und ein *beschleunigter Puls* angegeben. Insgesamt ist es aber den Studien nach ein sehr gut verträgliches Medikament. Insbesondere die von manchen anderen SSNRI bekannten Wechselwirkungen mit anderen Medikamenten oder eine Verlängerung der QTc-Zeit sind bislang nicht bekannt geworden.

Mein persönliches Fazit

Meiner Einschätzung nach ist Milnacipran insgesamt sehr gut verträglich. Seine noradrenerg vermittelte antriebssteigernde Wirkung ist recht ausgeprägt, was bei Patienten mit einer gehemmten, antriebsreduzierten Depression sehr hilfreich sein kann. Andererseits klagen manche Patienten über eine ausgeprägtere Unruhe als etwa unter der Therapie mit Escitalopram.

Die Studienlage und das pharmakologische Profil lassen vermuten, dass es genauso gut wirksam ist wie Venlafaxin und Duloxetin und dass es dabei aber zu keinen problematischen Wechselwirkungen mit anderen Medikamenten kommt. Im Gegensatz zu Citalopram verursacht es keine QTc-Zeit-Verlängerung.

3.6.7 Mirtazapin

Mirtazapin

- ist ein NaSSA, ein noradrenerg und spezifisch serotonerges Antidepressivum.
- wirkt über eine Hemmung des Histaminrezeptors H_1 deutlich sedierend und wird daher gerne zur Nacht gegeben.
- wird aus dem gleichen Grund häufig bei agitierten Depressionen verwendet.
- kann zu einer deutlichen Gewichtszunahme führen.

Mirtazapin ist als NaSSA antidepressiv wirksam. Aufgrund der oft recht ausgeprägten Gewichtszunahme und Sedierung wird es inzwischen seltener eingesetzt, am ehesten bei agitierten Depressionen sowie in niedriger Dosis als Schlafmittel.

3

Pharmakologie

Mirtazapin ist ein *tetrazyklisches Antidepressivum*. Es ist noradrenerg und spezifisch serotonerg (NaSSA). Zusätzlich blockiert es präsynaptische α_2-Rezeptoren, was eine Modulation der Serotoninfreisetzung bewirkt. Es hemmt die Serotoninrezeptoren 5-HT$_2$ und 5-HT$_3$, nicht jedoch 5-HT$_1$. Hierdurch wird die Serotoninwirkung auf den 5-HT$_1$-Rezeptor relativ verstärkt, daher die Bezeichnung selektiv serotonerg. Darüber hinaus bewirkt Mirtazapin eine starke Hemmung des Histaminrezeptors H$_1$. Aus diesem Grund ist es stark sedierend.

Klinischer Einsatz

Mirtazapin wird klinisch vor allem bei *agitierten Depressionen* und bei *Depressionen mit ausgeprägten Schlafstörungen* eingesetzt.

Bereits eine Dosis von *7,5 mg zur Nacht* hat einen deutlich schlafanstoßenden Effekt. Eine Gabe von *15–30 mg zur Nacht* führt häufig dazu, dass Schlafstörungen abklingen. Bei *30–45 mg zur Nacht* muss man allerdings aktiv nachfragen, ob es einen *morgendlichen Overhang* gibt, der Patient also noch zum Frühstück müde und sediert ist. Dann sollte man die Dosis tunlichst senken. Eine Überlegenheit der antidepressiven Wirkung über die von SSRI konnte nicht belegt werden.

> **Dosierung**
>
> - *7,5 mg zur Nacht:* schlafanstoßend
> - *15–30 mg zur Nacht:* mittlere antidepressive Wirkung, Schlafstörungen klingen ab
> - *30–45 mg zur Nacht:* gute antidepressive Wirkung, morgendlicher Overhang häufig

Nebenwirkungen

Neben der *Sedierung,* die bei getriebenen Patienten oftmals eine gewünschte Wirkung ist und auch subjektiv als Schlafverbesserung in vielen Fällen begrüßt wird, gibt es noch eine weitere Nebenwirkung, die allerdings eindeutig negativ ist: Mirtazapin führt häufig zu einer *deutlichen Gewichtszunahme*. Darüber hinaus verstärkt es die sedierenden Eigenschaften von *Alkohol und Benzodiazepinen*.

Um den Schlaf zu verbessern, wird deshalb zum morgendlichen SSRI oft zusätzlich Mirtazapin in niedriger Dosis abends dazugegeben. Mit Abklingen der akuten depressiven Symptomatik kann Mirtazapin abgesetzt werden, der SSRI wird weitergegeben.

3

Mein persönliches Fazit

Mirtazapin wirkt bereits in einer Dosis von 7,5 mg zur Nacht gut schlaffördernd und entlastet viele depressive Patienten, die unter Schlafstörungen leiden, bereits ab der 1. Gabe. Ich kombiniere daher oft 10 mg Escitalopram morgens mit 7,5–15 mg Mirtazapin abends. Wenn die Depression – und mit ihr die Schlafstörung – abgeklungen ist, setze ich das Mirtazapin ab und verschreibe Escitalopram zur Rezidivprophylaxe. Eine antidepressive Medikation nur mit Mirtazapin wähle ich selten, da es zu oft zu einer deutlichen Gewichtszunahme führt.

3.6.8 Bupropion

Bupropion

- ist zugelassen zur Behandlung der Depression und zur Unterstützung der Rauchentwöhnung.
- ist ein Noradrenalin- und Dopamin-Wiederaufnahmehemmer (SNDRI). Es ist chemisch den Amphetaminen verwandt.
- gilt als nicht ganz so wirkstark wie klassische SSRI, aber als gut verträglich.
- wird im ersten Monat mit 150 mg morgens dosiert, bei unzureichender Wirkung ab dem zweiten Monat mit 300 mg morgens.

Bupropion nimmt unter den Antidepressiva eine Sonderrolle ein, da es sich chemisch, pharmakologisch und bezüglich seiner Nebenwirkungen von den SSRI und SSNRI unterscheidet. Es hemmt die Noradrenalin- und Dopaminwiederaufnahme und wird daher als SNDRI klassifiziert. Chemisch gehört es zur Gruppe der Amphetamine, und es hat bei einigen Patienten tatsächlich eine aktivierende Wirkung. In Deutschland wird Bupropion als antriebssteigerndes Antidepressivum und zur Unterstützung der Rauchentwöhnung eingesetzt. Vor allem in den USA wird es auch in der Behandlung von ADHS, pathologischem Spielen und der Unterstützung der Entzugsbehandlung von Amphetaminen und Kokain eingesetzt [4]. Bupropion kann Unruhe verursachen, die Krampfschwelle senken und bei einigen Patienten in geringem Maße ein Missbrauchspotenzial entwickeln.

3 Pharmakologie

Bupropion hemmt die Wiederaufnahme von Noradrenalin und Dopamin. Es wird daher als SNDRI klassifiziert. Klinisch steht die Noradrenalin-Wiederaufnahmehemmung im Vordergrund. Es hemmt nur minimal die Wiederaufnahme von Serotonin. Es hemmt nicht die Aktivität der Monoaminooxidasen (MAOs). In einem geringen Maße scheint es auch die Dopaminfreisetzung zu begünstigen. Dieser Mechanismus wäre typisch für die Substanzgruppe der Amphetamine.

Dieses Profil ist für ein Antidepressivum ungewöhnlich. Die fehlende Serotonin-Wiederaufnahmehemmung erklärt, warum Bupropion die für SSRI typischen Nebenwirkungen nicht verursacht.

Pharmakokinetik

Bupropion hemmt den CYP-2D 6-Stoffwechselweg.

Medikamente, die über CYP 2D 6 abgebaut werden, wie zum Beispiel Risperidon oder Metoprolol, können bei gleichzeitiger Behandlung mit Bupropion einen deutlich höheren Blutspiegel aufbauen. Auch das häufig verordnete Citalopram, das nicht in erster Linie über CYP 2D 6 metabolisiert wird, zeigte in einer Studie bei gleichzeitiger Behandlung mit Bupropion 30–40 % erhöhte Blutspiegel.

Andererseits können Medikamente wie Tamoxifen, das erst durch die Aktivität des CYP-2D 6-Enzyms in seine wirksame Form Endoxifen überführt werden muss, unter gleichzeitiger Behandlung mit Bupropion möglicherweise zu niedrige Wirkspiegel aufbauen.

Bupropion selbst wird hauptsächlich vom CYP-2B6-Isoenzym abgebaut. CYP-2B6-Inhibitoren wie Clopidogrel können daher den Bupropionspiegel erhöhen und den Spiegel des aktiven Metaboliten Hydroxybupropion erniedrigen.

Die gleichzeitige Anwendung von Bupropion und einem Nikotinpflaster kann zu Blutdruckanstieg führen.

Bupropion kann problemlos mit den neuen oralen Antikoagulanzien (NOAK) kombiniert werden, da es die Serotoninwiederaufnahme nicht hemmt und daher die Thrombozytenfunktion nicht stört.

Da Bupropion chemisch der Klasse der Amphetamine angehört, kann die Einnahme von Bupropion falsch positive Drogentests auf Amphetamine verursachen.

Klinischer Einsatz

Bupropion wird als Antidepressivum üblicherweise erst als Mittel der zweiten oder dritten Wahl eingesetzt, wenn SSRI und SSNRI versagt haben oder deren Nebenwirkungen zu ausgeprägt waren. Bei leichten und mittelschweren Depressionen mit reduziertem Antrieb kann Bupropion gut wirksam sein.

Das IQWiG hat im Jahr 2009 eine Nutzenbewertung von Bupropion durchgeführt. Im Ergebnis des Berichtes wird ausgeführt: Es gibt einen Beleg für einen Nutzen von Bupropion im Vergleich zu Plazebo in der Kurzzeitakuttherapie für die Zielgrößen Remission und Response. Ein Nutzen bezüglich der mittleren Änderung der antidepressiven Symptomatik auf der MADRS ist nicht belegt. Im Vergleich zu Venlafaxin ist ein geringerer Nutzen von Bupropion für Remission und Response belegt. Bupropion kann die Rauchentwöhnung wirksam unterstützen. Für diese Indikation ist es in Deutschland unter dem Handelsnamen Zyban zugelassen. In einer Metaanalyse von 31 Studien zeigte sich, dass in der mit Bupropion behandelten Gruppe 19 % über 6 Monate abstinent blieben; in der Plazebogruppe waren es lediglich 10,3 % [5]. Es wird auch bei ADHS eingesetzt, in dieser Indikation jedoch im Off-Label-Use.

Es ist ja grundsätzlich so, dass man depressive Phasen im Rahmen von bipolaren Störungen eigentlich nicht mit Antidepressiva behandeln soll, da sie hier keinen Nutzen bringen, aber mit dem Risiko einhergehen, den Wechsel in eine Manie zu begünstigen. Bupropion soll allerdings in dieser Indikation ein besonders niedriges Risiko haben, den Switch in eine Manie zu begünstigen [6].

Dosierung

- im 1. Monat 150–0–0–0 mg
- bei unzureichender Wirkung im 2. Monat auf 300–0–0–0 mg
- Höchstdosis bei Patienten mit Leber- oder Nierenfunktionsstörungen: 150–0–0–0 mg

Nebenwirkungen

Bupropion zeigt kaum die Nebenwirkungen klassischer SSRI, sondern eher das Nebenwirkungsprofil der Psychostimulanzien. Insbesondere treten vor allem zu Beginn der Behandlung häufig Schlaflosigkeit, Unruhe, Zittern und Mundtrockenheit auf.

Weitere Nebenwirkungen können Appetitlosigkeit, Kopfschmerzen, Sehstörungen, erhöhter Blutdruck, Schwitzen, Übelkeit und Erbrechen sein.

3

Es kann zu einer Absenkung der Krampfschwelle kommen, allerdings trat dies in den Studien eher ab einer Dosis von 600 mg/Tag und mehr auf, was inzwischen nicht mehr verordnet werden darf. Patienten, die während der Behandlung mit Bupropion einen Krampfanfall erleiden, müssen es absetzen und dürfen die Behandlung nicht wieder aufnehmen.

Die unter SSRI häufiger auftretenden Nebenwirkungen im sexuellen Bereich, insbesondere der verzögerte Orgasmus, kommen unter Bupropion sehr selten vor.

Mein persönliches Fazit

Ich wende Bupropion als Antidepressivum der zweiten oder dritten Wahl an, insbesondere, wenn SSRI und SSNRI zu starke Nebenwirkungen verursacht haben. Dies ist am ehesten dann der Fall, wenn Männer bei Behandlung mit SSRI unter verzögertem Orgasmus leiden.

In meiner Erfahrung und nach dem aktuellen Literaturstand ist Bupropion schwächer wirksam als SSRI. Dennoch gibt es Patienten mit mittelgradigen, eher antriebsgeminderten Depressionen, die unter Bupropion wirksam und nebenwirkungsarm behandelt werden können. Als Unterstützung der Rauchentwöhnung ist Bupropion der Studienlage nach neben Vareniclin gut wirksam.

Literatur

[4] Heinzerling KG, Swanson AN, Hall TM, Yi Y, Wu Y, Shoptaw SJ. Randomized, placebo-controlled trial of bupropion in methamphetamine-dependent participants with less than daily methamphetamine use. Addiction. 2014 Nov;109(11):1878–86. doi: 10.1111/add.12636. Epub 2014 Aug 5. PMID: 24894963; PMCID: PMC4192025

[5] Hughes JR, Stead LF, Lancaster T. Antidepressants for smoking cessation. Cochrane Database of Systematic Reviews 2007, Issue 1. Art. No.: CD000031. DOI: 10.1002/14651858.CD000031.pub3. Accessed 21 July 2023

[6] Sachs GS, Nierenberg AA, Calabrese JR et al. Effectiveness of adjunctive antidepressant treatment for bipolar depression. N Engl J Med 2007; 356 (17): 1711–1722. doi:10.1056/NEJMoa064135. Epub 2007 Mar 28. PMID: 17392295

3.6.9 Agomelatin

> **Agomelatin**
> - ist ein leicht modifiziertes synthetisches Analogon des menschlichen Hormons Melatonin.
> - wirkt agonistisch an den Melatoninrezeptoren MT$_1$ und MT$_2$ sowie schwach antagonistisch auf die serotonergen 5-HT$_{2C}$-Rezeptoren.
> - kann relevante Leberwerterhöhungen verursachen, diese müssen daher unter Therapie mit Agomelatin regelmäßig kontrolliert werden.
> - wirkt möglicherweise besser schlafregulierend als andere Antidepressiva.
> - verursacht auch bei plötzlichem Absetzen keine Absetzerscheinungen.

Antidepressiva sind üblicherweise selektive Serotonin-Wiederaufnahmehemmer (SSRI), selektive Serotonin- und Noradrenalin-Wiederaufnahmehemmer (SSNRI) oder von diesen leicht abgewandelten Modifikationen. Die Substanzen dieser Wirkstoffklassen sind sehr bewährt, sie werden seit Jahrzehnten als Medikamente der 1. Wahl bei Depressionen, Angst- und Zwangsstörungen erfolgreich eingesetzt. Das Interesse ist natürlich sehr groß, wenn ein neuartiges Antidepressivum auf den Markt kommt, das ein komplett anderes Rezeptorbindungsprofil hat. Ein solches, pharmakologisch ganz andersartiges Medikament könnte bei Patienten wirken, bei denen SSRI oder SSNRI nicht gut helfen und man könnte sich ein anderes und besser verträgliches Nebenwirkungsprofil vorstellen.

Im Jahr 2009 hat Servier das Melatonin-Analogon Agomelatin unter dem Präparatenamen Valdoxan in Deutschland zur Behandlung von Episoden einer Major-Depression auf den Markt gebracht. Melatonin hat einen wesentlichen Einfluss auf den Tag-Nacht-Rhythmus. In den USA ist Melatonin als Nahrungsergänzungsmittel in Supermärkten und Drogerien frei verkäuflich und wird dort vor allem als Mittel gegen *Jetlag, Schlafstörungen* und *zur Prophylaxe der Migräne* beworben. In der EU ist es unter dem Namen Circadin zur *kurzfristigen Behandlung von Schlafstörungen* bei Patienten ab 55 Jahren zugelassen, hier aber rezeptpflichtig.

Pharmakologie

Agomelatin ist ein chemisch stabileres Analogon des menschlichen Hormons Melatonin. Wie Melatonin wirkt es agonistisch an den MT$_1$- und MT$_2$-Rezeptoren. Darüber hinaus wirkt es schwach antagonistisch auf die 5-HT$_{2C}$-Rezeptoren im Nucleus suprachiasmaticus. Über diesen Mechanismus soll es die „innere

Uhr" des Menschen beeinflussen und zirkadiane Rhythmen resynchronisieren. Diese 5-HT$_{2C}$-Rezeptor-Hemmung soll auch zum antidepressiven Effekt beitragen. Auch Mirtazapin, Mianserin und Amitriptylin wirken unter anderem antagonistisch am 5-HT$_{2C}$-Rezeptor.

3

Klinischer Einsatz

In Deutschland ist Agomelatin in der Indikation *Depressionen* zugelassen, nicht aber als *Schlafmittel*. In den Jahren nach der Zulassung wurde Agomelatin zunächst recht optimistisch eingesetzt, in der Hoffnung, ein wirksames Antidepressivum mit wenigen Nebenwirkungen zu haben.

Die anfängliche Begeisterung für Agomelatin hat sich inzwischen deutlich gelegt. Bei schweren Depressionen wird es kaum eingesetzt. Am ehesten wird es bei *leichten bis mittleren Depressionen mit ausgeprägten Schlafstörungen* verschrieben. Auch eine Kombination mit klassischen SSRI ist nicht selten.

Dosierung

- *in den ersten 2 Wochen:* täglich 25 mg zur Nacht
- *keine Besserung der Symptomatik nach 2-wöchiger Behandlung:* Dosis auf 50 mg (= Höchstdosis) zur Nacht erhöhen

Nebenwirkungen

Agomelatin kann Transaminasenwerte erhöhen, was auf eine *Leberschädigung* hinweisen kann. Daher sollen laut Fachinformation bei allen Patienten vor Beginn der Agomelatintherapie und 3, 6, 12 und 24 Wochen nach Beginn der Agomelatintherapie sowie danach weiterhin in sinnvollen Abständen die Leberwerte kontrolliert werden. Nach einer Dosissteigerung sollen erneut die gleichen Kontrollintervalle wie bei einer Neueinstellung eingehalten werden. Patienten mit Leberfunktionsstörungen sollen kein Agomelatin erhalten.

Die *European Medicines Agency* empfiehlt, dass Agomelatin älteren Patienten ab 75 Jahren nicht mehr verordnet werden soll, da das Verhältnis aus zu erwartendem Nutzen und zu befürchtendem Schaden negativ sei.

Mein persönliches Fazit

Agomelatin kann meiner Erfahrung nach geeignet sein, Schlafstörungen bei Depressionen zu lindern. Der eigenständige antidepressive Effekt ist meiner persönlichen Einschätzung nach jedoch eher schwach. Den Vorteilen stehen aber mit der inzwischen bekannt gewordenen potenziellen Leberschädigung und der daraus resultierenden Notwendigkeit zu regelmäßigen Laborkontrollen deutliche Nachteile gegenüber.

Ich selbst verordne es manchmal in Kombination mit einem anderen Antidepressivum in einer Dosis von 25 mg zur Nacht, um depressionstypische Schlafstörungen zu lindern.

3.6.10 Amitriptylin

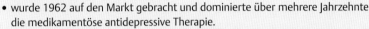

Amitriptylin

- ist ein trizyklisches Antidepressivum.
- wurde 1962 auf den Markt gebracht und dominierte über mehrere Jahrzehnte die medikamentöse antidepressive Therapie.
- wird immer noch sehr häufig verschrieben, vor allem, wenn eine leichte antidepressive Wirkung und eine milde Sedierung erzielt werden sollen.
- verursacht vor allem in höheren Dosisbereichen häufig Nebenwirkungen, insbesondere Mundtrockenheit, Müdigkeit und Harnverhalt.
- wird adjuvant als Mittel der 1. Wahl bei chronifizierten Schmerzen eingesetzt.

Amitriptylin ist das wohl bekannteste trizyklische Antidepressivum. Es wurde 1960 erstmalig synthetisiert und 1962 auf den Markt gebracht. Es war lange Jahre, bis zum Aufkommen der SSRI, das meist verordnete Antidepressivum weltweit.

Pharmakologie

Amitriptylin hemmt relativ unselektiv die Wiederaufnahme von Monoaminen, hauptsächlich allerdings die Wiederaufnahme von Serotonin und Noradrenalin. Darüber hinaus wirkt es anticholinerg und antihistaminerg, was die sedierende Wirkung sowie die häufige Nebenwirkung Mundtrockenheit erklärt.

Klinischer Einsatz

Amitriptylin wird sehr oft verschrieben, wenn eine *leichte antidepressive Wirkung* in Verbindung mit einer *milden Sedierung* angestrebt wird. Sehr viele Patienten erhalten dieses Präparat und kommen sehr gut damit zurecht. Auch in der Behandlung *chronifizierter Schmerzen* wird es mit gutem Erfolg und guter Verträglichkeit oft über mehrere Jahre eingesetzt.

3

> **Dosierung**
>
> - *leichte Depressionen, milde Sedierung erwünscht:* 25–100 mg/Tag
> - *chronifizierte Schmerzen:* 25–75 mg zur Nacht

Nebenwirkungen

Die Behandlung einer schweren Depression mit Amitriptylin ist allerdings nur durch die Gabe von höheren Dosierungen möglich, etwa 150–200 mg/Tag. Dann sind die Nebenwirkungen, insbesondere *Mundtrockenheit, Müdigkeit* und ggf. *Harnverhalt* jedoch oft so ausgeprägt, dass sie den wirksamen Einsatz limitieren.

Mein persönliches Fazit

Die Wirksamkeit von 50 mg Amitriptylin bei chronifizierten Schmerzen ist gut belegt; hier hat es immer noch einen festen Stellenwert. Vereinzelt verordne ich es als mildes Sedativum mit begleitender antidepressiver Komponente. Die reine antidepressive Wirkung ist in verträglichen Dosierungen jedoch der Wirkung moderner Antidepressiva so deutlich unterlegen, dass ich es in dieser Indikation praktisch nicht einsetze.

3.6.11 Moclobemid

> **Moclobemid**
>
> - ist ein reversibler, selektiver Hemmer der MAO-A.
> - erhöht über eine Hemmung der MAO-A die Verfügbarkeit von Noradrenalin, Serotonin und Dopamin in der präsynaptischen Zelle.
> - macht es im Gegensatz zum irreversiblem MAO-Hemmer Tranylcypromin nicht erforderlich, eine strenge tyraminarme Diät einzuhalten. Allerdings wird empfohlen, besonders tyraminreiche Lebensmittel mit Vorsicht zu genießen.
> - erfordert bei Umstellungen im Gegensatz zum irreversiblen MAO-Hemmer Tranylcypromin nur eine kurze Auswaschphase.

Moclobemid, zu Beginn patentiert vermarktet als Aurorix, ist der aktuellste Vertreter aus der Gruppe der MAO-Hemmer.

Pharmakologie

Moclobemid hemmt reversibel das Enzym MAO-A, sodass die Konzentrationen von Serotonin und Noradrenalin erhöht werden und so beide Neurotransmitter zur Signalübertragung im Gehirn vermehrt zur Verfügung stehen. Dies bewirkt seine antidepressive Wirkung.

3

Klinischer Einsatz

Moclobemid wird in der Behandlung von *Depressionen, Angststörungen und sozialen Phobien* eingesetzt, wenn mehrere zuvor versuchte andere Antidepressiva (SSRI, SSNRI) nicht ausreichend wirksam waren.

Dosierung

• *300–600 mg/Tag*, verteilt auf 2–3 Gaben

Wirkstoffumstellung

Bei einer Umstellung von einem anderen Antidepressivum auf Moclobemid ist bei regulären Stoffwechselverhältnissen *eine Auswaschphase von 4-5 Halbwertszeiten des vorherigen Antidepressivums* erforderlich.

Beim Umstieg von Moclobemid auf einen SSRI ist eine *Auswaschphase von mindestens 7 Tagen* zu empfehlen. Beim Umstieg auf ein Trizyklikum ist in der Regel *keine Auswaschphase* erforderlich.

Wechselwirkungen

Die Kombination von Moclobemid mit anderen serotonergen Substanzen wie Opioiden, Linezoliden, Selegelinen, Triptanen und Amphetaminen sowie die Kombination von Moclobemid mit anderen Antidepressiva kann zu dem Serotoninsyndrom (S. 67) führen. Dies ist bei der Verschreibung weiterer Medikamente zu beachten. Der Patient muss darüber aufgeklärt werden.

Nebenwirkungen

Bei der älteren Generation der MAO-Hemmer, die im Gegensatz zum Moclobemid eine irreversible Hemmung bewirken, ist eine strikte tryptophan- und tyraminarme Diät erforderlich, um unangenehme Nebenwirkungen zu vermeiden. Diese ist *bei Moclobemid nicht erforderlich.* Es sollten aber sicherheitshalber *besonders tyraminreiche Speisen nur mit Vorsicht genossen* werden.

3

Mein persönliches Fazit

Moclobemid ist ein „Reserveantidepressivum", das eingesetzt werden kann, wenn andere Antidepressiva wie SSRI und SSNRI nicht ausreichend wirksam waren oder nicht vertragen wurden. In solchen Fällen ist es oft gut wirksam. Vor einer Verordnung muss aber ein sorgfältiger Interaktions-Check durchgeführt und der Patient ausreichend aufgeklärt werden.

3.6.12 Johanniskrautextrakt

Johanniskrautextrakt

- ist eines der am häufigsten eingesetzten pflanzlichen Heilmittel in Deutschland.
- wirkt antidepressiv.
- hat seine Wirksamkeit in klinischen Studien nachgewiesen.
- wird üblicherweise mit 900 mg/Tag dosiert.
- ist gut verträglich.
- kann wesentliche Wechselwirkungen mit anderen Medikamenten machen, ein Interaktionscheck ist wichtig.

Einleitung

Das *Echte Johanniskraut* (*Hypericum perforatum*) ist ein Hartheugewächs mit grünen Blättern und gelben Blüten. Der Name Johanniskraut bezieht sich auf Johannes den Täufer, da die Pflanze um den Johannistag (24. Juni) herum blüht. Die gleiche Pflanze wird auch *Durchlöchertes Johanniskraut* oder lateinisch *Hypericum perforatum* genannt; dies kommt von den dicht mit durchscheinenden Öldrüsen besetzten Blätter. Volkstümlich wird sie auch als *Herrgottsblut* bezeichnet. Dies erklärt sich dadurch, dass die Blüten den roten Farbstoff Hypericin (Johannisblut) enthalten. Zerreibt man eine Blüte zwischen den Fingern, tritt dieser Farbstoff aus und färbt die Finger rot.

Pharmakologie

Das pharmakologisch wirksame Prinzip des Johanniskrautextraktes ist bislang nicht sicher identifiziert. Als Hauptwirkstoffe gelten Hyperforin und Hypericin. Diese sollen in vitro als Wiederaufnahmehemmer der Transmitter Noradrenalin, Serotonin, Dopamin, GABA und Glutamat wirken. Darüber hinaus sollen sie β-adrenerge und 5-HT2-Rezeptoren herunter regulieren [8]. Das Verhältnis der Wiederaufnahmehemmung beträgt in tierexperimentellen Untersuchungen

Serotonin : Dopamin : Noradrenalin : GABA : Glutamat = 2 : 1 : 5 : 1 : 11 [9]

Andere Quellen geben an, dass Johanniskrautextrakt die Monoaminooxidase hemmt, also ein MAO-Hemmer ist. Dies konnte aber noch nicht sicher belegt werden.

Die Wirksamkeit beruht offenbar aus einer Mischung verschiedene Inhaltsstoffe, da ein Gesamtextrakt eine bessere Wirkung als isoliertes Hypericin haben soll.

Klinischer Einsatz

Johanniskraut wird bei leichten, vorübergehenden depressiven Störungen und depressiven Verstimmungszuständen sowie bei nervöser Unruhe eingesetzt.

Dosierung

- Die übliche Dosis bei guter Verträglichkeit und wenn keine anderen Medikamente mit möglichen Wechselwirkungen gegeben werden beträgt *900 mg/Tag*.
- Es gibt auch niedriger dosierte Präparate, die eher bei „nervöser Unruhe" gegeben werden. Die Wirksamkeit dieses Vorgehens ist aber nicht in Studien überprüft, zumal diese Diagnose in der ICD-10 nicht vorkommt.
- Handelsnamen: Laif, Jarsin, Hyperforat und andere.

Nebenwirkungen

Johanniskraut kann zu allergischen Hautreaktionen und einer erhöhten Empfindlichkeit gegen Sonne im Sinne einer erhöhten Sonnenbrandneigung führen. Menschen, die Johanniskraut einnehmen, sollten erwägen, 2 Wochen vor Urlaubsreisen in sonnige Länder oder vor der Benutzung von Solarien die Einnahme zu pausieren.

Die Einnahme kann Unruhezustände, Kopfschmerzen oder Magen-Darm-Beschwerden verursachen. Vereinzelt wurden auch manische Auslenkungen berichtet.

Einsatz in Schwangerschaft und Stillzeit

In der Schwangerschaft und Stillzeit soll Johanniskraut nicht eingesetzt werden. Es wurde in der Volksmedizin ehemals als Abtreibungsmittel eingesetzt.

3

Wechselwirkungen

Johanniskraut ist bekanntermaßen ein Induktor von Enzymen, die andere Medikamente abbauen, insbesondere von CYP 3A4, 2C 19 und 2C 19. Dies führt dazu, dass Medikamente, die diesen Stoffwechselweg nehmen, in der Konzentration stark gesenkt werden können.

Wenn beispielsweise gleichzeitig eine Schwangerschaftsverhütung mit Ethinylestradiol durchgeführt wird, kann dessen Blutspiegel so weit sinken, dass es zu einer ungewollten Schwangerschaft kommt. Wenn gleichzeitig mit Johanniskraut das Immunsuppressivum Ciclosporin gegeben wird, kann dessen Wirkspiegel so weit reduziert werden, dass es zu einer Organabstoßung kommt. Auch die Wirkspiegel von einigen Antibiotika, HIV-Medikamenten, Antidepressiva, Methadon, Buprenorphin, Carbamazepin, Digoxin, Warfarin und Theophyllin können reduziert werden.

In Kombination mit SSRI besteht die Möglichkeit der Auslösung eines *serotonergen Syndroms* (starke Blutdruckschwankungen, Fieber, Bewusstseinseintrübung, Verwirrtheit, Krämpfe). Andererseits gibt es auch Antidepressiva wie Amitriptylin, deren Wirkspiegel und damit Wirksamkeit durch Johanniskraut reduziert werden.

Aus diesen Gründen wurde das zuvor frei erhältliche Johanniskraut 2003 der Apothekenpflicht unterstellt. Präparate mit der Indikation „mittelschwere Depression" unterliegen seit 2009 in Deutschland der Verschreibungspflicht.

Bei einer Behandlung mit Johanniskraut und weiteren Medikamenten soll daher immer ein Interaktionscheck durchgeführt werden, um auszuschließen, dass die anderen Medikamente ihre Wirkung verlieren.

Wirksamkeit

Die Wirksamkeit von Johanniskrautextrakt wurde zuletzt in einer Metaanalyse 2016 beschrieben [7]. In der Zusammenfassung heißt es, dass Johanniskraut in der Behandlung von leichten und mittelgradigen depressiven Plazebo überlegen ist und vergleichbar wirkstark wie SSRI sei. Für die Behandlung von schweren depressiven Episoden fehle allerdings belastbare Evidenz. In Deutschland ist es für diese Indikation aber auch nicht zugelassen.

Mein persönliches Fazit

Johanniskrautextrakt kann eine gut verträgliche Alternative zu SSRI und SSNRI sein. Die Hauptindikation liegt bei den leichten, vorübergehenden und mittelschweren Depressionen. Da Johanniskrautextrakt den Wirkspiegel anderer Medikamente relevant reduzieren kann, ist ein Interaktionscheck Pflicht. Wenn aber diese Voraussetzungen erfüllt sind, wirkt es offenbar tatsächlich antidepressiv, ohne mit den üblichen unerwünschten Wirkungen der SSRI/ SSNRI einherzugehen. Ich dosiere es in aller Regel mit 900 mg/Tag.

Literatur

[7] Apaydin, E.A., Maher, A.R., Shanman, R. et al. A systematic review of St. John's wort for major depressive disorder. Syst Rev 5, 148 (2016). https://doi.org/10.1186/s13643-016-0325-2

[8] Kaschka WP, Kretzschmar R, Jandl M. Psychopharmaka kompakt (Klinik- und Praxis-Guide). Stuttgart: Schattauer; 2008: 77

[9] Muller WE. St. John's Wort and its active principles in depression and anxiety. Birkhäuser; 2005: 34. Zitiert via Wikipedia: Wikipedia-Artikel Johanniskraut

[10] Riddle JM. Contraception and abortion from the ancient world to the renaissance. Cambridge: Harvard University Press; 1994: 103 (eingeschränkte Vorschau in der Google-Buchsuche)

3.7 Nebenwirkungen

3.7.1 Serotoninsyndrom

Das Serotoninsyndrom

- ist eine Folge einer zu hohen Serotoninwirkung im Gehirn.
- wird häufig ausgelöst durch Intoxikationen mit serotonergen Antidepressiva oder die gleichzeitige Einnahme eines MAO-Hemmers und eines SSRIs.
- zeigt sich klinisch durch Getriebenheit, Unruhe und Bewusstseinsstörungen.

Früher hörte man häufiger vom Serotoninsyndrom. In der Zeit, in der irreversible MAO-Hemmer wie Tranylcypromin häufiger in der Therapie der Depressionen eingesetzt wurden, klärten die Psychiater auf, dass diese Medikamente nur mit einer bedachten Ernährungsweise eingenommen werden dürfen. **Tranylcypromin** hemmt die MAO und damit den Abbau endogener Amine, was die antidepressive Wirkung erklärt. Es *hemmt* aber auch *den Abbau von Aminen,* die mit der Nahrung zugeführt werden, wie etwa Tyramin, das in höherer Konzentration in Käse, Rotwein, Bananen, Geflügelleber oder Schokolade vorkommt. Eine zu hohe Tyraminkonzentration verursacht *sympathomimetische Nebenwirkungen* wie Blutdrucksteigerung und Tachykardie. Das muss man auch heute noch wissen, denn es gibt immer wieder Patienten, die MAO-Hemmer wie Moclobemid (reversibel) oder Tranylcypromin (irreversibel) verordnet bekommen. Hier kann es im Rahmen einer unangemessenen Ernährung zu einem Serotoninsyndrom kommen. Die Kombination von einem MAO-Hemmer mit einem anderen serotonergen Medikament ist kontraindiziert. Sie ist ein klassischer Auslöser eines Serotoninsyndroms.

3

Weitere *Stoffe, deren gleichzeitige Einnahme das Serotoninsyndrom* begünstigen kann, sind:
- MAO-Hemmer
- SSRI wie Citalopram
- SSNRI wie Duloxetin, Venlafaxin und Milnacipran
- Trizyklische Antidepressiva
- Lithium
- Opioide
- Triptane (zur Behandlung der Migräne)
- Kokain, Amphetamine, Ecstasy
- Linezolid

Diagnosekriterien

Für das Serotoninsyndrom gelten die *Diagnosekriterien nach Sternbach*:
- Neuverordnung oder Dosissteigerung eines serotonergen Medikaments
- Vorliegen von mindestens 3 der folgenden Symptome:
  - Bewusstseinsstörung
  - Agitation (Aufgeregtheit ohne erkennbaren Grund)
  - Myoklonien (Muskelverkrampfungen)
  - Hyperreflexie (gesteigerte Reflexe)
  - Schwitzen
  - Frösteln
  - Tremor (Zittern)
  - Diarrhoe (Durchfall)
  - Koordinationsstörung
  - Fieber
- Ausschluss anderer Ursachen: Infektionen, metabolische Störungen, Abusus oder Entzug von Substanzen
- keine kürzlich begonnene Therapie oder Dosissteigerung eines Neuroleptikums

Differenzialdiagnose

Das klinische Bild des Serotoninsyndroms ähnelt dem des Malignen Neuroleptischen Syndroms (MNS), das im Einzelfall ebenfalls durch die neueren Antidepressiva ausgelöst werden kann.

Merke

Faustregel zur *Unterscheidung von Serotoninsyndrom und Malignem Neuroleptischen Syndrom:* Beim Serotoninsyndrom ist der Betroffene hyperaktiv und agitiert, beim MNS gehemmt bis bewegungsunfähig.

3.7.2 Antidepressiva und Suizidalität

Es gibt seit etwa 2005 eine Debatte, ob Antidepressiva in der 1. Behandlungsphase Suizidgedanken verstärken können oder nicht. Damals zeigte sich in verschiedenen Studien eine Zunahme suizidaler Gedanken unter SSRI, insbesondere bei Kindern und Jugendlichen. Mehrere Hersteller nahmen daher Warnhinweise in ihre Fachinformationen auf.

Kliniker wissen, dass es etwa 2 Wochen nach täglicher Einnahme eines Antidepressivums zu einer deutlichen Antriebssteigerung kommen kann. Die stimmungsaufhellende Wirkung kommt aber oft erst nach etwa 4 Wochen. In der Zwischenzeit resultiert ein Zustand, der für die Patienten oft schwer auszuhalten ist: Die Stimmung ist noch depressiv, hoffnungslos, verzweifelt; nun ist aber eine innere Unruhe und Rastlosigkeit hinzugekommen. In dieser Phase ist es erforderlich, suizidale Gedanken explizit zu erfragen, um einen Suizidversuch zu verhindern. In manchen Fällen wird in dieser Phase ein Benzodiazepin ergänzt, um die quälende innere Unruhe zu lindern.

Inzwischen wurde sehr viel auf diesem Gebiet geforscht; einen aktuellen Überblick über die Datenlage geben Gründer et al. [17]. Zu beachten ist, dass zwar suizidale Gedanken in manchen Studien häufiger verzeichnet worden sind, für eine erhöhte Rate an vollendeten Suiziden gibt es aber keine tragfähigen Hinweise. Vielmehr ist davon auszugehen, dass die Suizidgefährdung insgesamt unter Behandlung deutlich niedriger ist als ohne Behandlung. Eine erhöhte Aufmerksamkeit für suizidale Gedanken ist allerdings insbesondere in den ersten Wochen der Behandlung erforderlich.

3.7.3 Absetzerscheinungen

Wenn man SSRI oder SSNRI nach längerer Einnahme plötzlich absetzt, kann es in manchen Fällen zu unangenehmen Absetzerscheinungen kommen. Es gibt ein breites Spektrum an möglichen Symptomen, das von grippeähnlichen Beschwerden über Schwäche, Kopfschmerzen, Sehstörungen bis hin zu psychischen Symptomen wie Angst, Unruhe, Aggressionen und Stimmungsschwankungen reicht. Häufig werden auch *elektrisierende Parästhesien* (umgangssprachlich *„zaps"* oder auch *„brain zaps")* genannt. Das sind plötzlich auf-

3

tretende, unangenehme, elektrisierende Missempfindungen an Armen und Beinen. Diese verschwinden in der Regel nach einigen Tagen wieder von selbst. Fava et al. [18] kamen mittels einer Metaanalyse zu dem Ergebnis, dass schrittweises Absetzen nicht verträglicher ist als plötzliches Absetzen. In den letzten Jahren hat das Bewusstsein für diese Absetzerscheinungen deutlich zugenommen. Es ist sinnvoll, vor Beginn einer Behandlung über die Möglichkeit von Absetzerscheinungen aufzuklären. Trotz der oben genannten Studie ist es klinisch üblich, das Absetzen von SSRI und SSNRI eher in kleinen Schritten durchzuführen. Absetzerscheinungen werden bei unterschiedlichen Antidepressiva unterschiedlich häufig genannt, insbesondere bei Venlafaxin wird besonders häufig über Absetzerscheinungen berichtet.

3.7.4 PSSD (Post-SSRI Sexual Dysfunction)

Es gibt Hinweise darauf, dass SSRI die Empfindlichkeit der Klitoris und des Penis für sexuelle Reize reduzieren könnten. Dies könnte möglicherweise eine Erklärung für die nicht selten berichtete Nebenwirkung eines verzögerten Orgasmus unter SSRI sein. In der Behandlung des vorzeitigen Samenergusses wird tatsächlich das SSRI Dapoxetin erfolgreich eingesetzt. Es gibt Hinweise darauf, dass einige Patienten auch nach Absetzen der Antidepressiva über längere Zeit sexuelle Funktionsstörungen erleben, insbesondere scheint es Patienten zu geben, die eine nach dem Absetzen des Medikamentes länger bestehende reduzierte sexuelle Erregbarkeit, reduzierte Empfindlichkeit der Klitoris/des Penis oder eine gestörte Orgasmusfähigkeit berichten.

Es ist noch unklar, wie häufig die PSSD tatsächlich ist, aber auch die Absetzerscheinungen wurden in der Fachwelt zuerst unterschätzt und die PSSD ist in der öffentlichen Diskussion bereits angekommen. Es ist also sinnvoll, diese mögliche Nebenwirkung aufmerksam im Auge zu behalten.

3.8 Antidepressiva Äquivalenzdosierungen

Es ist nicht ohne Weiteres möglich, die Dosis eines Antidepressivums in eine äquivalente Dosis eines anderen Antidepressivums umzurechnen. So wirken SSRI auf andere Transporter als SSNRI, und MAO-Hemmer wirken nochmal anders. Auch in Bezug auf die Nebenwirkungen zeigen sich sehr unterschiedliche Rezeptoraktivierungen und somit auch nicht vergleichbare Nebenwirkungen. Dennoch ist es für den Kliniker hilfreich zu wissen, in welchem Dosisbereich vergleichbare Wirkstärken zu erwarten sind.

Hayasaka et al. [19] haben in ihrer Arbeit „Dose equivalents of antidepressants: Evidence-based recommendations from randomized controlled trials" für viele Substanzen äquivalente Dosierungen aus den mittleren in Vergleichsstudi-

Tab. 3.4 Äquivalenzdosierungen in Bezug zu Citalopram.

Medikament	vereinfachte Äquivalenzdosierungen					
Citalopram	5 mg	10 mg	15 mg	20 mg	30 mg	40 mg
Escitalopram	2,5 mg	5 mg	7,5 mg	10 mg	15 mg	20 mg
Duloxetin		30 mg	45 mg	60 mg	90 mg	120 mg
Venlafaxin		37,5 mg	50 mg	75 mg	112,5 mg	150 mg
Milnacipran		25 mg		50 mg	75 mg	100 mg
Mirtazapin	7,5 mg	15 mg	22,5 mg	30 mg	37,5 mg	45 mg
Fluoxetin	5 mg	10 mg	15 mg	20 mg	30 mg	40 mg
Sertralin	12,5 mg	25 mg	37,5 mg	50 mg	75 mg	100 mg
Amitriptylin	15 mg	30 mg	45 mg	60 mg	90 mg	120 mg
Moclobemid	75 mg	150 mg	225 mg	300 mg	450 mg	600 mg
Trimipramin	50 mg	100 mg	150 mg	200 mg	300 mg	400 mg
Bupropion		75 mg	150 mg		300 mg	

en gegebenen Werten für eine Reihe von Antidepressiva erstellt. Für einige Substanzen fehlen solche Vergleichswerte. Ich selbst habe die vorgeschlagenen Äquivalenzdosierungen in ▶ Tab. 3.4 in Bezug zu Citalopram zusammengestellt, auf tatsächlich verschreibbare Dosierungen gerundet und bei Substanzen, die in der oben zitierten Arbeit nicht untersucht worden sind, die zulässigen Tageshöchstdosierungen als Anhaltspunkt für den Vergleich herangezogen.

Die Werte in dieser Tabelle sind keine Naturkonstanten, sondern entstammen komplexen Vergleichen. Man kann auch zu anderen Werten kommen, so habe ich im Kapitel „Escitalopram" (S. 39) ausgeführt, dass es Hinweise gibt, dass 10 mg Escitalopram nicht 20 mg Citalopram entsprechen könnten, sondern vielleicht bis zu 40 mg. Die resultierende Tabelle vereinfacht also in mehreren Punkten, als Orientierungshilfe ist sie dennoch hilfreich.

3.9 Welches Antidepressivum gebe ich wem?

Wenn ich mich entschieden habe, eine antidepressive Therapie durchzuführen, ist die Frage, welchen Wirkstoff ich auswähle. Es gibt einige unterscheidbare Konstellationen, aber natürlich keine Patentlösungen. Dieser Abschnitt beschreibt, wie ich in bestimmten wiederkehrenden Situationen oft vorgehe. Der hier beschriebene Weg ist nicht der einzig richtige. Es ist lediglich eine vereinfachte Darstellung meines typischen Vorgehens. Ich würde mich sehr freuen von Ihnen zu hören, nach welchem Algorithmus Sie Antidepressiva auswählen. Mailen Sie mir Ihr Vorgehen an psychopharmakologie@icloud.com!

3

▶ **Leichte erlebnisreaktive Depressionen.** Bei leichten erlebnisreaktiven depressiven Verstimmungen gebe ich keine Medikamente. Auch nicht Valdoxan oder Quetiapin zur Nacht. Die Nachteile überwiegen die Vorteile. Hier wiegt insbesondere der Nachteil schwer, dass der Patient denkt, eine Verbesserung seiner Lage werde von der Medikation kommen. Dies kann seine Motivation lähmen, selbst etwas an seiner Lage zu ändern. Stattdessen fokussiere ich auf Life-Coaching, Psychotherapie und empfehle Sport.

▶ **Der erfolgreich vorbehandelte Patient.** Hat ein Patient schon mal ein bestimmtes Antidepressivum erhalten und hat es bei guter Verträglichkeit überzeugend gewirkt, dann gebe ich das gleiche Medikament in der gleichen Dosis wieder.

▶ **Depressive Episode mit normaler Antriebslage.** In aller Regel beginne ich die Behandlung einer depressiven Episode mit Escitalopram. Es ist wirkstark und gut verträglich, hat kaum Wechselwirkungen und bis auf die mögliche QTc-Zeit-Verlängerung kaum relevante Nachteile. Insbesondere macht es keine Müdigkeit, keine Gewichtszunahme und nur sehr selten Unruhe, sodass ich es auch langfristig geben kann.

▶ **Stark verminderter Antrieb bei depressiver Episode.** Auch bei reduziertem Antrieb im Rahmen einer depressiven Episode erwäge ich zunächst eine Behandlung mit Escitalopram. Ist der Antrieb aber sehr stark reduziert oder zeigt sich nach 2 Wochen Therapie mit Escitalopram keine Besserung des Antriebs, dann wechsle ich auf ein SSNRI. Je stärker die noradrenerge Komponente ist, desto stärker antriebssteigernd ist das Medikament. Am mildesten noradrenerg ist Venlafaxin, gefolgt von Duloxetin, und am stärksten noradrenerg und somit am stärksten antriebssteigernd ist Milnacipran.

▶ **Stark erhöhter Antrieb bei depressiver Episode.** Besteht ein stark erhöhter Antrieb, wie bei einer agitierten Depression, verordne ich morgens Escitalopram und abends zusätzlich vorübergehend Mirtazapin 7,5–30 mg. Mirtazapin sediert und hilft gut und schnell gegen Schlafstörungen und Agitation. Dauerhaft ist es aber aufgrund der Sedierung und möglichen Gewichtszunahme oft ungünstig. Wenn der Patient unter der Kombinationsbehandlung eine Besserung erfährt, kann ich Mirtazapin schrittweise absetzen und die Erhaltungstherapie mit dem besser verträglichen Escitalopram fortsetzen.

▶ **SSRI/SSNRI werden nicht vertragen, es besteht aber eine Indikation für Antidepressiva.** Es gibt Patienten, die nicht in die Kategorie „leichte erlebnisreaktive Depression" gehören, die von einer antidepressiven Medikation profitieren würden, die aber SSRI und SSNRI in der Vergangenheit nicht vertragen haben oder diese Medikamentengruppe ablehnen. In dieser Situation sind Behandlungsversuche mit Agomelatin aufgrund der besseren Verträglichkeit gerechtfertigt, wenngleich meiner Erfahrung nach die Wirkstärke dieser beiden Substanzen niedriger sein kann als die der SSRI. In der Metaanalyse von Cipriani et al. [20] schneidet Agomelatin aber gut ab.

▶ **Kardiologisch vorerkrankter Patient oder Patient mit verlängerter QTc-Zeit.** Ist ein Patient kardiologisch vorerkrankt, hat er eine verlängerte QTc-Zeit oder nimmt er ein oder mehrere andere Medikamente, die die QTc-Zeit verlängern, dann gebe ich Sertralin, da nur wenige Meldungen über QTc-Zeit-Verlängerungen vorliegen.

▶ **Augmentation bei nicht ausreichender Wirkung der Depressionsbehandlung.** Wenn trotz ausreichend langer Behandlung mit zumindest 2 geeigneten Substanzen unter Blutspiegelkontrollen die depressive Symptomatik nicht ausreichend rückläufig ist, erwäge ich eine Augmentation mit Lithium. Hier habe ich häufig deutliche Verbesserungen beobachten können.

▶ **Generalisierte Angststörung und Zwangserkrankung**
- Bei milderen Fällen beginne ich mit Escitalopram in der höchsten zugelassenen Dosis.
- In schwereren Fällen beginne ich direkt mit einem SSNRI, weil diese Medikamentengruppe hier erfahrungsgemäß stärker wirkt. In der Regel beginne ich aufgrund der guten Verträglichkeit mit Duloxetin. Reicht die Wirksamkeit von Duloxetin nicht aus, wechsle ich zuerst auf Milnacipran und danach auf Venlafaxin. Wird Duloxetin aufgrund von Unruhe nicht vertragen, mache ich einen Behandlungsversuch mit Escitalopram.
- Im Falle einer schweren Zwangserkrankung gebe ich in der Regel zusätzlich zum SSNRI in der höchsten zugelassenen Dosis noch 75 mg Clomipramin zur Nacht.

▶ **Somatoforme Störung und chronifizierte Schmerzstörung.** Hier gebe ich in der Regel im 1. Schritt ein SSNRI wie Duloxetin oder Milnacipran. Bei chronifizierten Schmerzen gebe ich in der Regel zusätzlich zum SSNRI noch 50 mg Amitriptylin zur Nacht.

▶ **Wahnhafte Depression – Elektrokonvulsionstherapie.** Therapie der 1. Wahl bei einer wahnhaften Depression ist die Elektrokonvulsionstherapie (EKT). Wenn diese abgelehnt wird oder aus anderen Gründen nicht durchführbar ist, gebe ich Escitalopram in Kombination mit einem Antipsychotikum, oft Risperidon oder Olanzapin.

▶ **Behandlung von begleitender Angst.** Bei Patienten mit großer Angst und keiner Abhängigkeit in der Vorgeschichte erwäge ich, vorübergehend ein Benzodiazepin zu ergänzen.

▶ **Suizidalität.** Bei Suizidalität erwäge ich, ein Benzodiazepin zu ergänzen. Bei akuter Suizidalität kann es sinnvoll sein, das Benzodiazepin für einige Tage in einer hohen Dosis zu geben.

▶ **Normaler Zeitverlauf der Besserung**
- Etwa 2 Wochen nach Beginn einer antidepressiven Medikation kommt oft eine Antriebssteigerung, nach etwa 4 Wochen kommt oft die Stimmungsverbesserung.
- Angststörungen verbessern sich oft nach etwa 4–6 Wochen.
- Zwangsstörungen verbessern sich oft nach 6–12 Wochen.

Literatur

[11] Kirsch I, Deacon BJ, Huedo-Medina TB et al. Initial Severity and Antidepressant Benefits: A Meta-Analysis of Data Submitted to the Food and Drug Administration. PLoS Med 2008; 5(2): e45. doi:10.1371/journal. pmed.0050045

[12] DGPPN e. V. et al., Hrsg. S3-Leitlinie/Nationale VersorgungsLeitlinie. Unipolare Depression. Langfassung (2. Aufl. 2015). Im Internet: https://www.awmf.org/uploads/tx_szleitlinien/nvl-005l_S3_Unipolare_Depression_2017-05.pdf; Stand: 08.02.2020

[13] Bandelow B, Wiltink J, Alpers GW et al. S3-Leitlinie. Behandlung von Angststörungen. S3-Leitlinie (15.04.2014). Im Internet: https://www.awmf.org/uploads/tx_szleitlinien/051-028l_S3_Angststörungen_2014-05-abgelaufen.pdf; Stand: 08.02.2020

[14] Lundbeck GmbH. Rote-Hand-Brief. Zusammenhang von CIPRAMIL (Citalopramhydrobromid/Citalopramhydrochlorid) mit dosisabhängiger QT-Intervall-Verlängerung (31.10.2011). Im Internet: https://www.akdae.de/Arzneimittelsicherheit/RHB/Archiv/2011/20111031.pdf; Stand: 08.02.2020

[15] European Medicines Agency (EMA). Refusal Assessment report for Milnacipran Pierre Fabre Medicament. Procedure No. EMEA/H/C/001034 (2010). Im Internet: https://www.ema.europa.eu/en/documents/assessment-report/milnacipran-pierre-fabre-medicament-epar-refusal-public-assessment-report_en.pdf;Stand: 08.01.2021

[16] European Medicines Agency (EMA). Fragen und Antworten zur Empfehlung der Versagung der Genehmigung für das Inverkehrbringen für Milnacipran Pierre Fabre Médicament/Impulsor Milnacipran (19.11.2009). Im Internet: : https://www.ema.europa.eu/en/documents/smop-initial/questions-answers-recommendation-refusal-marketing-authorisation-milnacipran-pierre-fabre-medicament/impulsor_de.pdf; Stand: 08.01.2021

[17] Gründer PDG, Veselinović T, Paulzen M. Antidepressiva und Suizidalität. Der Nervenarzt 2014; 85: 1108–1116. doi:10.1007/s00115-014-4092-9

[18] Fava GA, Gatti A, Belaise C et al. Withdrawal symptoms after selective serotonin reuptake inhibitor discontinuation: a systematic review. Psychother Psychosom 2015; 84: 72–81. doi:10.1159/000370338

[19] Hayasaka Y, Purgato M, Magni LR et al. Dose equivalents of antidepressants: Evidence-based recommendations from randomized controlled trials. J Affect Disord 2015; 180: 179–184. doi:10.1016/j.jad.2015.03.021

[20] Cipriani A, Furukawa TA, Salanti G et al. Comparative efficacy and acceptability of 21 antidepressant drugs for the acute treatment of adults with major depressive disorder: a systematic review and network meta-analysis. Lancet 2018; 391(10128): 1357–1366. doi:10.1016/S0140-6736(17)32802-7

Weiterführende Literatur

[21] DGPPN e. V. S3-Leitlinie Zwangsstörungen (14.05.2013). Im Internet: https://www.awmf.org/uploads/tx_szleitlinien/038_017l_S3_Zwangsstörungen_2013-abgelaufen.pdf; Stand: 08.02.2020

[22] Kasper S, Sacher J, Klein N et al. Differences in the dynamics of serotonin reuptake transporter occupancy may explain superior clinical efficacy of escitalopram versus citalopram. Int Clin Psychopharmacol 2009; 24(3): 119–125

[23] Montgomery S, Hansen T, Kasper S. Efficacy of escitalopram compared to citalopram: a meta-analysis. Int J Neuropsychopharmacol 2011; 14(2): 261–268

[24] Lepola U, Wade A, Andersen HF. Do equivalent doses of escitalopram and citalopram have similar efficacy? A pooled analysis of two positive placebo-controlled studies in major depressive disorder. Int Clin Psychopharmacol 2004; 19(3): 149–155

[25] Nakagawa A, Watanabe N, Omori IM et al. Milnacipran versus other antidepressive agents for depression. Cochrane Database Syst Rev 2009; 3: CD006529. doi:10.1002/14651858.CD006529.pub2

[26] Regen F, Benkert O. Citalopram und Escitalopram – Pharmakodynamische und pharmakokinetische Unterschiede und klinische Konsequenzen (03.09.2019). Im Internet: http://www.kompendium-news.de/2019/09/citalopram-und-escitalopram-pharmakodynamische-und-pharmakokinetische-unterschiede-und-klinische-konsequenzen/; Stand: 23.01.2020

[27] Lundbeck GmbH. Rote-Hand-Brief: Zusammenhang von Escitalopram (Cipralex) mit dosisabhängiger QT-Intervall-Verlängerung (05.12.2011). Im Internet: https://www.bfarm.de/SharedDocs/Risikoinformationen/Pharmakovigilanz/DE/RHB/2011/rhb-cipralex.pdf;jsessionid=F6FA82C7F027D8145F0549A679D1C312.2_cid319?__blob=publicationFile&v=6; Stand: 23.01.2020

[28] Tanrikut C, Feldman A, Altemus M et al. Adverse effect of paroxetine on sperm. Fertil Steril 2010; 94(3): 1021–1026. doi:10.1016/j.fertnstert.2009.04.039

3

4 Neuroleptika

Der immer noch häufig verwendete Begriff „Neuroleptika" ist eigentlich veraltet. Die ersten Neuroleptika wirkten sowohl sedierend als auch – zumindest in höherer Dosierung – antipsychotisch. Daher fasste man alle diese Substanzen unter dem Überbegriff Neuroleptika zusammen.

Inzwischen gibt es Substanzen, die nur antipsychotisch wirken, also Wahn und Halluzinationen lindern. Diese Medikamente nennt man daher korrekt *Antipsychotika* (s. Kap. 18 Glossar). Ein Synonym für Antipsychotika ist der Begriff *hochpotente Neuroleptika.* Beispiele hierfür sind Haloperidol, Risperidon oder Amisulprid.

Andere Substanzen wirken fast ausschließlich sedierend, also beruhigend. Diese Medikamente sollte man daher gemäß ihrer Wirkung zu den *Sedativa* zählen. Ein Synonym für solche Sedativa, die chemisch und historisch der Gruppe der Neuroleptika zuzuordnen sind, ist der Begriff *niederpotente Neuroleptika* (s. Kap. 18 Glossar). Beispiele hierfür sind Chlorprothixen und Promethazin.

Und schließlich gibt es Medikamente, die in ihrer typischen Dosierung sowohl eine antipsychotische als auch eine sedierende Wirkung entfalten. Diese Medikamente nennt man *mittelpotente Neuroleptika.* Ein typischer Vertreter hiervon ist das Perazin.

Merke

In diesem Buch werden die Medikamente nach ihrer klinischen Wirkung eingeteilt. Separate Kapitel widmen sich den Antipsychotika (S. 80) und den Sedativa (S. 136).

Die Antipsychotika haben die Psychiatrie revolutioniert: Sie stellen eine wirksame Behandlung der Psychose dar und ermöglichen so vielen Patienten ein unbeschwertes Leben ohne die Symptome dieser unbehandelt sehr schwer verlaufenden Erkrankung.

Darüber hinaus werden Antipsychotika zur Therapie psychotischer Symptome im Rahmen anderer Erkrankungen, wie z. B. dem Delir oder der wahnhaften Depression, erfolgreich eingesetzt.

4.1 Einteilung

Neuroleptika können nach folgenden Kriterien eingeteilt werden:
- chemische Struktur
- neuroleptische Potenz
- Nebenwirkungen

4.1.1 Neuroleptische Potenz

4

Eine weitere Unterteilungsmöglichkeit ist die Unterteilung nach ihrer neuroleptischen Potenz.

- *Niederpotente Neuroleptika* wie Promethazin und Melperon sedieren stark, wirken aber fast nicht gegen psychotische Symptome.
- *Mittelpotente Neuroleptika* kombinieren Eigenschaften der hochpotenten und der niedrigpotenten Neuroleptika in einer Substanz.
- *Hochpotente Neuroleptika* wie Haloperidol, Amisulprid, Olanzapin oder Clozapin wirken stark gegen psychotische Symptome. Manche davon haben auch eine sedierende Nebenwirkung, etwa Clozapin, und weniger stark auch Olanzapin. Haloperidol und Benperidol bewirken eine psychomotorische Dämpfung. Andere hochpotente Neuroleptika wie Amisulprid und Risperidon haben kaum eine sedierende Nebenwirkung.

4.1.2 Unterschiedliche Nebenwirkungen

Hochpotente Neuroleptika (Synonym: Antipsychotika) werden üblicherweise in die beiden Kategorien Typika und Atypika unterteilt.

Typika

Die Kategorie „Typika" enthält alte Medikamente wie **Haloperidol** (Haldol) oder **Benperidol** (Glianimon). Dies sind die in den 1970er-Jahren eingeführten Neuroleptika, die eine starke, schnell einsetzende Wirkung gegen Wahn und Halluzinationen haben. Sie wirken im Wesentlichen durch eine Hemmung am Dopaminrezeptor D_2. Dies verursacht bei höheren Dosierungen extrapyramidalmotorische Störungen (S. 142), kurz *EPMS* (s. Kap. 18 Glossar).

Bei längerer Gabe können typische Neuroleptika auch *tardive Dyskinesien* auslösen. Hierbei handelt es sich um Bewegungsstörungen, die sich durch unwillkürliche Bewegungen des Mundes, aber auch anderer Muskeln des Gesichtes und der Extremitäten äußern können. Sie können typischerweise trotz Absetzen der auslösenden Medikamente bestehen bleiben.

Aus diesen Gründen sind Typika in hoher Dosierung *nicht mehr die Therapie der 1. Wahl* bei *psychotischen Symptomen*.

Sie haben aber noch eine Bedeutung in der Behandlung von sehr schweren, akuten psychotischen Zuständen, auch weil das Typikum Benperidol (S. 102) intravenös verabreicht werden kann. Auch in der Behandlung von *Delirien* und bei der *Behandlung von psychotischen Zuständen,* die unter der Therapie mit Atypika nicht ausreichend gut abklingen, werden Typika erfolgreich eingesetzt. Die verwendeten Dosierungen sind aber inzwischen deutlich niedriger als vor einigen Jahren und Jahrzehnten.

Atypika

Sie wirken teilweise durch eine *Hemmung des Dopaminrezeptors D_2,* manchmal durch eine Hemmung der Dopaminrezeptoren D_4. Viele Atypika sind $5\text{-}HT_{2A}$-Rezeptor-Antagonisten. Dies führt zu einer (gewünschten) verstärkten Dopaminfreisetzung im frontalen Kortex und soll *Negativsymptome* (s. Kap. 18 Glossar) lindern.

Atypika verursachen in einer gut antipsychotisch wirksamen Dosierung weit weniger EPMS (S. 142) als Typika. Deshalb sind sie die *1. Wahl in der Behandlung der Psychose.* Man muss aber wissen, dass auch Atypika in höheren Dosierungen EPMS auslösen können, und dass sie teilweise andere Nebenwirkungen verursachen können, wie unter anderem Gewichtszunahme und Müdigkeit. Diese Nebenwirkungen werden bei den einzelnen Substanzen und in eigenen Abschnitten am Ende dieses Kapitels besprochen.

4.2 Geschichte

In den 1990er-Jahren war ich einmal eingeladen, die Forschungslaboratorien der Firma Janssen in Belgien zu besuchen. Dort wurde mir die folgende Entstehungsgeschichte von Haloperidol berichtet:

Zur Entstehung von Haloperidol

Bert Hermans, ein Mitarbeiter des Firmengründers Paul Janssen, war auf der Suche nach einem neuen opiatartigen Schmerzmittel. Hierzu wurden medizierte Ratten auf eine heiße Herdplatte gesetzt und gemessen, nach welcher Zeit die Ratte die Herdplatte verlässt. Ein starkes Opioid sollte durch die Unterdrückung des Schmerzreizes die Zeit verlängern, bis die Ratte von der Platte springt.

Die mit R1625 medizierte Ratte blieb unglaublich lange auf der heißen Platte. Man dachte zunächst, man habe ein äußerst starkes Schmerzmittel gefunden und habe die Substanz weiter untersucht. Es sei dann aber schnell klar geworden, dass R1625 (später Haloperidol genannt) überhaupt keine schmerzstillende Wirkung hat. Aber ähnlich wie das damals schon bekannte Chlorpromazin beruhigte es die körperliche Aktivität stark. Kurz nach Entdeckung des Haloperidols im Februar 1958 wurde es im Psychiatrischen Krankenhaus in Liège an Patienten eingesetzt. Es folgte eine Publikation im Oktober 1958, die den erfolgreichen Einsatz bei agitierten Patienten beschrieb. Haloperidol wurde der Substanzgruppe der Neuroleptika zugeordnet und es zeigte sich, dass es eine sehr starke Wirksamkeit gegen Wahn und Halluzinationen hat.

4

Unzählige Patienten profitierten seither von der Wirkung des Haloperidols. Gerade in der ersten Zeit gab es Patienten, die zuvor jahrelang in psychiatrischen Anstalten behandelt werden mussten, weil die psychotischen Symptome Wahn und Halluzinationen nicht abklangen. Ein Teil dieser Patienten konnte dank der Medikation mit Haloperidol nun nach Hause entlassen werden. Auch heute noch, über 50 Jahre nach der Entdeckung des Haloperidols, gehört es zu den häufig verschriebenen Substanzen und hat seinen Platz auf der von der WHO ausgegebenen „Liste der unentbehrlichen Arzneimittel".

Im Nachhinein vermutet man, dass die mit R1625 behandelte Ratte möglicherweise so starke extrapyramidalmotorische Symptome, EPMS (S. 142), hatte, dass sie sich schlicht und ergreifend nicht von der Platte bewegen konnte, obwohl sie Schmerzen hatte und herunter wollte. Auch das hat sich in den vergangenen 50 Jahren nicht verändert: Neuroleptika kombinieren in ein und derselben Substanz oft den Fluch ihrer Nebenwirkungen untrennbar mit dem Segen ihrer Wirkungen.

Nach dem Haloperidol wurden noch weitere Substanzen gefunden, die zu den typischen Neuroleptika zu zählen sind. Diese Substanzen wirken zu einem wesentlichen Teil, indem sie eine Blockade des Dopaminrezeptors D_2 bewirken. Dies wirkt verlässlich gegen Wahn und Halluzinationen, bewirkt bei höheren Dosierungen aber regelmäßig EPMS.

In den 1990er-Jahren wurden nach dem schon länger verfügbaren **Clozapin** weitere Atypika wie **Risperidon, Amisulprid** und **Olanzapin** auf den Markt gebracht. Diese blockieren zwar auch den Dopaminrezeptor D_2, bewirken mit Ausnahme des Amisulprids jedoch auch eine Blockade am Serotoninrezeptor 5-HT_{2A}. Diese Atypika bewirken erst in deutlich höheren Dosierungen EPMS, was es oft ermöglicht, eine gute antipsychotische Wirkung schon bei einer gut verträglichen Dosis zu erzielen. Natürlich haben auch die atypischen Neuroleptika Nebenwirkungen.

In den Jahren 2000–2016 erschienen nur noch einzelne neue Neuroleptika wie **Aripiprazol** und **Asenapin** auf dem Markt, es wurden aber mehrere Atypika als Depotneuroleptika zugelassen.

Nach neuen Wirkmechanismen, wie z. B. zur Beeinflussung der NMDA-Transmission, wird geforscht; ein konkretes Medikament ist aber bis Anfang 2020 noch nicht marktreif geworden.

4.3 Antipsychotika

4.3.1 Wirkprinzipien

Um zu verstehen, wie Antipsychotika gegen Wahn und Halluzinationen wirken, ist es wichtig zu verstehen, welche Rolle Dopamin im Gehirn spielt. Im Kapitel „Wirkung der Neurotransmitter" (S. 20) habe ich beschrieben, dass bei der Psychose einige funktionelle Bahnen, die Dopamin als Neurotransmitter verwenden, offenbar überaktiv sind. Die Systeme, die bei Gesunden dafür da sind, relevanten Beobachtungen Bedeutung beizumessen, sind bei psychotisch Erkrankten überaktiv, sodass sie nun alltägliche Wahrnehmungen als bedrohlich oder gefährlich bewerten, was zu Wahrnehmungsstörungen, Misstrauen und Wahn führt. Über einen ähnlichen Mechanismus entstehen offenbar auch Halluzinationen auf unterschiedlichen Sinnesgebieten, vor allem akustische Halluzinationen.

Typische Neuroleptika sind D_2-Rezeptoren-Blocker. Das bedeutet, dass sie das in der akuten Psychose überaktive Dopaminsystem bremsen und so wieder auf eine normale Aktivität herunterregulieren. Die gewünschte Blockade der Dopaminrezeptoren der erkrankten und überaktiven funktionellen Systeme bewirkt zwangsläufig aber auch eine Blockade der gesunden und normalaktiven Systeme, die ebenfalls Dopamin als Neurotransmitter verwenden wie das extrapyramidalmotorische System und das Belohnungssystem. Dies erklärt die häufigen Nebenwirkungen der Typika wie EPMS und Anhedonie.

Atypische Neuroleptika blockieren in geringerem Ausmaß die D_2-Rezeptoren, aber mit Ausnahme des Amisulprids auch die $5-HT_{2A}$-Rezeptoren. Über welchen Mechanismus die atypische Wirkung zustande kommt, ist noch nicht genau bekannt. Man nimmt an, dass eine verminderte Dopaminwirkung im präfrontalen Kortex die sog. *„Negativsymptomatik"* mit verursacht. Durch die Blockade von $5-HT_{2A}$-Rezeptoren wird die Dopaminfreisetzung im präfrontalen Kortex begünstigt. Im präfrontalen Kortex befinden sich viele D_1-Rezeptoren, die erwünschterweise durch diesen Mechanismus angeregt werden. D_2-Rezeptoren sind im präfrontalen Kortex sehr viel seltener.

Anders ist die Wirkung von Atypika im limbischen System, in dem unter anderem die psychotischen Symptome entstehen. Hier soll die 5-HT$_{2A}$-Rezeptor-Regulation bei der Dopaminfreisetzung nur eine untergeordnete Rolle spielen, sodass in dieser Gehirnregion nur eine geringfügig erhöhte D$_2$-Rezeptor-Besetzung durch freigesetztes Dopamin vorliegt. Im limbischen System bewirken auch die Atypika durch eine D$_2$-Rezeptor-Blockade eine Abnahme der psychotischen Symptomatik.

4.3.2 Rezeptorbindungsprofile der Neuroleptika

Rezeptorbindungsprofile

sind so etwas wie das „Persönlichkeitsprofil" der Medikamente. Sie bestimmen im Wesentlichen die Wirkungen sowie die unerwünschten Wirkungen jedes einzelnen Medikamentes.

Das Rezeptorbindungsprofil eines Neuroleptikums sagt aus, wie stark dieses Medikament an welche *Rezeptoren* bindet; welche Affinität es zu den jeweiligen Rezeptortypen hat. Daraus kann man sich die pharmakologischen und klinischen Eigenschaften des Medikamentes im Wesentlichen erschließen. Die folgende ▶ Tab. 4.1 zeigt wichtige rezeptorblockadebedingte Wirkungen:

Es gibt darüber hinaus noch vereinzelt weitere Nebenwirkungen, die sich nicht aus der Blockade eines Rezeptors erklären. Ein Beispiel hierfür ist die blutbildschädigende Wirkung des Clozapins, die eine allergische Reaktion ist. Wenn man sich selbst ein Bild davon machen möchte, was man von einem Medikament zu erwarten hat, sind die Rezeptorbindungsprofile sicherlich der beste Einstieg. Die Übersichtsgrafik ▶ Abb. 4.1 zeigt die häufigsten Neuroleptika (S. 80). Die Grafiken sind so zu lesen, dass die Höhe einer Scheibe anzeigt, wie stark das Medikament den entsprechenden Rezeptor blockiert. Bewirkt ein Medikament an einem bestimmten Rezeptor keine Blockade, ist keine entsprechende Scheibe eingezeichnet. Bei den einzelnen Substanzen sind die typischen Wirkungen und Nebenwirkungen der jeweiligen Rezeptorblockade als Textanmerkung gleich mit eingezeichnet.

Die blauen Blöcke stehen für die Dopaminrezeptoren D$_1$–D$_4$. Die grauen Blöcke stehen für die Serotoninrezeptoren 5HT$_{1-7}$, wobei der 1. Block für einen 5HT$_{1A}$-Partialagonismus steht. α_1 und α_2 repräsentieren die α_1- und α_2-Adrenorezeptoren. Es folgen der H$_1$ = Histamin-H$_1$ und die M$_1$/M$_3$ = muskarinischen Azetylcholinrezeptoren. DAT ist der Dopamin-Wiederaufnahme-Transporter, NAT der Noradrenalin-Transporter und SERT der Serotonin-Transporter.

Tab. 4.1 Rezeptorblockadebedingte Wirkungen.

Rezeptor	Wirkung seiner Blockade
Dopamin D_1	kognitive Dysfunktion, ↓ emotionales Lernen, ↓ Aufmerksamkeit
Dopamin D_2	sichere antipsychotische Wirkung, EPMS, Prolaktinanstieg (typische Neuroleptika sind D_2-Antagonisten)
Dopamin D_3	antipsychotisch, antimanisch, antidepressiv, ↓ Negativsymptome
Dopamin D_4	antipsychotisch, ↓ EPMS
Serotonin $5HT_{1A}$	Dopamin-Freisetzung, ↓ EPMS, angstlösend, antidepressiv (somatod. Autorezeptoren)
Serotonin $5HT_{1D}$	Blockade erhöht Serotonin-Freisetzung (terminaler Autorezeptor)
Serotonin $5HT_{2A}$	Dopamin-Freisetzung, ↓ EPMS, ↓ Negativsymptome (atypische Neuroleptika sind oft $5HT_{2A}$-Antagonisten)
Serotonin $5HT_{2C}$	antidepressiv, Gewichtszunahme, ↓ Prolaktinanstieg
Serotonin $5HT_6$	wirkt auf neurotrophe Faktoren (BDNF), Langzeitgedächtnis
Serotonin $5HT_7$	antidepressiv, wirkt auf zirkadiane Rhythmen, Stimmung, Schlaf
α_1-Adreno.	arterielle Hypertension, Schwindel, Reflextachykardie, orthostatische Dysregulation, Sedierung, ↓ Alpträume
α_2-Adreno.	Tremor, Unruhe, antidepressiv
Histamin H_1	Müdigkeit, Gewichtszunahme, angstlösend (rezeptfreie Schlafmittel sind oft Histaminantagonisten)
Azetylcholin-M_1	↓ EPMS, Mundtrockenheit, Obstipation, Harnverhalt, Akkommodationsstörungen, Delir, Müdigkeit
Azetylcholin-M_2	↓ EPMS, Obstipation, Müdigkeit, Akkommodationsstörungen
Dopamin-Wiederaufnahme-Transporter	Antriebssteigerung. Wirkt auf Motivation, Belohnungssystem und Lernverhalten
Noradrenalin-Wiederaufnahme-Transporter	Antriebssteigerung. ↓ Kognition, ↑ Schwindel, ↑ Übelkeit, ↑ Schwitzen (SSNRI und NRI sind NAT-Hemmer)
Serotonin-Wiederaufnahme-Transporter	antidepressiv, ↓ Ängste, ↑ EPMS, Unruhe, Übelkeit (SSRI sind SERT-Hemmer)

4

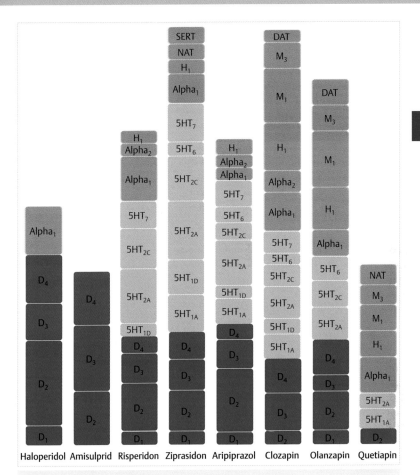

Abb. 4.1 Die Rezeptorbindungsprofile der Neuroleptika.

Vorstellung der wichtigsten Neuroleptika mit ihrem jeweiligen Rezeptorbindungsprofil

Haloperidol (▶ Abb. 4.2) ist der Klassiker eines typischen Neuroleptikums. Es blockiert stark die Dopamin-D_2-Rezeptoren, was zu einer sicheren antipsychotischen Wirkung, aber in höheren Dosierungen auch zu EPMS und Hyperprolaktinämie führt. Ein Teil der vegetativen Nebenwirkungen und ein Teil der Sedierung sind auf die Blockade der α_1-Adrenozeptoren zurückzuführen.

Amisulprid (▶ Abb. 4.3) ist ein lupenreiner Dopaminrezeptor-Antagonist. Das erklärt seine gute antipsychotische Wirkung. In höheren Dosierungen verursacht es EPMS und Hyperprolaktinämie. Es hat im Grunde keine sedierenden oder anderen vegetativen Nebenwirkungen, da es praktisch keine anderen Rezeptoren blockiert.

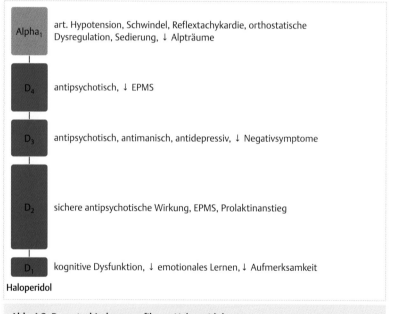

Abb. 4.2 Rezeptorbindungsprofil von Haloperidol.

4

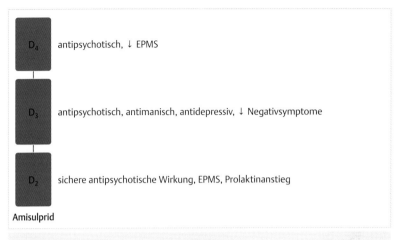

D$_4$ antipsychotisch, ↓ EPMS

D$_3$ antipsychotisch, antimanisch, antidepressiv, ↓ Negativsymptome

D$_2$ sichere antipsychotische Wirkung, EPMS, Prolaktinanstieg

Amisulprid

Abb. 4.3 Rezeptorbindungsprofil von Amisulprid.

Risperidon (▶ Abb. 4.4) blockiert zum einen wie ein typisches Neuroleptikum in relevantem Ausmaß die Dopamin-D$_2$-Rezeptoren, und zum anderen wie viele atypische Neuroleptika den Serotonin-5HT$_{2A}$-Rezeptor. Es verursacht nur in geringem Maße Gewichtszunahme und Müdigkeit, entsprechend seiner nur geringen, aber vorhandenen Aktivität am Histamin H$_1$-Rezeptor.

Ziprasidon (▶ Abb. 4.5) entspricht ganz dem Profil eines atypischen Neuroleptikums. Es blockiert zwar auch den D$_2$-Rezeptor, hat seinen Schwerpunkt aber eher auf 5HT$_{2A}$. Interessant ist die Noradrenalin- und Serotonin-Wiederaufnahmehemmung, die eine milde antidepressive und angstlösende Wirkung plausibel macht.

Im Falle des **Aripiprazols** (▶ Abb. 4.6) muss man wissen, dass die Affinität dieses Medikamentes zum Dopamin-D$_2$-Rezeptor nicht nur antagonistische, sondern auch partiell agonistische Wirkungen hat. Dies relativiert einige der D$_2$-bezogenen Nebenwirkungen, so verursacht Aripiprazol tatsächlich weniger EPMS, als dem Ausmaß der D$_2$-Affinität in diesem Schaubild entsprechen würde. Man erhofft sich vom partiellen Dopamin-D$_2$-Agonismus auch eine positive Wirkung auf Antrieb, Stimmung und kognitive Fähigkeiten.

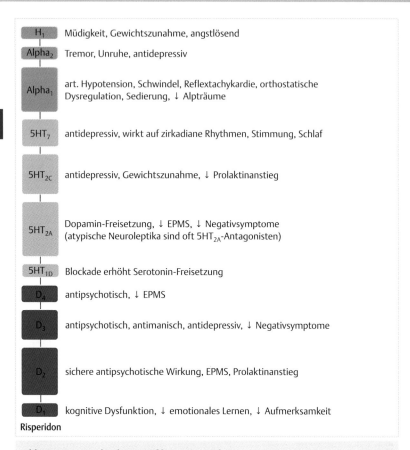

Abb. 4.4 Rezeptorbindungsprofil von Risperidon.

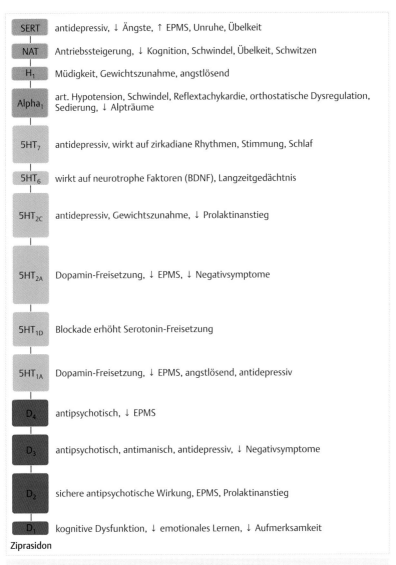

SERT antidepressiv, ↓ Ängste, ↑ EPMS, Unruhe, Übelkeit

NAT Antriebssteigerung, ↓ Kognition, Schwindel, Übelkeit, Schwitzen

H₁ Müdigkeit, Gewichtszunahme, angstlösend

Alpha₁ art. Hypotension, Schwindel, Reflextachykardie, orthostatische Dysregulation, Sedierung, ↓ Alpträume

5HT₇ antidepressiv, wirkt auf zirkadiane Rhythmen, Stimmung, Schlaf

5HT₆ wirkt auf neurotrophe Faktoren (BDNF), Langzeitgedächtnis

5HT₂C antidepressiv, Gewichtszunahme, ↓ Prolaktinanstieg

5HT₂A Dopamin-Freisetzung, ↓ EPMS, ↓ Negativsymptome

5HT₁D Blockade erhöht Serotonin-Freisetzung

5HT₁A Dopamin-Freisetzung, ↓ EPMS, angstlösend, antidepressiv

D₄ antipsychotisch, ↓ EPMS

D₃ antipsychotisch, antimanisch, antidepressiv, ↓ Negativsymptome

D₂ sichere antipsychotische Wirkung, EPMS, Prolaktinanstieg

D₁ kognitive Dysfunktion, ↓ emotionales Lernen, ↓ Aufmerksamkeit

Ziprasidon

Abb. 4.5 Rezeptorbindungsprofil von Ziprasidon.

4

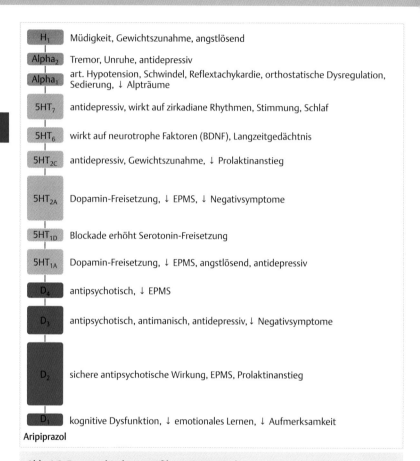

Abb. 4.6 Rezeptorbindungsprofil von Aripiprazol.

Clozapin (▶ Abb. 4.7) hat ein ganz spezielles Rezeptorbindungsprofil. Der hohe Anteil der Dopamin-D_4-Blockade wird mit seiner guten antipsychotischen Wirkung bei wenig EPMS in Verbindung gebracht. Und die Affinität von Clozapin zu den Dopamin-D_2-Rezeptoren ist ja vergleichsweise niedrig. Betrachtet man jedoch den oberen Teil der Grafik, weiß man, warum Clozapin so ausgeprägte Nebenwirkungen verursacht. Insbesondere Müdigkeit und Gewichtszunahme (H_1) wirken sich klinisch stark aus. Der erhöhte Speichelfluß unter Clozapin hat mehrere Ursachen. Zum einen führt der Antagonismus an adrenergen α_1-Rezeptoren offenbar zu einer gesteigerten Durchblutung der Speicheldrüsen und somit zu einer erhöhten Speichelproduktion, und zum anderen wird vermutet, dass der Agonismus an den muskarinergen M_4-Rezeptoren in der Speicheldrüse direkt eine Hypersalivation verursacht [34]. Ob auch die Schluckfähigkeit unter Clozapin möglicherweise aufgrund der Sedierung so weit reduziert ist, sodass der vorhandene Speichel vor allem nachts nicht mehr ausreichend gut heruntergeschluckt werden kann, ist noch unklar.

Olanzapin (▶ Abb. 4.8) hat aus der Sicht des Rezeptorbindungsprofils viel Ähnlichkeit mit Clozapin. Interessant ist auch hier, dass Dopamin-D_4-Rezeptoren fast so stark blockiert werden wie Dopamin-D_2-Rezeptoren, was für eine gute antipsychotische Wirkung bei wenig EPMS spricht. Allerdings blockiert Olanzapin ebenfalls stark den Histamin-H_1-Rezeptor, was die Sedierung und Gewichtszunahme erklärt.

Der Blick auf das Rezeptorbindungsprofil von **Quetiapin** (▶ Abb. 4.9) zeigt ein solides mittelpotentes Neuroleptikum mit einer recht ausgeprägten Sedierung (α_1, H_1, M_1, M_3) und einer milden antipsychotischen Wirkung (D_2, $5HT_{2A}$).

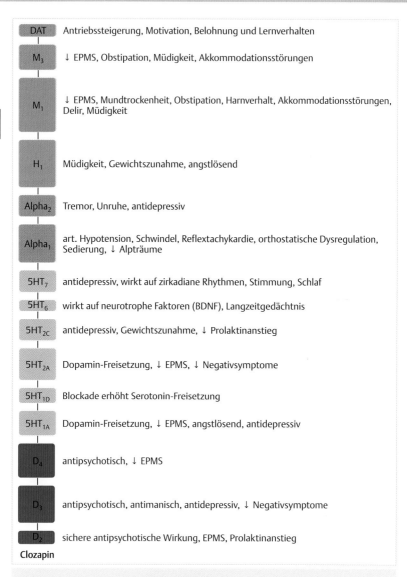

DAT Antriebssteigerung, Motivation, Belohnung und Lernverhalten

M_3 ↓ EPMS, Obstipation, Müdigkeit, Akkommodationsstörungen

M_1 ↓ EPMS, Mundtrockenheit, Obstipation, Harnverhalt, Akkommodationsstörungen, Delir, Müdigkeit

H_1 Müdigkeit, Gewichtszunahme, angstlösend

Alpha$_2$ Tremor, Unruhe, antidepressiv

Alpha$_1$ art. Hypotension, Schwindel, Reflextachykardie, orthostatische Dysregulation, Sedierung, ↓ Alpträume

5HT$_7$ antidepressiv, wirkt auf zirkadiane Rhythmen, Stimmung, Schlaf

5HT$_6$ wirkt auf neurotrophe Faktoren (BDNF), Langzeitgedächtnis

5HT$_{2C}$ antidepressiv, Gewichtszunahme, ↓ Prolaktinanstieg

5HT$_{2A}$ Dopamin-Freisetzung, ↓ EPMS, ↓ Negativsymptome

5HT$_{1D}$ Blockade erhöht Serotonin-Freisetzung

5HT$_{1A}$ Dopamin-Freisetzung, ↓ EPMS, angstlösend, antidepressiv

D_4 antipsychotisch, ↓ EPMS

D_3 antipsychotisch, antimanisch, antidepressiv, ↓ Negativsymptome

D_2 sichere antipsychotische Wirkung, EPMS, Prolaktinanstieg

Clozapin

Abb. 4.7 Rezeptorbindungsprofil von Clozapin.

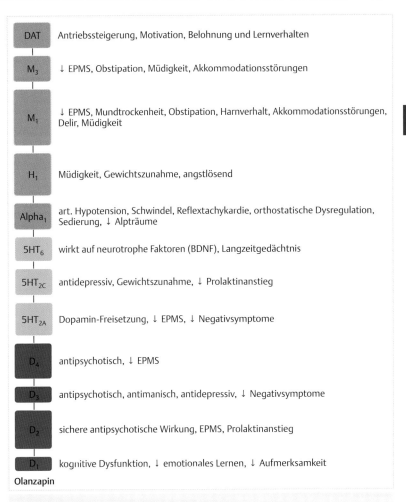

Abb. 4.8 Rezeptorbindungsprofil von Olanzapin.

4

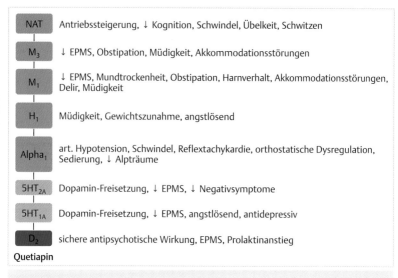

Abb. 4.9 Rezeptorbindungsprofil von Quetiapin.

4.3.3 Antipsychotische Therapien

Psychose

Behandlung der Psychose

- Herstellung eines Vertrauensverhältnisses
- Diagnostik (körperliche Untersuchung, ausführliche Blutuntersuchungen, Drogenscreening, EKG; bei Ersterkrankten cCT oder cMRT)
- Auswahl und Verordnung eines Neuroleptikums
- Entscheidung über ein Anxiolytikum
- Entscheidung über eine Sedierung
- Psychoedukation

Eine Psychose wird nicht nur mit Tabletten behandelt. Zunächst einmal muss ein *Vertrauensverhältnis* zwischen Patient und Arzt aufgebaut werden. Nach Möglichkeit ist die Familie einzubeziehen. Erste Erklärungen über die Natur der Psychose als eine medizinische Erkrankung, die eine medizinische Behandlung erfordert, sind angebracht.

Im Weiteren sind **diagnostische Maßnahmen** erforderlich: Eine *körperliche Untersuchung, ausführliche Blutuntersuchungen, immer ein Drogenscreening* und *ein EKG.* Bei Ersterkrankten ist auch eine *bildgebende Untersuchung des Gehirns,* eine cCT oder eine cMRT, zum Ausschluss struktureller Veränderungen des Gehirns erforderlich.

Die wesentliche Behandlung der Psychose ist dann die Verordnung eines geeigneten Neuroleptikums. Dies führt zu einer Stabilisierung der aus dem Gleichgewicht geratenen Neurotransmitterregelkreise. Bei einer neu aufgetretenen, noch nicht lange bestehenden Psychose dauert es in der Regel *2–7 Tage, bis die Halluzinationen weniger werden* und *etwa 10 Tage, bis die Wahnsymptome langsam nachlassen.* Je länger die Krankheitsdauer vor Beginn der Behandlung war, desto länger dauert in der Regel das Abklingen der Symptome. Wahnhafte Symptome können auch trotz Therapie wochenlang bestehen bleiben.

Darüber hinaus ist es in vielen Fällen erforderlich, die *Angst* der Betroffenen medikamentös zu behandeln – in der Regel mit **Benzodiazepinen.** Die Linderung von Angst und Unruhe schafft beim Patienten häufig das Vertrauen, dass Medikamente ihm tatsächlich helfen können, sodass er die Neuroleptika ebenfalls einnimmt, die zunächst allenfalls Nebenwirkungen zeigen und erst nach einigen Tagen eine spürbare Verbesserung bewirken.

Vorsicht

Patienten mit einer akuten Psychose leiden oft unter sehr ausgeprägter Angst. Sie sind darüber hinaus unruhig, getrieben und mitunter aversiv. In den ersten Tagen kann daher eine Benzodiazepin-Medikation sehr sinnvoll sein. Die Dosis sollte insbesondere am Anfang der Behandlung wirklich hoch genug sein, um dem Patienten zu helfen, seine Angst abzulegen. Dann sollte man die Dosis aber auch schnell wieder reduzieren, um keine unnötige Sedierung oder gar die Gefahr einer Abhängigkeit aufkommen zu lassen. Häufig stelle ich fest, dass in der Aufnahmesituation und in den ersten 3 Tagen Benzodiazepine zu niedrig dosiert werden und dass dann die einmal angesetzte Dosis wochenlang zu langsam reduziert wird. Richtig ist es, die Dosis der aktuellen Angst und Unruhe täglich anzupassen, z. B. nach folgendem Schema: In den ersten 3 Tagen sollen bedarfsgesteuert bis zu maximal 7 mg Lorazepam pro Tag gegeben werden, häufig wird eine Dosis von 4 mg/Tag ausreichen. Danach soll die Dosis bedarfsgerecht reduziert werden, dabei wird oft die Dosis des Vortages jeden Tag um 0,5 mg Lorazepam reduziert. Wenn nach einigen Reduktionsschritten eine ängstliche Unruhe auftritt, sollte die Reduktion zunächst pausiert werden, um nach Beruhigung dieser Symptomatik nach einigen Tagen fortgesetzt zu werden, bis Lorazepam schließlich ganz abgesetzt werden kann.

Die medikamentöse Behandlung sollte von einer zum aktuellen Stand der Wahrnehmung passenden **Psychoedukation** begleitet werden. Ziel der Psychoedukation ist es, dass der Patient ein Verständnis für die Krankheit entwickelt, da ihm dies helfen kann, wieder gesund zu werden. Zu diesem Zweck wird auf die Krankheitsursachen eingegangen, ggf. auf die Rolle eines Drogenkonsums, auf individuelle Reaktionsweisen, auf die Wirkungsweise der Medikamente und auf Frühwarnsymptome, die den Beginn einer erneuten Erkrankungsphase anzeigen können.

Delir

Delir

- Das Delir ist eine reversible, typischerweise fluktuierende organisch bedingte Störung der Orientierung, des Gedächtnisses und der Aufmerksamkeit. Oft ist der Schlaf-Wach-Rhythmus gestört, es können Agitation und psychotische Symptome bestehen.
- Therapeutisch müssen immer die Ursachen des Delirs behandelt werden. Darüber hinaus sollen Basismaßnahmen durchgeführt werden, wie ausreichende Flüssigkeitssubstitution, Schmerzbehandlung, Absetzen anticholinerger Medikamente, Schutz vor störenden Reizen, gute Orientierung schaffen, eigenes Hörgerät und eigene Brille zur Verfügung stellen und ähnliches.
- Benzodiazepine dann und *nur* dann geben, wenn Agitation besteht.
- Antipsychotika dann und *nur* dann geben, wenn psychotische Symptome/Halluzinationen vorliegen.
- Im Alkoholentzugsdelir sind Clomethiazol oder Benzodiazepine sowie Antipsychotika indiziert.

Psychiater haben immer wieder mit der Behandlung von Delirien zu tun. Ob als Komplikation einer Alkoholentzugsbehandlung, in der Gerontopsychiatrie bei einer einfachen *Exsikkose* (s. Kap. 18 Glossar), auf der Intensivstation als postoperatives Delir oder bei einem Übermaß an anticholinerger Medikation: Delirien zu erkennen und zu behandeln gehört zu den grundlegenden Aufgaben des Psychiaters.

Der Begriff Delir stammt vom Lateinischen „De lira ire". „De" heißt „aus"; „lira" bedeutet „Gleis, Spur" und „ire" heißt „gehen". Übersetzt heißt es also „aus dem Gleis gehen" oder „aus der Spur geraten". Das Delir beginnt meist plötzlich aufgrund einer körperlichen Störung der Gehirnfunktion. Es zeigt typischerweise einen fluktuierenden Verlauf und ist grundsätzlich reversibel. Klinisch imponieren Desorientierung, Verkennung der Umgebung, Störungen von

Gedächtnis und Aufmerksamkeit und in manchen Fällen Halluzinationen. Psychomotorisch zeigen sich Auffälligkeiten, die vom Stupor über nestelnde, ungerichtete Bewegungen, hin zu starker Agitation reichen können. Der Schlaf ist oft im Sinne einer Schlaf-Wach-Rhythmus-Umkehr mit nächtlicher Unruhe gestört.

In der ICD-10 wird das Delir so charakterisiert:
- Störung des Bewusstseins und der Aufmerksamkeit
- Wahrnehmungsstörung (Gedächtnis, Orientierung)
- psychomotorische Störungen
- Schlafstörungen
- akuter Beginn und fluktuierender Verlauf
- Nachweis einer organischen Grundlage

Auf Intensivstationen sind delirante Zustände mit ca. 30–80 % aller dort behandelten Patienten sehr häufig. Insbesondere postoperativ kommt es bei vielen Patienten zu Verwirrtheitszuständen.

Die früher oft verwendete Bezeichnung "Durchgangssyndrom" für postoperative Delirien verharmlost die Symptomatik allerdings und ist in dieser Hinsicht irreführend. Tatsächlich verlängern Delirien die Krankenhausbehandlungsdauer, gehen in bis zu ¼ der Fälle mit bleibenden kognitiven Funktionsstörungen einher und führen zu einer erhöhten Sterblichkeit [35].

Prävention

Es gibt gut etablierte und einfache Maßnahmen, um die Wahrscheinlichkeit des Auftretens eines Delirs zu reduzieren. Dazu gehören unter anderem:
- Orientierungshilfen wie Uhr und Kalender
- eigenes Hörgerät, eigene Brille
- angemessene Schmerzbehandlung
- Vermeidung unnötiger Stationswechsel
- feste und gleichbleibende Ansprechpartner
- frühe Mobilisierung
- Schutz vor vermeidbarem Lärm, auch durch medizinische Geräte
- nachts möglichst dunkles Patientenzimmer
- Schlafverbesserung
- Vermeidung unnötiger Polypharmazie
- Vermeidung unnötiger anticholinerger Medikamente

Medikamentöse Prophylaxe

In den bisherigen Studien zeigte sich, dass zumindest Antipsychotika keine prophylaktische Wirksamkeit gegen die Entwicklung eines Delirs haben [36]. Neben den oben genannten Basismaßnahmen gibt es somit aktuell keine wirksame medikamentöse Delirprophylaxe.

Diagnostik

Die Diagnostik vor allem des hypoaktiven Delirs gelingt sicherer mit etablierten Testverfahren, wie dem kostenlos in deutscher Sprache erhältlichen CAMICU für Intensivpatienten und dem CAM-S für Patienten auf Normalstationen. Da insbesondere das hypoaktive Delir leicht übersehen werden kann, sollte insbesondere auf Intensivstationen routinemäßig ein Screening auf Delirien mit einem solchen standardisierten Testverfahren durchgeführt werden.

Klassifikation der Delirien

Aus klinisch-therapeutischer Sicht ist es am sinnvollsten, das Delir nach der vermuteten Ursache zu klassifizieren, also beispielsweise Delir bei Exsikkose oder Alkoholentzugsdelir. Innerhalb dieser Gruppen kann man dann nach dem Grad der psychomotorischen Erregung in hypoaktive Delirien, Delirien vom Mischtyp und hyperaktive (agitierte) Delirien unterscheiden. Eine weitere Differenzierung mit therapeutischer Konsequenz ist die Frage, ob es sich um ein Delir ohne psychotische Symptome/Halluzinationen oder mit psychotischen Symptomen/Halluzinationen handelt. Man stellt sich also immer diese 3 Fragen, um zu einer therapieleitenden Arbeitsdiagnose zu kommen:

1. Wie ist die Psychomotorik (hypoaktives Delir, Delir vom Mischtyp, hyperaktives Delir)?
2. Welche Ursache für das Delir vermute ich (postoperatives Delir, Delir bei Exsikkose, Alkoholentzugsdelir, Benzodiazepinentzugsdelir, Delir, Delir bei Demenz,...)?
3. Liegen psychotische Symptome vor (Delir ohne psychotische Symptome/ Halluzinationen, Delir mit psychotischen Symptomen/Halluzinationen)?

So entsteht eine aus diesen 3 Komponenten zusammengesetzte Diagnose, wie z. B. „Hypoaktives postoperatives Delir ohne psychotische Symptome" oder „Agitiertes Alkoholentzugsdelir mit psychotischen Symptomen". Diese Art der Diagnose ist geeignet, uns den Weg zur richtigen Therapie zu leiten.

Therapie

Das Delir ist ein medizinischer Notfall, der ein zügig beginnendes und wirksames multifaktorielles Therapiekonzept erfordert (▶ Abb. 4.10). Behandelbare Ursachen eines Delirs müssen natürlich immer zuerst therapiert werden. Zu den häufig anzutreffenden und gut behandelbaren Delirursachen gehören unter anderem Infektionen, Elektrolytstörungen, Substanzentzug, Blutzuckerentgleisungen, Schmerzen und Hypoxien. Eine ausreichende Versorgung mit Flüssigkeit gelingt oft nur durch die Gabe von Infusionen.

Wie sieht es mit der Gabe von Benzodiazepinen aus?

Früher war es üblich, jedes Delir mit Benzodiazepinen zu behandeln. Das ist inzwischen nicht mehr geboten. Unstrittig sinnvoll ist die Gabe von Benzodiazepinen im Alkoholentzugsdelir und im Benzodiazepinentzugsdelir.

Bei allen anderen Delirien soll man Benzodiazepine oder verwandte Sedativa dann und *nur* dann geben, wenn eine Agitation besteht, also beim agitierten/hyperaktiven Delir oder einem Delir vom Mischtyp. Im hypoaktiven Delir soll man nach Möglichkeit keine Benzodiazepine verabreichen. Eine Ausnahme im hypoaktiven Delir kann bestehen, wenn der Patient deutlich geängstigt wirkt, dann ist die Gabe des Benzodiazepins zur Anxiolyse sogar sinnvoll, um eine der delirverstärkenden Ursachen, die Angst, zu behandeln.

Man muss aber sagen, dass die Versorgungsrealität hier etwas anders aussieht. Es gibt viele Ärzte, die auch im hypoaktiven Delir niedrig dosiert Benzodiazepine – vorzugsweise Lorazepam – geben, in der Hoffnung, dadurch die Dauer des Delirs zu verkürzen. Dieses Vorgehen wird nicht durch Studien gestützt und es wird davon abgeraten – man sieht diese Behandlungspraxis dennoch nicht selten.

Antipsychotika

Früher war es auch üblich, bei allen Delirien Antipsychotika zu geben. Auch das ist nicht mehr indiziert. Im Alkoholentzugsdelir und im Benzodiazepinentzugsdelir ist der Nutzen von Antipsychotika belegt [35]. Üblich ist die Gabe von Haloperidol, alternativ kann man auch Risperidon geben. Bei allen anderen Delirien gilt: Man soll Antipsychotika dann und *nur* dann geben, wenn auch psychotische Symptome, z. B. Halluzinationen, bestehen. Und selbst hierfür gibt es bei anderen Delirien als dem Alkoholentzugsdelir keine Evidenz durch Studien. Vielmehr kommt beispielsweise diese Metaanalyse zu dem Ergebnis, dass die Gabe sowohl von Haloperidol als auch von Antipsychotika der 2. Generation keinen Vorteil bringen [37].

4

Agitation

Delirtyp	Basismaßnahmen	Benzodiazepine?	Antipsychotika?
• hypoaktives Delir • postoperatives Delir • Delir bei Exsikkose/Elektrolytstörung • Delir bei Demenz	**• Therapie der ursächlichen Krankheit** • Flüssigkeitssubstitution • Elektrolyte ausgleichen • Schmerzbehandlung • Polypharmazie reduzieren • anticholinerge Medikamente absetzen • frühe Mobilisierung • für gute Orientierung sorgen • eigenes Hörgerät, eigene Brille • feste Ansprechpartner • keine unnötigen Stationswechsel • vermeidbaren Lärm und Irritationen reduzieren • Schlaf-Wach-Rhythmus unterstützen: tagsüber hell, nachts dunkel • etc.	• Benzodiazepine sollen nach Möglichkeit nur bei Agitation oder zur gezielten Anxiolyse gegeben werden. • In der Praxis sieht man aber nicht selten den Einsatz niedrigdosierter Benzodiazepine, insbesondere Lorazepam.	• Antipsychotika nur bei Halluzinationen oder psychotischem Erleben geben. Risperidon und Haloperidol haben sich bewährt. Anticholinerge Antipsychotika meiden. • Antipsychotika sind nicht prophylaktisch wirksam.
• Alkoholentzugsdelir, Benzodiazepinentzugsdelir		• ja, alternativ Clomethiazol • Vit. B₁ (Wernicke/Korsakov erwägen)	• ja • z.B. Haloperidol, Risperidon
• agitiertes Delir ohne psychotische Symptome oder Halluzinationen		• ja	• zur Sedierung Benzodiazepine bevorzugen • Antipsychotika zurückhaltend
• agitiertes Delir mit psychotischen Symptomen oder Halluzinationen		• ja	• ja

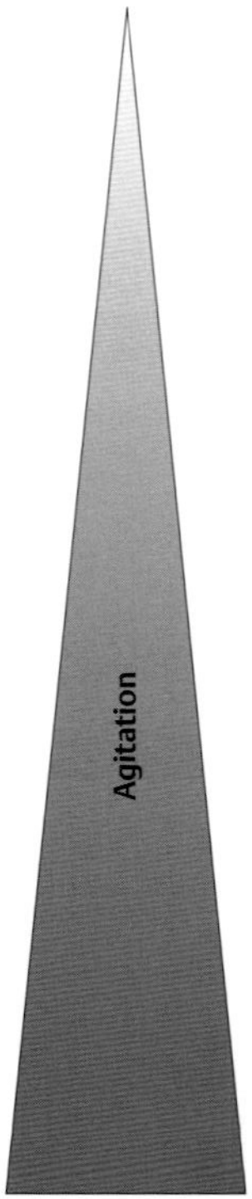

Abb. 4.10 Therapie des Delirs [35], [36], [38], [39].

Wahnhafte Depression

Die Elektrokonvulsionstherapie (EKT) ist eigentlich die Therapie der 1. Wahl bei wahnhaften Depressionen. Diese wirkt schneller und effizienter als eine Pharmakotherapie alleine. In der Praxis werden in Deutschland aber überwiegend wahnhafte Depressionen und Depressionen mit wahnhafter Begleitkomponente ausschließlich medikamentös behandelt. Man ergänzt dann ein hoch dosiertes, wirkstarkes Antidepressivum mit einem gut verträglichen Antipsychotikum in eher niedriger Dosis, beispielsweise Olanzapin 5–7,5 mg oder Risperidon 0,5–1,5 mg. Auch unter einer solchen Kombinationstherapie klingt eine wahnhafte Depression in aller Regel wieder ab, wenngleich etwas langsamer als unter EKT.

4.3.4 Exkurs: Die CATIE-Studie

Eine sehr interessante, groß angelegte Studie, die den Werbeabteilungen der Pharmahersteller wenig Freude gemacht hat, ist die CATIE-Studie. Sie untersuchte, *ob niedrig dosierte Typika bei gleicher Wirksamkeit genauso gut verträglich sind wie Atypika.*

Die CATIE-Studie war ein praxisnah angelegter, firmenunabhängiger 18-monatiger Vergleich der atypischen Neuroleptika **Olanzapin, Quetiapin, Risperidon** und **Ziprasidon** mit dem als Typikum eingeordneten Neuroleptikum **Perphenazin** bei chronischer Schizophrenie.

Die Studie ergab bezüglich ihres primären Endpunktes – der Zeit bis zum Absetzen des Neuroleptikums – eine ernüchternde Bilanz für alle getesteten Antipsychotika: Mindestens ⅔ der Patienten setzten die Therapie vorzeitig ab. Bezüglich der sekundären Endpunkte ergab sich folgendes Bild:

- Quetiapin, Risperidon und Ziprasidon hatten keinen Wirkvorteil gegenüber Perphenazin.
- Olanzapin scheint – innerhalb der insgesamt engen Wirksamkeitsgrenzen – in der verwendeten relativ hohen Dosierung etwas effektiver gewesen zu sein als die anderen Mittel.
- Hinsichtlich der Gesamtverträglichkeit gab es keine wesentlichen Unterschiede zwischen den Neuroleptika.
- Die Abbruchrate wegen nicht tolerabler Nebenwirkungen war jedoch unter Olanzapin am höchsten.
- EPMS (S. 142) kamen unter allen geprüften Neuroleptika ähnlich häufig vor. Perphenazin wurde allerdings am häufigsten wegen nicht tolerabler EPMS abgesetzt.
- Der Prolaktinspiegel stieg nur unter Risperidon.

- Das relativ hoch dosierte Olanzapin ging mit der stärksten Gewichtszunahme und der stärksten prognostisch bedenklichen Veränderung metabolischer Parameter wie Blutzuckeranstieg einher.

Die CATIE-Studie war Ausgangspunkt eines langen wissenschaftlichen Disputes, ob die angewendete Methodik angemessen war oder nicht. Einen Überblick über diesen Diskurs geben z. B. Naber und Lambert [40]. Selbst wenn die Atypika nicht alle in sie gesteckten Erwartungen erfüllen, bleibt aber zumindest bestehen, dass sie deutlich seltener zu tardiven Dyskinesien (S. 142) führen und oft subjektiv als verträglicher eingestuft werden als die Typika. Das allein kann ihren Einsatz schon rechtfertigen.

4.3.5 Intrinsische dopaminerge Aktivität

Alle Antipsychotika blockieren den Dopamin-D_2-Rezeptor. Dies begründet wahrscheinlich einen wesentlichen Teil der antipsychotischen Wirkung. Darüber hinaus blockieren alle Antipsychotika auch noch weitere Rezeptoren, was teilweise zur Wirkung beiträgt, teilweise Nebenwirkungen verursacht.

Dopamin ist im Gehirn an einer ganzen Reihe von Regelungsmechanismen beteiligt. Einer davon ist, möglicherweise Belohnung versprechenden Informationen eine besondere Bedeutung zuzumessen. Während einer akuten Psychose ist diese Achse überaktiv, was sich psychopathologisch darin äußert, dass auch tatsächlich völlig unwichtigen Reizen eine hohe Bedeutung zugemessen wird. So sieht der Betroffene plötzlich in jedem Schatten einen Verfolger und leitet aus jedem Knacken im Radio ab, dass eine Abhöreinrichtung für ihn eingebaut sei. Diese überaktive Dopaminaktivität reduzieren und damit wieder zu normalisieren ist der gewünschte und beabsichtigte Teil der Dopaminblockade, die alle Neuroleptika verursachen. Das ist der Grund, warum wir bei akuten Psychosen erfolgreich mit Dopaminantagonisten behandeln.

Unerwünschte Wirkungen der Dopaminblockade

- Schon diese zunächst erwünschte Reduzierung der Dopaminaktivität kann, sobald die akute Psychose abgeklungen ist, problematisch werden. Lange verabreichte, hochdosierte Dopamin-D_2-Antagonisten können Freudlosigkeit (= Anhedonie), Antriebsstörungen und Initiativlosigkeit verursachen. Das verwundert nicht, da Dopamin ja, wie oben beschrieben, vom Gehirn gebraucht wird, um zu erkennen, welchem Reiz, welcher Idee und welchem Plan zu folgen sich lohnt.
- Da Dopamin im Bewegungssystem eine wichtige Rolle spielt, kann eine zu ausgeprägte Dopaminblockade Bewegungsstörungen wie beim Morbus Par-

kinson auslösen. (Beim Morbus Parkinson selbst kommt es zu einem Verlust von Dopamin freisetzenden Neuronen.)

- Die Veränderung der Verfügbarkeit von Dopamin kann zu einer als sehr unangenehm empfundenen Sitzunruhe (Akathisie) führen. Die Betroffenen bewegen unaufhörlich die Beine und können nicht ruhig sitzen oder liegen. Umhergehen hilft kurzfristig.
- Dopamin ist auch der „Prolactin inhibiting factor" – eine Dopaminblockade erhöht daher die Prolaktinausschüttung (Hyperprolaktinämie) und das kann zu einer unerwünschten Milchproduktion führen.

Dopamin Partialagonismus

Nun gibt es einige Antipsychotika, die den Dopaminrezeptor nicht nur blockieren, sondern zu einem kleinen Teil auch aktivieren können. Zwar tun sie das nicht, wie das gesunde Gehirn es macht, indem die davorgeschaltete Nervenzelle im richtigen Moment an der genau richtigen Stelle aktiv ein Dopaminsignal auslöst. Vielmehr wird durch den kontinuierlichen Medikamentenspiegel die Wahrscheinlichkeit, dass der Dopaminrezeptor aktiviert wird, durch das partialagonistische Medikament etwas höher gehalten. Das kann dann mit oder ohne ein vorhergeschaltetes Dopaminsignal zu einer Aktivierung des Rezeptors führen. Man stellt sich vor, dass die Tür der Dopaminübertragung so einen Spalt breit offen bleibt.

Man erhofft sich davon zum einen, dass Anhedonie, Antriebsstörungen und Bewegungsstörungen weniger ausgeprägt auftreten und zum anderen, dass sich die Negativsymptomatik der Schizophrenie besser zurückbildet als unter den üblichen Antipsychotika, die oft nur einen geringen therapeutischen Einfluß auf Negativsymptome haben.

Doch zu viel intrinsische dopaminerge Aktivität ist auch nicht gut, dann hätte man die gleichen Nachteile wie bei der Behandlung mit dopaminergen Medikamenten, wie bei der Therapie des Morbus Parkinson. Das Hauptproblem sind hier Akathisie und Unruhe.

Ausmaß der intrinsischen dopaminergen Aktivität

Es gibt aktuell 3 Antipsychotika mit einer relevanten intrinsischen dopaminergen Aktivität. Deren Namen fangen mit den Buchstaben A, B und C an. Es sind:
- Aripiprazol
- Brexpiprazol
- Cariprazin

Aripiprazol hat eine etwas höhere intrinsische dopaminerge Aktivität und es wird auch öfter mit Akathisie in Verbindung gebracht.

Brexpiprazol ist zwar in der EU zugelassen, spielt aber in Deutschland praktisch noch keine Rolle (Stand Herbst 2019). Seine intrinsische Aktivität ist ungefähr so hoch wie die von Cariprazin.

Cariprazin hat im Vergleich zu Aripiprazol eine etwas mildere intrinsische Aktivität und den Studien nach ist die Verträglichkeit, insbesondere in Bezug auf Akathisien, besser. Es zeigt in den bisherigen Studien eine bessere Wirksamkeit auf Negativsymptome, möglicherweise aufgrund der dopaminergen Komponente.

4.3.6 Wirkstoffe

Benperidol und Haloperidol

Erfahrungen mit Benperidol

Benperidol war das 1. Psychopharmakon, dessen Wirkung ich selbst bewusst beobachtet und kennengelernt habe. Im 2. klinischen Semester machte ich meine 1. Famulatur. Ich überlegte einige Zeit, in welchem Bereich ich sie machen sollte. Am skeptischsten war ich gegenüber der Psychiatrie. Also wählte ich dieses Fachgebiet für meine 1. Famulatur aus. Ich wollte wissen, ob Psychiatrie wirklich helfen kann, ob sie wirklich nutzt. Ich wurde auf einer geschlossenen Aufnahmestation eingesetzt.

An meinem 1. Tag lernte ich eine Patientin kennen, die einige Jahre jünger war als ich. Sie berichtete mir, dass sie immer wieder Geister höre und dass sie spüre, dass Geister um sie herum seien. Sie hatte große Angst und bat um Hilfe. Die Patientin litt an einer Psychose. Die Stationsärztin beauftragte mich, ihr jeden Tag morgens und nachmittags 4 mg Benperidol, besser bekannt unter dem Präparatenamen Glianimon, intravenös zu injizieren. Bereits nach der 1. Spritze, dem Anfang der Behandlung, konnte ich eine Veränderung beobachten. Hatte sie zuvor noch etwas durcheinander und beschleunigt gesprochen, war ihr Gedankengang nun besser geordnet. Sie glaubte immer noch an die Geister, war aber ruhiger. Sie hatte weniger Angst. Ich verabreichte ihr jeden Morgen und jeden Nachmittag eine Spritze und beobachtete von Tag zu Tag die Fortschritte. In den ersten 2 Wochen nahm sie weiterhin Geister wahr, hörte deren Stimmen und spürte ihre Präsenz. Doch dann zweifelte sie langsam an den Geistern und sagte mir, sie wisse doch eigentlich, dass es keine Geister gebe. Aber die Stimmen schienen ihr echt; sie könne sich diese Stimmen nicht anders erklären, schließlich sehe sie überhaupt niemanden, wenn sie die Stimmen höre; es könnten doch also nur Geister sein. Ich sprach viel mit ihr darüber, was die Stimmen sagten, konnte aber keinen nachvollziehbaren Sinn darin ausmachen. Unsere Erklärungen, es handele sich um Sinnestäuschungen im Rahmen einer Erkrankung, hörte sie sich mit großer Skepsis an.

Die Behandlung mit Benperidol wurde fortgeführt. Nach 3 Wochen berichtete sie erstmalig, dass sie nun keine Stimmen mehr höre. Sie nehme keine Präsenzen von unerklärlichen Wesen mehr wahr. Sie war ihre Ängste los und wirkte wieder ganz normal, allerdings etwas erschöpft und müde. In der 4. Woche meiner Famulatur wurde auf ein verträglicheres Medikament umgestellt.

Benperidol hatte die Geister vertrieben. Und ich war überzeugt, dass Psychiatrie funktioniert.

Die Neuroleptika helfen Menschen mit einer *Psychose,* die Halluzinationen zu verlieren und wieder klar und angstfrei zu denken. Hochpotente Neuroleptika wie Benperidol wirken sehr stark gegen Halluzinationen und Wahn.

Die Kehrseite dieser Wirkstoffgruppe sind allerdings oft **Nebenwirkungen** im Sinne von EPMS (S. 142) wie *Steifigkeit der Gelenke, Schluckstörungen* oder einer *Verarmung der Mimik.* Auch *Anhedonie* und *Antriebsstörungen* treten häufig auf. Aus diesem Grund sind klassische hochpotente Neuroleptika wie Benperidol und Haloperidol heute *im Regelfall nicht mehr die Medikamente der 1. Wahl.*

In der Mehrzahl der Fälle beginnt man heute eine neuroleptische Behandlung mit einem atypischen Neuroleptikum. Es gibt jedoch Situationen, in denen man auch heute noch ein klassisches Neuroleptikum auswählt. Ein Grund ist, dass es noch kein Atypikum gibt, das man intravenös injizieren kann. Es gibt Atypika, deren sofort wirksame Darreichungsform man intramuskulär geben kann (Olanzapin, Ziprasidon und Aripiprazol), aber das ist nicht immer der beste Weg. Klassische Neuroleptika wirken außerdem sehr schnell, sehr verlässlich und sehr stark. Das begründet in einigen Fällen den Einsatz eines typischen Neuroleptikums zu Beginn der Behandlung.

Es gibt auch Patienten, die ihre psychotischen Symptome unter atypischen Neuroleptika nicht verlieren, denen aber ein Typikum gut hilft und wenige Nebenwirkungen verursacht. Diese Patientengruppe profitiert ebenfalls von einer solchen Substanz.

Die Mehrzahl der Patienten wird allerdings am ehesten davon profitieren, von Anfang an mit einem Atypikum behandelt zu werden und während der gesamten Dauer der Behandlung und der gesamten Dauer der Rezidivprophylaxe dabei zu bleiben.

Risperidon

Risperidon

- ist ein atypisches Antipsychotikum.
- ist meist stark und sicher wirksam.
- ist in Dosierungen bis 3 mg/Tag meist gut verträglich.
- kann insbesondere bei höheren Dosierungen als 4 mg/Tag EPMS auslösen.
- verursacht selten relevante Müdigkeit, Gewichtszunahme, QTc-Zeit-Verlängerung oder ein metabolisches Syndrom.
- ist für viele Psychiater das Antipsychotikum der 1. Wahl.

Risperidon ist ein lange etabliertes atypisches Antipsychotikum, das viele Psychiater als Mittel der ersten Wahl bei psychotischer Symptomatik einsetzen. Es wirkt über einen Dopamin-D 2-Antagonismus sowie zusätzlich über einen 5-HT 2-Antagonismus. Daraus leitet sich seine meist sichere antipsychotischer Wirkung und oft gute Verträglichkeit ab.

Es steht als eines von nur 17 Psychopharmaka verdientermaßen auf der Liste der unentbehrlichen Arzneimittel der WHO.

Pharmakologie

Risperidon blockiert zum einen wie ein typisches Neuroleptikum den Dopamin-D 2 -Rezeptor und zum anderen wie viele atypische Neuroleptika den Serotonin-5HT 2A-Rezeptor. Es verursacht nur in geringem Maße Gewichtszunahme und Müdigkeit, entsprechend seiner nur geringen, aber vorhandenen Aktivität am Histamin H1 -Rezeptor.

Risperidon selbst hat eine *Halbwertszeit* von 2–4 Stunden, sein aktiver Metabolit 9-Hydroxy-Risperidon eine von ca. 20 Stunden.

Die *Metabolisierung* erfolgt hauptsächlich in der Leber über CYP2D 6 zum aktiven Metaboliten Paliperidon.

Wenn man den *Blutspiegel* bestimmt, orientiert man sich nicht am Wert für Risperidon allein, sondern an der Summe aus Risperidon und 9-Hydroxy-Risperidon. Diese sollte zwischen 20 und 60 ng/ml liegen. Ab 40 ng/ml können gehäuft Nebenwirkungen auftreten.

Klinischer Einsatz

Risperidon ist schnell und zuverlässig wirksam. Die häufigste Indikation ist die Behandlung schizophrener Psychosen. Darüber hinaus wird es in niedrigeren

Dosierungen auch bei Manien, Depressionen mit psychotischer Symptomatik und aggressivem Verhalten eingesetzt.

Schizophrenie

Aufgrund seiner guten Verträglichkeit und seiner sicheren Wirkung wird es von vielen Psychiatern als Medikament der 1. Wahl bei schizophrenen Psychosen eingesetzt.

Akute psychotische Episoden bei sonst gesunden Erwachsenen kann man gut mit 3–4 mg Risperidon behandeln. Darunter klingen die Halluzinationen oft nach ca. 10 Tagen ab, der Wahn verbessert sich oft innerhalb der ersten 3–4 Wochen. Wenn die Dosis nicht ausreicht, kann man auf bis zu 6 mg/Tag steigern, allerdings treten hier häufiger Nebenwirkungen auf, insbesondere EPMS.

Wenn Risperidon in der Akutphase gut gewirkt hat, kann man es gut in etwas niedrigerer Dosis als *Rezidivprophylaktikum* weitergeben. Hier sind die erforderlichen Dosierungen schwerer anzugeben, manche älteren Patienten kommen mit 0,5–1 mg gut hin, viele erwachsene Patienten erhalten 1,5–3 mg als Rezidivprophylaxe, einige chronisch Kranke brauchen auch 6 mg zur Erhaltungstherapie. Die Wirksamkeit der gewählten Dosis kann man erst nach 1 Jahr oder besser 2 Jahren beurteilen, wenn man weiß, ob ein Wiederauftreten der Krankheit verhindert worden ist.

Für die Rezidivprophylaxe ist eine gute Verträglichkeit unabdingbar, sonst wird das Medikament erfahrungsgemäß schnell abgesetzt. Risperidon bietet in vielen Fällen auch bei niedrigeren und gut verträglichen Dosierungen einen guten Rückfallschutz.

Einige Patienten bevorzugen die Rezidivprophylaxe mit einem *Depotantipsychotikum*, hier stehen Risperidon und sein gleichstark wirksamer Metabolit Paliperidon für unterschiedliche Dosierungsintervalle zur Verfügung.

Dosierung

- RisperdalConsta (Risperidon, alle 2 Wochen)
- OKEDI (Risperidon, alle 4 Wochen)
- Xeplion (Paliperidon, alle 4 Wochen)
- Trevicta (Paliperidon, alle 12 Wochen)

Manie

Akute Manien sollten immer mit einer Kombination aus einem Phasenprophylaktikum, vorzugsweise Lithium, und einem Antipsychotikum behandelt werden. In dieser Indikation wird Risperidon oft zwischen 2 und 4 mg/Tag dosiert, in der Gerontopsychiatrie zwischen 0,5 und 2 mg/Tag.

Nach Abklingen der Manie im Rahmen einer bipolaren Störung kann das Antipsychotikum in vielen Fällen abgesetzt werden, wenn das Phasenprophylaktikum weiter eingenommen wird. Reicht dies nicht aus, kann in einer zweiten Stufe eine Phasenprophylaxe mit zwei Phasenprophylaktika versucht werden, erst wenn auch dies scheitert, wird ein Antipsychotikum zusätzlich dauerhaft gegeben.

Bei *schizoaffektiven Störungen* wird die Phasenprophylaxe in der Regel gleich im ersten Schritt mit einer Kombination aus Antipsychotikum und Phasenprophylaktikum durchgeführt.

Depressionen mit psychotischen Symptomen

Die erste Wahl der Behandlung der Depression mit psychotischen Symptomen ist in vielen Fällen die EKT. Die zweite Wahl ist die Pharmakotherapie mit einer Kombination aus einem Antidepressivum und einem Antipsychotikum. Gibt man Risperidon in dieser Indikation, reichen in den meisten Fällen 0,5–2 mg aus. In der Gerontopsychiatrie reichen zumeist 0,25 bis 1 mg/Tag.

Aggressives Verhalten

Risperidon ist bei zwei klar eingegrenzten Patientengruppen zugelassen, um aggressives Verhalten zu reduzieren:

- *Patienten mit Alzheimer Demenz nach Ausschöpfung anderer Therapiemöglichkeiten:*
  - In bestimmten Phasen der Alzheimer-Demenz kann es zu aggressivem Verhalten kommen, das zu erheblichen Problemen in der täglichen Versorgung der betroffenen Patienten führt. Wenn verhaltenstherapeutische Maßnahmen und angemessen eingesetzte Sedativa nicht ausreichend wirksam sind, kann ein Therapieversuch mit Risperidon angemessen sein.
  - Das Ziel ist hier nicht Müdigkeit, sondern ein Abklingen des aggressiven Verhaltens. In der richtigen Kombination mit anderen Maßnahmen wird dieses Ziel nicht selten erreicht. Dabei muss man aber bedenken, dass Antipsychotika bei älteren Patienten die Gefahr von Schlaganfällen erhöhen können. Auch die Sturzneigung kann unter EPMS-lastigen Antipsychotika im Alter sehr zunehmen. Daher sollte man die Indikation für Risperidon in einer überlegten Abwägung gegen die möglichen Nebenwirkungen treffen und die erzielte Wirkung sowie die eingetretenen Nebenwirkungen gut beobachten.

- *Geistig behinderte Kinder ab 5 Jahren und Jugendliche mit einer Verhaltensstörung:*
  - Auch hier ist es wichtig, zuvor alle verhaltensmodifizierenden Techniken versucht zu haben und auch hier ist der Grat zwischen erzielbarem Nutzen und möglichen Nebenwirkungen schmal. In bestimmten Fällen wirkt Risperidon in dieser Indikation gut gegen aggressive Verhaltensweisen, in anderen Fällen bewirkt es keine Verbesserung.

4

Dosierung

- akute Psychose, Manie: bis 2–4, maximal 6 mg/Tag
- Rezidivprophylaxe: 0,5–4 mg/Tag
- Depression mit psychotischen Symptomen: 0,5–2 mg/Tag
- aversives Verhalten bei Demenz und aggressives Verhalten bei Jugendlichen mit Verhaltensstörung: 0,25–2 mg/Tag
- Gerontopsychiatrie: 0,25–2 mg/Tag meist ausreichend
- maximale Tagesdosis: 6 mg/Tag

Nebenwirkungen

EPMS

Die häufigste unerwünschte Wirkung von Risperidon sind EPMS (siehe 4.6.1). Je nach Alter und persönlicher Disposition des Patienten können EPMS bei unterschiedlichen Dosierungen auftreten. Bei einer Dosis von 4 mg und mehr oder einem Blutspiegel von 40 ng und mehr treten EPMS allerdings sehr viel öfter auf. Im ersten Schritt sollte man die Dosis reduzieren. Dabei muss man wissen, dass sowohl beim Steigern der Dosis als auch beim Reduzieren der Dosis für einige Tage verstärkt EPMS auftreten können. Während EPMS bestehen, kann man versuchen, diese mit Biperiden zu lindern. Führt eine Reduktion der Dosis auch nach einigen Tagen nicht zu einem deutlichen Nachlassen der EPMS, ist im nächsten Schritt eine Umstellung auf ein in diesem Punkt verträglicheres Antipsychotikum zu erwägen, z. B. Olanzapin oder Ziprasidon.

Akathisie

Akathisie oder Sitzunruhe (siehe 4.6.2) kann sehr quälend sein. Ist sie durch eine Dosisreduktion nicht in den Griff zu bekommen, wechselt man in der Regel auf ein anderes Medikament.

Hyperprolaktinämie

Wie alle D 2-Antagonisten kann Risperidon eine Hyperprolaktinämie verursachen. Dies kann zum Milchfluss, einer Gynäkomastie beim Mann oder sexuellen Funktionsstörungen führen. Der Prolaktinwert im Blut ist bei Therapie mit D 2-Antagonisten häufig erhöht. Wenn keine spezifischen Symptome vorliegen, muss aufgrund einer moderaten Laborwerterhöhung allein nicht unbedingt das Medikament abgesetzt werden. Es ist aber wichtig, die Patienten über diese möglichen Nebenwirkungen aufzuklären, damit beim Auftreten von Symptomen eine Konsequenz gezogen werden kann.

Hypotonie

Aufgrund der Blockade von α-adrenergen Rezeptoren kann Risperidon insbesondere in der Aufdosierungsphase in einigen Fällen den Blutdruck senken.

Depressive Stimmungslage

Wie alle Dopaminantagonisten kann auch Risperidon bei manchen Patienten eine depressive Stimmungslage verursachen. Im Vordergrund stehen dabei am ehesten Antriebsstörungen, Motivationsmangel und ein Gefühl der Erschöpfung. Es können aber auch depressive Gedanken und Gefühle im engeren Sinne dazu kommen. In dieser Situation wechsele ich persönlich eher auf ein anderes Antipsychotikum wie z. B. Ziprasidon als ein Antidepressivum zu ergänzen.

Risperidon in der Schwangerschaft und Stillzeit

Die Wahl von Psychopharmaka in Schwangerschaft und Stillzeit ist immer eine sehr individuelle Entscheidung und sollte immer nach gründlicher Recherche aktueller Datenbanken wie z. B. Embryotox erfolgen. Wenn die Indikation eindeutig ist und Risperidon bislang gut gewirkt hat, ist eine weitere Gabe in der Schwangerschaft unter engmaschigeren Blutspiegelkontrollen und möglichst niedriger Dosierung nach heutigem Wissensstand vertretbar.

Risperidon geht wie alle Psychopharmaka in die Muttermilch über, daher wird vom Stillen mit Muttermilch abgeraten.

Sinnvolle Laboruntersuchungen

- Vor Behandlungsbeginn und nach einem Monat: Blutbild, Elektrolyte, Kreatinin, GGT, Bilirubin, CK, INR, TSH, β-HCG, EKG, Körpergewicht
- Im 1. Jahr quartalsweise EKG, Routinelabor und Körpergewicht
- Danach sind bei unkompliziertem Verlauf auch längere Kontrollintervalle üblich.

Mein persönliches Fazit

Risperidon ist zumeist gut und sicher wirksam. Daher ist es für mich oft das Antipsychotikum der 1. Wahl.

Es ist in Dosierungen bis 3 mg meist gut verträglich, macht nicht müde und führt eher selten zu einer Gewichtszunahme.

Dosierungen von 5 und 6 mg/Tag verordne ich kaum noch, da diese öfter zu EPMS führen und meist nicht viel besser wirksam sind als 4 mg/Tag.

Olanzapin

Olanzapin

- hat chemisch und pharmakologisch einige Ähnlichkeiten mit Clozapin, was seine gute antipsychotische Wirkung erklärt.
- ist für viele Patienten in der Akutbehandlung ein gut verträgliches und gut wirksames Medikament. Auch in der längerfristigen Rezidivprophylaxe wird Olanzapin oft gut vertragen und kann dann dauerhaft eingesetzt werden.
- führt bei einem Teil der Patienten zu einer Gewichtszunahme von mehreren Kilogramm, die letztlich einen Wechsel des Präparates erforderlich machen kann.
- verursacht bei einigen Patienten eine diabetische Stoffwechsellage.

Olanzapin galt bei seiner Markteinführung 1996 als sehr vielversprechendes neues Atypikum, auch weil es chemisch und pharmakologisch eine gewisse Ähnlichkeit mit dem sehr wirksamen Clozapin hat, ohne auch nur annähernd so ausgeprägte Nebenwirkungen zu zeigen. In den folgenden Jahren wurde allerdings deutlich, dass auch unter Olanzapin relevante Nebenwirkungen (S. 110) auftreten. Die Firma Eli Lilly, die Olanzapin unter dem Präparatenamen Zyprexa auf den Markt brachte und patentieren ließ, kam 2006 in die Schlagzeilen, da sie diese Nebenwirkungen nicht ausreichend kommuniziert habe. Zwischen 2005 und 2007 musste sie deshalb Entschädigungszahlungen leisten. Seit Oktober 2011 ist das Patent abgelaufen.

Pharmakologie

Olanzapin ist ein *atypisches Neuroleptikum.* Es hat eine höhere Affinität für 5-HT_2-Rezeptoren als für D_2-Rezeptoren, was die relativ niedrige EPMS-Gefahr erklärt. Darüber hinaus blockiert es in relevantem Ausmaß H_1-Rezeptoren, was seine sedierende Wirkkomponente erklärt.

Klinischer Einsatz

Unter den Atypika ist Olanzapin eines der wirkstärksten. Man kann es sehr gut bereits zu Beginn der Behandlung, also in der *Akutphase*, geben. Es wirkt schnell, zuverlässig und gut. Viele Patienten mögen es, weil es in Dosierungen bis 20 mg/Tag meist keine EPMS (S. 142) verursacht. Patienten beschreiben es zu Beginn der Behandlung meist als gut verträglich.

In der *Akuttherapie* kann man bereits am 1. Tag der Behandlung mit 2 × 10 mg Olanzapin beginnen, ohne dass es häufig zu Nebenwirkungen kommt. Tritt unter der Behandlung keine problematische Gewichtszunahme auf, hat man in der Regel ein sehr gut wirksames und verträgliches Medikament gefunden, das in einer Dosis von etwa 10–15 mg/Tag auch eine relativ sichere *rezidivprophylaktische Wirkung* hat.

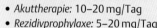

Dosierung

- *Akuttherapie:* 10–20 mg/Tag
- *Rezidivprophylaxe:* 5–20 mg/Tag
- Dosis bei Rauchern gegebenenfalls unter Blutspiegelkontrolle erhöhen

Nebenwirkungen

Die häufigste Nebenwirkung von Olanzapin ist eine *recht deutliche Gewichtszunahme*. Beträgt diese mehr als 3–5 kg, sollte man mit dem Patienten eine Dosisreduktion oder den Wechsel des Medikaments besprechen. In einigen Fällen kann sich unter Olanzapin, möglicherweise als Begleiteffekt der Gewichtszunahme, möglicherweise aber auch unabhängig davon, ein *Diabetes* entwickeln.

Man muss auch wissen, dass Olanzapin ein *Metabolisches Syndrom* verursachen kann, daher ist es erforderlich, bestimmte Daten (Bauchumfang, Gewicht, Gewichtszunahme, Blutdruck, BZ, HbA_{1c}, Blutfette, Cholesterin) regelmäßig zu kontrollieren.

Eine weitere Nebenwirkung kann *Müdigkeit* sein. Verordnet man Olanzapin abends, kann diese erwünscht sein. Viele Patienten klagen überhaupt nicht über eine Sedierung durch Olanzapin. Wie bei der Gewichtszunahme ist diese Nebenwirkung nur bei einem Teil der Patienten relevant oder problematisch. Es kommt auf einen Versuch an.

Mein persönliches Fazit

Olanzapin wird von den damit behandelten Patienten oft als „angenehm" beschrieben, was bei den anderen Neuroleptika kaum je vorkommt. Es ist für viele Patienten daher sowohl in der Akutphase als auch in der Rezidivprophylaxe eine gute Wahl. Ich habe mir aber angewöhnt, ab einer Gewichtszunahme von 3–5 kg einen Wechsel des Medikaments zu empfehlen, da Patienten, die in den ersten Wochen unter Olanzapin schnell zunehmen, ohne Wechsel des Präparates oft noch sehr viel mehr zunehmen würden. In solchen Fällen stelle ich lieber auf ein Atypikum ohne Gewichtszunahme um.

Aripiprazol

Aripiprazol

- ist ein D_2- und $5\text{-}HT_{2A}$-Rezeptor-Antagonist und somit ein atypisches Neuroleptikum.
- wirkt bei ausreichender Dosierung antipsychotisch.
- ist darüber hinaus auch ein partieller D_2-Rezeptor-Agonist. Von dieser Eigenschaft verspricht man sich eine bessere Wirkung auf die Negativsymptomatik der Psychosen und ein milderes Nebenwirkungsprofil, insbesondere weniger Anhedonie, Antriebsstörungen und EPMS.
- verursacht nicht selten Akathisie, was manchmal ein zwingender Grund zur Umstellung ist.

Aripiprazol ist ein *atypisches Neuroleptikum,* das seit 2004 auf dem Markt ist. Ende Oktober 2014 lief der Patentschutz von Aripiprazol aus; seither ist es auch als Generikum erhältlich.

Pharmakologie

Aripiprazol wirkt wie andere bekannte Neuroleptika als Antagonist am D_2-Rezeptor und am $5\text{-}HT_{2A}$-Rezeptor. Dies erklärt seine antipsychotische Wirkung. Darüber hinaus soll Aripiprazol auch eine partiell agonistische Wirkung am D_2-Rezeptor bewirken, insbesondere im Frontalhirn. Hiervon verspricht man sich eine Wirkung auch auf die Minussymptomatik der Schizophrenie, man erhofft sich insbesondere eine Verbesserung des Antriebs, der kognitiven Fähigkeiten und der affektiven Reagibilität.

Aripiprazol hat mit 72 Stunden eine sehr lange Halbwertszeit, der „steady state" wird oft erst nach 2–3 Wochen erreicht. Daher sollte man die Dosis besonders langsam steigern, beispielsweise um 5 mg pro Woche, und jeweils erst nach 1–2 Wochen beurteilen, ob die erreichte Wirkung ausreichend ist oder ob eine weitere Dosissteigerung erforderlich ist. Bei sehr akuten psychotischen Krankheitsbildern kann es natürlich sinnvoll sein, die Dosis wesentlich schneller zu steigern.

Klinischer Einsatz

Aripiprazol ist zugelassen zur Behandlung der *Schizophrenie* und zur *Behandlung von manischen Episoden bei der Bipolar-I-Störung*. Es liegt auch eine Zulassung zur *Rezidivprophylaxe der Bipolar-I-Störung* vor, es ist aber umstritten, welche Effektstärke es in dieser Indikation hat.

Aripiprazol wird üblicherweise zwischen 5 und 20 mg/Tag dosiert. Dabei zeigt es sehr unterschiedliche Wirkungen und Nebenwirkungen (▶ Tab. 4.2). Es wird jeweils die Gesamtdosis als Einmaldosis morgens gegeben, da Aripiprazol Unruhe verursachen kann und abendliche Gaben den Schlaf stören können. Es hat sich bewährt, die Dosis über einige Tage in Schritten von 5 mg zu steigern und die Verträglichkeit dabei zu beobachten.

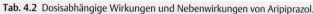

Dosierung

- *Akuttherapie:* 10–20 mg/Tag
- *Rezidivprophylaxe:* 7,5–15 mg/Tag

Aripiprazol wird von vielen Patienten recht gut vertragen, insbesondere verursacht es keine Müdigkeit, keine Gewichtszunahme und zumeist keine EPMS. Für diese Patienten ist es ein gut geeignetes Medikament, insbesondere zur jahrelangen Rezidivprophylaxe. Erlebt ein gut auf Aripiprazol eingestellter

Tab. 4.2 Dosisabhängige Wirkungen und Nebenwirkungen von Aripiprazol.

Dosis	Wirkungen und Nebenwirkungen
7,5 mg	meist gut verträglich und einsetzbar in der langfristigen Rezidivprophylaxe; allerdings beschränkte antipsychotische Wirkstärke
10 mg	relativ gute rezidivprophylaktische Wirkung, manchmal aber schon Unruhe oder Akathisie; beginnend wirksam auch gegen akut psychotische Symptome, oft noch gut verträglich
15 mg	akzeptable Wirkung gegen akut psychotische Symptome, Nebenwirkungen sind aber nicht selten
20 mg	gute und recht sichere Wirkung gegen akut psychotische Symptome, aber leider auch öfter Unruhe und Akathisie

Patient einmal ein Wiederauftreten psychotischer Symptome, kann eine vorübergehende Dosissteigerung oft Abhilfe schaffen.

Aripiprazol kann natürlich auch zur Behandlung einer *akuten psychotischen Symptomatik* eingesetzt werden, es steht sogar ein intramuskulär verabreichbares Präparat zur Verfügung. Die Erfahrung in dieser Indikation ist unterschiedlich: Bei vielen Patienten wirkt es auch bei akuten Psychosen ausreichend schnell und stark. Bei einigen Patienten wirkt es in der akuten Psychose aber zu langsam oder zu schwach, sodass im Verlauf ein Wechsel des Präparates erforderlich ist.

4

Nebenwirkungen

Aripiprazol verursacht oft eine recht ausgeprägte *Akathisie,* also „Sitzunruhe": Die Patienten können nicht mehr gut ruhig sitzen oder liegen, sondern verspüren durchgehend einen starken Drang, die Beine zu bewegen. Diese Nebenwirkung kann bei einer Dosisreduktion verschwinden. Meiner Erfahrung nach ist es aber sinnvoll, bei Auftreten dieser Nebenwirkung Aripiprazol direkt abzusetzen, da die Akathisie häufig auch nach einer Dosisreduktion persistiert und erst nach Absetzen wieder ganz verschwindet. Möglicherweise ist die auffällige Häufigkeit von Akathisien unter Aripiprazol auf seine partiell agonistische Wirkung am Dopaminrezeptor zurückzuführen. In Einzelfällen wurde darüber berichtet, dass Aripiprazol psychotische Symptome sogar verstärkt habe, was ebenfalls auf den partiell agonistischen Wirkmechanismus zurückgeführt werden kann. Andere Nebenwirkungen können *EPMS, Agitiertheit, Hypomanie* oder *Schlafstörungen* sein.

In den letzten Jahren wurden immer wieder Impulskontrollstörungen unter Aripiprazol berichtet. Die FDA hat daher ein entsprechendes Drug Safety Announcement veröffentlicht [41]. Der Wirkmechanismus dieser Nebenwirkung ist plausibel. Von Dopaminagonisten, wie man sie in der Behandlung des Morbus Parkinson verwendet, ist bekannt, dass diese Impulskontrollstörungen, insbesondere Spielsucht und Hypersexualität verursachen können. Aripiprazol hat eine partiell dopaminagonistische Wirkkomponente. Daher ist es plausibel, dass Aripiprazol genau diese Nebenwirkungen ebenfalls verursachen kann. Die Patienten und ihre Angehörigen sollen also über diese mögliche, unerwünschte Wirkung aufgeklärt werden. Der behandelnde Arzt soll während einer Behandlung mit Aripiprazol auf das Auftreten von Impulskontrollstörungen achten und gegebenenfalls die Dosis reduzieren oder das Präparat umstellen.

Mein persönliches Fazit

Aripiprazol ist für viele Patienten ein gut verträgliches Neuroleptikum, das in der Rezidivprophylaxe gute Erfolge zeigt. Ich verordne es in dieser Indikation meist in einer Dosierung von etwa 10 mg. In der Akutbehandlung setze ich es nur dann ein, wenn die Symptomatik nicht ganz dramatisch ist und eine Zeitdauer von 2–3 Wochen bis zur deutlichen Linderung der Beschwerden ausreichend erscheinen würde.

Zur Behandlung akuter Psychosen verordne ich in der Regel 15–20 mg/Tag. Patienten, die mit Aripiprazol unter Nebenwirkungen leiden, insbesondere unter einer Akathisie, empfehle ich sofort die Umstellung auf ein verträglicheres Präparat, da meiner Erfahrung nach die Akathisie auch bei einer Dosisreduktion oft nicht ganz verschwindet.

Cariprazin

Cariprazin

- ist ein atypisches Antipsychotikum, das 2018 in Deutschland zugelassen wurde.
- hat mit etwa einer Woche eine sehr lange Halbwertszeit, sodass Dosisanpassungen langsam erfolgen müssen.
- wirkt ähnlich wie Aripiprazol partialagonistisch an Dopaminrezeptoren, wobei die partialagonistische Wirkung auf den D_3-Rezeptor stärker ist als auf den D_2-Rezeptor.
- Hiervon erhofft man sich eine bessere Wirksamkeit auf die Negativsymptomatik der Schizophrenie. Diese wurde in den ersten Studien auch belegt und dem Medikament wurde daher ein Zusatznutzen gegenüber den bisherigen Vergleichssubstanzen, namentlich Risperidon, zugestanden.
- ist daher in der Behandlung von Schizophreniepatienten mit vorherrschender Negativsymptomatik eine gute Wahl.

Geschichte

In den USA wurde es 2015 unter dem Handelsnamen Vraylar eingeführt und ist dort für die Indikationen Schizophrenie und Bipolare Störung zugelassen.

Pharmakologie

Resorption. Cariprazin wird nach oraler Aufnahme gut resorbiert.

Metabolisierung. Cariprazin wird in der Leber überwiegend von CYP $3A_4$ und in geringerem Maße von CYP $2D_6$ metabolisiert. Cariprazin hat eine sehr lange Halbwertszeit, der „steady state" wird erst nach etwa 3 Wochen erreicht. Daher machen sich Dosisänderungen sowohl in Bezug auf die gewünschte Wirkung als auch auf mögliche Nebenwirkungen erst nach einigen Wochen bemerkbar.

Wirkungsweise. Cariprazin hat ein etwas anderes Wirkprofil als bisherige Neuroleptika. Es ähnelt noch am ehesten dem Aripiprazol, das ein partieller Antagonist am D_2-Rezeptor ist. Aber Cariprazin hat diese partiell antagonistische Wirkung noch mehr am D_3- als am D_2-Rezeptor. Da der D_3-Rezeptor weniger stark mit EPMS assoziiert ist, ist es vorstellbar, dass Cariprazin nebenwirkungsärmer und möglicherweise anders oder besser wirksam ist, als ähnliche Neuroleptika. Darüber hinaus hat es auch eine partialantagonistische Wirkung am Serotonin-5-HT_{1A}-Rezeptor.

In ▶ Abb. 4.11 wird der Kehrwert der gemittelten Ki-Werte der einzelnen Rezeptorbindungen vereinfacht dargestellt. Aber Cariprazin ist sowohl ein partieller Agonist als auch ein partieller Antagonist an den D_2-, D_3- und $5HT_{1A}$-Rezeptoren. Diesen Aspekt stellt die Grafik nicht dar. Dennoch vermittelt sie einen Eindruck, bei welchen Rezeptoren die Musik spielt und in welchem Verhältnis die Rezeptorwirkungen zueinander stehen.

Klinischer Einsatz

Cariprazin ist in Deutschland zugelassen zur Behandlung der Schizophrenie bei Erwachsenen.

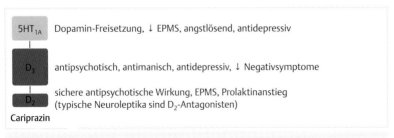

Abb. 4.11 Rezeptorbindungsprofil von Cariprazin.

Dosierung

Die empfohlene Anfangsdosis von Cariprazin beträgt 1,5 mg einmal täglich. Anschließend kann die Dosis, sofern erforderlich, alle 7 Tage in 1,5-mg-Schritten bis zur Maximaldosis von 6 mg/Tag gesteigert werden. Im stationären Einsatz kann bereits am 3. Tag auf 3 mg/Tag gesteigert werden.

4

Nebenwirkungen

Cariprazin kann dosisabhängig EPMS sowie Hypertonie hervorrufen. Akathisie scheint sehr selten zu sein. Bislang ist unter Cariprazin keine wesentliche QTc-Zeit-Verlängerung aufgefallen.

Mein persönliches Fazit

Das Rezeptorbindungsprofil ist sehr interessant. Die Hauptwirkung dürfte in der Blockade am D_3-, weniger auch am D_2-Rezeptor, liegen. Die partialagonistischen Wirkkomponenten könnten geeignet sein, Nebenwirkungen zu reduzieren. Sollte Cariprazin tatsächlich – wie in den Zulassungsstudien gefunden – eine bessere Wirkung auf die Negativsymptomatik der Schizophrenie haben, dann wäre es für diese Indikation das Medikament der 1. Wahl. Bezüglich der übrigen Aspekte der Therapie der Schizophrenie ist es ein gut verträgliches und gut wirksames Antipsychotikum mit recht langer Halbwertszeit.

Amisulprid

Amisulprid

- ist ein selektiver D_2- und D_3-Rezeptor-Antagonist.
- erhöht in niedrigen Dosierungen bis etwa 150 mg/Tag über eine präsynaptische D_2-/D_3-Rezeptor-Blockade die Dopaminverfügbarkeit und reduziert so Negativsymptome.
- wirkt in höheren Dosierungen über eine postsynaptische D_2-/D_3-Rezeptor-Blockade verlässlich antipsychotisch.

Amisulprid wurde als eines der ersten neueren atypischen Neuroleptika von Sanofi als Solian auf den Markt gebracht, seit 2004 ist es patentfrei.

Es wurde sehr häufig eingesetzt, als es eines der ersten patentfreien Atypika war, inzwischen scheint die Verwendung rückläufig zu sein, obwohl es immer noch ein gut verträgliches und sehr wirksames Medikament ist.

Pharmakologie

Chemisch leitet Amisulprid sich vom Sulpirid ab, das ebenfalls zu den atypischen Neuroleptika zu zählen ist, aber auch eine gewisse antidepressive Wirkung hat.

Es blockiert in niedriger Dosierung primär die präsynaptischen D_2- und D_3-Autorezeptoren, was über eine Feedbackschleife zu einer Dopaminausschüttung und damit zu einer Besserung der Minussymptomatik führt.

In hoher Dosis blockiert es die postsynaptischen D_2-/D_3-Rezeptoren im limbischen System, was zur Besserung der Plussymptomatik (auch *Positivsymptomatik*, s. Kap. 18 Glossar) führt.

Klinischer Einsatz

In niedriger Dosierung soll Amisulprid gut gegen die *Minussymptomatik der Psychose* helfen. Es kann in dieser niedrigen Dosierung auch bei *Vorstufen einer Psychose* und zur *Verhinderung des Wiederauftretens einer Psychose* eingesetzt werden.

In höheren Dosierungen wirkt es sehr gut, verlässlich und zügig gegen produktiv-psychotische Symptome, also gegen die sog. *„Plussymptomatik"*.

Man kann bei einer *akuten Psychose* zügig mit einer wirksamen und hohen Dosis die Therapie beginnen; in der Regel wird dies gut vertragen und bewirkt eine rasche Symptomreduktion.

Dosierung

- *Minussymptomatik:* ca. 150 mg/Tag
- *Akuttherapie:* 400–800 mg/Tag
- *Rezidivprophylaxe:* 200–600 mg/Tag
- bei Niereninsuffizienz Dosis reduzieren

Nebenwirkungen

Obwohl es ein atypisches Neuroleptikum ist, kann Amisulprid in höherer Dosis EPMS (S. 142) verursachen. Dann ist eine Dosisreduktion oder ein Wechsel des Präparates sinnvoll. Übergangsweise kann die Gabe von Biperiden eine Linderung der EPMS-Symptomatik verschaffen.

In höheren Dosierungen kann es manchmal eine *Akathisie* auslösen.

Mein persönliches Fazit

Amisulprid gehört meiner Einschätzung nach zu den unterschätzten Antipsychotika. Es sediert nicht, führt nicht zu Gewichtszunahme und ist auch sonst gut verträglich. Möglicherweise trifft es zu, dass es im niedrigen Dosisbereich bis 300 mg besonders gut gegen Minussymptomatik wirkt. In dieser Dosis hat es zumeist auch eine ausreichende rezidivprophylaktische Wirkung. Wenn zur Therapie einer akuten Psychose eine schnelle Aufdosierung erforderlich ist, kann man am 1. Tag 2 × 300 mg, am 2. Tag 2 × 400 mg geben und so eine zügige Wirkung erzielen. Ich verwende es sowohl in der Akuttherapie als auch zur gut verträglichen Rezidivprophylaxe.

Quetiapin

Quetiapin

- ist ein atypisches Neuroleptikum.
- ist ein 5-HT_2-, D_2-, H_1- und α_1-Rezeptor-Antagonist.
- wird hauptsächlich in der Behandlung der Psychose eingesetzt. Es ist aber auch zugelassen zur Behandlung von manischen Episoden, für die Phasenprophylaxe bei der Bipolaren Störung und zur Unterstützung der Behandlung depressiver Episoden, wenn es zusätzlich zu einem Antidepressivum gegeben wird.
- wirkt erst in einer ausreichend hohen Dosierung sicher antipsychotisch.
- kann relevante Müdigkeit, Benommenheit, *orthostatische Dysregulation* (s. Kap. 18 Glossar) und Gewichtszunahme verursachen.

Quetiapin wurde zunächst – passend zu seinem Rezeptorbindungsprofil – ausschließlich als Neuroleptikum zur Behandlung der *Schizophrenie* vermarktet. Dabei stachen die Marketingmaßnahmen ihrem finanziellen Umfang nach gegenüber vielen anderen Neuroleptika heraus. Im Laufe der Jahre wurden die Indikationen immer weiter ausgedehnt. Zunächst wurde es auch für die Therapie der *Manie* zugelassen, später dann auch für die Phasenprophylaxe bei der *Bipolaren Störung* und auch für die Unterstützung der Therapie einer *depressiven Episode* zusätzlich zu einem Antidepressivum. Obwohl alle diese Indikationsausweitungen natürlich durch Zulassungsstudien gestützt sind, ist es angemessen, die Effektstärke dieser neuen Indikationen besonders gründlich zu prüfen.

Pharmakologie

Quetiapin blockiert $5-HT_{2A}$- und D_2-Rezeptoren, was es zu einem atypischen Neuroleptikum macht. Es blockiert relativ stark auch H_1-, M_1- und α_1-Rezeptoren. Die Blockade der Histaminrezeptoren begründet seine relative starke sedierende Wirkung, die Blockade der α_1-Adrenorezeptoren führt zumindest in den ersten Tagen der Behandlung beim unretardierten Quetiapin nicht selten zur *orthostatischen Dysregulation* (s. Kap. 18 Glossar).

Klinischer Einsatz

Die eigentlichen Kerneinsatzgebiete von Quetiapin sind die Behandlung der *akuten Psychose* sowie deren *Rezidivprophylaxe.* Hierfür wurde es zu Beginn zugelassen und hier wirkt es zweifellos.

Dabei besteht eine sehr ausgeprägte Dosisabhängigkeit. Eine verlässliche Kontrolle der akuten Positivsymptomatik stellt sich unter Quetiapin meiner Erfahrung nach zumeist erst ab einer Dosis von 600 mg ein. In dieser Dosis ist oft, gerade zu Beginn, eine deutliche Sedierung festzustellen. Die Gabe des retardierten Quetiapins reduziert die subjektiv wahrgenommene Sedierung in vielen Fällen deutlich. Zugelassen ist Quetiapin mit einer maximalen Tagesdosis von 800 mg. Dies ist aber für die Behandlung der *akuten Psychose* keine ausgesprochen hohe, sondern oft die erforderliche Dosis. Nicht selten wird Quetiapin in der Behandlung akuter psychotischer Zustände in Dosierungen von bis zu 1200 mg verordnet. Das ist dann ein sog. „individueller Heilversuch", über dessen Risiken der Patient explizit aufgeklärt werden muss.

Auch in der *Rezidivprophylaxe der Psychose* sollte man keine zu niedrige Dosierung wählen. Meiner Erfahrung nach ist hier eine Dosierung von 400 bis (besser) 600 mg erforderlich.

Darüber hinaus wird Quetiapin auch häufig zur *Sedierung* sowie als zusätzliche Behandlung bei einer ganzen Reihe anderer Grunderkrankungen (z. B. Borderline-Persönlichkeitsstörungen, Angststörungen, neurotischen Störungen, Somatisierungsstörungen) eingesetzt.

Sehr beliebt ist es in der Gerontopsychiatrie und zur Behandlung *psychotischer Symptome bei Morbus Parkinson.* Oft wird es auch eingesetzt gegen „*Grübelneigungen*" bei depressiven Patienten und als schlafanstoßendes Medikament.

4

Dosierung

- *zur Sedierung:* 25–100 mg/Tag
- *zur Therapie psychotischer Symptome in der Gerontopsychiatrie:* 25–250 mg/Tag
- *zur Akuttherapie der Psychose:* 400–800 mg/Tag
- *zur Rezidivprophylaxe einer Psychose:* 300–800 mg/Tag

Nebenwirkungen

Da durch Quetiapin H_1-Rezeptoren bereits in niedriger Dosierung blockiert werden, hat es eine deutliche *sedierende Komponente*. Insbesondere beim unretardierten Quetiapin kann daher bei morgendlicher Gabe *Tagesmüdigkeit* auftreten.

Aufgrund seiner α_1-Rezeptor-Blockade kann es auch eine orthostatische Dysregulation auslösen.

In letzter Zeit wurde festgestellt, dass Gewichtszunahme und die Begünstigung eines *Metabolischen Syndroms* häufiger sind als zunächst angenommen. Daher empfiehlt die Herstellerfirma inzwischen gründliche Kontrollen der Parameter Körpergewicht (BMI), Hüftumfang, Blutdruck, Nüchternglukose und -blutfette in bestimmten Intervallen.

Mein persönliches Fazit

Dem Rezeptorbindungsprofil nach ist Quetiapin ein atypisches Neuroleptikum. Von seiner klinischen Wirkung her stufe ich es am ehesten als mittelpotentes Neuroleptikum ein. Das heißt, es hat in niedrigen Dosierungen eine deutliche sedierende Eigenschaft und bei höheren Dosierungen auch eine antipsychotische Wirkung. Die sehr weite Ausdehnung der Indikationsgebiete und noch mehr der allgemeinen Verschreibungspraxis sehe ich allerdings kritisch. Atypische Neuroleptika sind bei einer akuten manischen Episode wirksam – das gilt auch für Quetiapin. Es ist allerdings überraschend, dass ein Neuroleptikum auch bei depressiven Episoden und zur Rezidivprophylaxe der Bipolaren Störung wirksam sein soll. Ich empfehle, sich hierzu selbst einen Überblick über die Studienlage zu verschaffen, um sich ein Urteil zu bilden, ob Quetiapin diesem Anspruch gerecht wird (S3-Leitlinie „Bipolare Störungen" [50]).

Ziprasidon

> ## Ziprasidon
>
> - ist ein atypisches Neuroleptikum.
> - ist in der Regel sehr gut verträglich und bietet für viele Patienten einen ausreichenden rezidivprophylaktischen Schutz.
> - entfaltet seine Wirkung nur, wenn es mit einer kalorienreichen Mahlzeit eingenommen wird. Andernfalls fällt die Bioverfügbarkeit von 60 % auf nur noch 30 %.
> - kann dosisabhängig die QTc-Zeit verlängern, daher sind EKG-Kontrollen und ein bedachter Einsatz erforderlich.

Ziprasidon ist ein mittelstarkes atypisches Neuroleptikum. Es wird vom Erstanbieter unter dem Präparatenamen Zeldox vertrieben. Das Patent ist inzwischen ausgelaufen, es stehen seit Anfang 2013 preiswertere Generika zur Verfügung.

Pharmakologie

Ziprasidon ist ein Antagonist an den 5-HT_{2A}-, 5-HT_{1D}-, D_2- und H_1-Rezeptoren. Auf den 5-HT_{1A}-Rezeptor wirkt es agonistisch.

Die Bioverfügbarkeit von Ziprasidon beträgt 60 %, aber nur, wenn es mit einer kalorienreichen ordentlichen Mahlzeit eingenommen wird. Bei Einnahme ohne gleichzeitige Mahlzeit beträgt die Bioverfügbarkeit nur noch 30 %.

Ziprasidon wirkt in unveränderter Form, seine Metaboliten sind weitgehend inaktiv. Es wird mit einer Plasmahalbwertszeit von 7 Stunden über die Leber eliminiert.

Klinischer Einsatz

Ziprasidon ist zugelassen zur Behandlung der *Schizophrenie* sowie zur Behandlung von *manischen und gemischten Phasen der Bipolar-I-Störung.* Es kann bei *milden bis mittelgradigen psychotischen Erkrankungen* gut und erfolgreich eingesetzt werden. Seine Stärke hat es bei wenig dramatischen Erkrankungsbildern und in der jahrelangen Rezidivprophylaxe, da es von den meisten Patienten relativ nebenwirkungsarm vertragen wird.

Der Einsatz in der Akuttherapie ist schwieriger. Manche Patienten kommen auch bei einer akuten Symptomatik gut damit zurecht, bei vielen ist der Wirkeintritt aber relativ spät und manchmal wirkt es nicht stark genug, sodass auf ein anderes Präparat ausgewichen werden muss.

Für die parenterale Gabe steht Ziprasidon auch als intramuskulär verabreichbares Präparat zur Verfügung. Dieses sediert selbst kaum, eine Kombination mit einem Sedativum kann manchmal erforderlich sein.

Die empfohlene Dosis in der *Akutbehandlung der Schizophrenie* beträgt 80–160 mg/Tag, auf 2 Gaben verteilt und immer zusammen mit einer Mahlzeit eingenommen.

Für die *Rezidivprophylaxe* werden möglichst niedrige Dosierungen ab 40 mg/Tag empfohlen. Meiner Erfahrung nach wirken 80–120 mg/Tag zumeist ausreichend sicher, eine niedrigere Dosis in der Rezidivprophylaxe kann mit einer geringeren Sicherheit einhergehen.

Dosierung

- *Akutbehandlung:* 80–160 mg/Tag
- *Rezidivprophylaxe:* 80–120 mg/Tag

Nebenwirkungen

Ziprasidon wird in aller Regel sehr gut vertragen. Es verursacht in den allermeisten Fällen weder Müdigkeit noch Gewichtszunahme noch EPMS.

QTc-Zeit-Verlängerung. Ziprasidon kann dosisabhängig eine *Verlängerung der QTc-Zeit* verursachen, sodass vor Beginn der Behandlung und im Verlauf EKG-Kontrollen erforderlich sind. Von einer höheren Dosis als 160 mg/Tag wird in der Fachinformation aufgrund der dosisabhängigen QTc-Zeit-Verlängerung ausdrücklich abgeraten. Bei bekannter Verlängerung des QTc-Intervalls sowie in Kombination mit einem anderen, die QTc-Zeit verlängernden Medikament soll Ziprasidon nicht gegeben werden. Beträgt die QTc-Zeit mehr als 500 ms, sollte die Therapie abgebrochen werden.

Fallbeispiel

Der 70-jährige Herr S. leidet seit mehreren Jahren unter einer wahnhaften Störung. Oft wird er von bizarren wahnhaften Gedanken um körperliche Dysfunktionen gequält; so denkt er immer wieder, seine Speiseröhre sei verbogen oder sein Magen sei nur sehr klein und arbeite langsam. Aufgrund schlechter Verträglichkeit sind schon mehrere Neuroleptika abgesetzt worden; Ziprasidon hat er aber gut vertragen und dieses wurde zuletzt in Monotherapie eingesetzt.

Aufgrund von Zweifeln an der Notwendigkeit einer solchen Medikation setzte Herr S. Ziprasidon im Altenheim selbstständig ab. Es kam zu einer deutlichen Verstärkung seiner wahnhaften Gedanken. Bei der Krankenhausaufnahme wurde ihm Ziprasidon aufgrund seiner guten Verträglichkeit zunächst wieder verabreicht. Da Herr S. allerdings im Rahmen seiner wahnhaften Störung fest davon überzeugt war, dass sein Darm „stillstehe", aß er nichts mehr. In dieser Situation kann Ziprasidon schlecht wirken, da dessen Bioverfügbarkeit bei Einnahme ohne ein kalorienreiches Essen zu niedrig ist. Herr S. wurde in der Akutphase auf Olanzapin-Depot umgestellt und erholte sich wieder. Für die Rezidivprophylaxe wurde er erneut auf Ziprasidon eingestellt.

Mein persönliches Fazit

Wenn man die EKG-Kontrollen berücksichtigt, hat man ein gut wirksames und gut verträgliches Präparat zur Verfügung. Kommt es in der Praxis zu unerklärlichen Wirkungsverlusten, sollte überprüft werden, ob das Medikament auch mit einer kalorienreichen Mahlzeit eingenommen wird.

Sertindol

Sertindol

- ist ein atypisches Neuroleptikum, das selektiv D_2- und 5-HT_2-Rezeptoren blockiert.
- war aufgrund einer besonders ausgeprägten Gefahr der QTc-Zeit-Verlängerung von 1998–2006 nicht erhältlich.
- ist seit 2006 wieder verfügbar, darf allerdings nur als Neuroleptikum der 2. Wahl eingesetzt werden. Es müssen regelmäßige EKG-Kontrollen durchgeführt werden.
- wirkt verlässlich und ist – abgesehen von der Gefahr der QTc-Zeit-Verlängerung – recht nebenwirkungsarm.

1996 wurde Sertindol unter dem Präparatenamen Serdolect auf den Markt gebracht. Es galt als gut verträglich und sehr gut wirksam. Nur 16 Monate später wurde es wieder vom Markt genommen. Grund dafür war der Verdacht auf eine erhöhte Rate von Torsade-de-Pointes-Tachykardien, die ein lebensbedrohliches Kammerflimmern auslösen können. In den Zulassungsstudien, die einem Umfang von etwa 476 Personenjahren entsprachen, traten 12 plötzliche

4

Todesfälle sowie 23 Synkopen auf. In den USA wurde Sertindol daher gar nicht erst zugelassen. Tatsächlich wurde unter Sertindol (20 mg/Tag) eine Zunahme der QTc-Zeit von durchschnittlich 26 ms beobachtet. Zum Vergleich: 10 mg Haldol oral gegeben führte in dieser Studie [42] überhaupt nicht zu einer Verlängerung der QTc-Zeit (intravenös gegeben verursacht es sehr ausgeprägte QTc-Zeit-Verlängerungen); Risperidon in einer Dosis von durchschnittlich 6,6 mg führte zu einer sehr moderaten Zunahme der QTc-Zeit von 1,7 ms. Üblicherweise wird eine Zunahme um mehr als 20 ms als kritisch angesehen. Die Zunahme der QTc-Zeit kann aber unter jedem Neuroleptikum auftreten, eine ganze Reihe von Substanzen zeigen diese Nebenwirkung, teilweise weit ausgeprägter als Sertindol. Es gibt einen sehr guten Übersichtsartikel über medikamenteninduzierte QTc-Zeit-Verlängerungen, der im Deutschen Ärzteblatt veröffentlicht wurde [43].

2006 wurde Sertindol nach 8 Jahren Pause in Deutschland wieder auf den Markt gebracht, allerdings unter recht strengen Sicherheitsauflagen: Bei angeborenem *Long-QT-Syndrom* (s. Kap. 18 Glossar) oder in Kombination mit anderen die QTc-Zeit verlängernden Medikamenten soll es nicht gegeben werden. Es darf erst gegeben werden, wenn sich zumindest ein Neuroleptikum vorher als ungeeignet erwiesen hat. Vor der Verabreichung, nach Dosisänderungen sowie alle 3 Monate ist eine EKG-Untersuchung mit Bestimmung der QTc-Zeit im Vergleich zur QTc-Zeit vor Medikation erforderlich.

Pharmakologie

Sertindol hemmt selektiv D_2- und $5\text{-}HT_2$-Rezeptoren sowie α_1-adrenerge Rezeptoren. Man sagt „selektiv", weil die erwünschte Dopaminrezeptorblockade im mesolimbischen ventralen Tegmentum in tierexperimentellen Studien mehr als 100-mal so stark war wie die unerwünschte Dopaminrezeptorblockade in der Substantia nigra pars compacta, die für die Entstehung von EPMS (S. 142) verantwortlich ist.

Klinischer Einsatz

Sertindol darf nur noch als Neuroleptikum der 2. Wahl verordnet werden, bei *Verlängerungen des QTc-Intervalls* oder in Kombination mit anderen die QTc-Zeit verlängernden Medikamenten gar nicht.

Die psychotische Symptomatik klingt nach dem folgenden Dosierungsschema in der Regel rasch und verlässlich ab.

Dosierung

- mit 4 mg morgens starten
- alle 4-5 Tage um 4 mg steigern
- maximale Dosis: 20 mg/Tag
- typische Erhaltungsdosis: 12-20 mg

4

Nebenwirkungen

Die Verlängerung der QTc-Zeit ist unter Sertindol recht ausgeprägt. Es ist daher unabdingbar, die entsprechenden Anwendungseinschränkungen zu beachten und die regelmäßigen EKG-Kontrollen durchzuführen. Dennoch besteht unter Anwendung von Sertindol möglicherweise eine erhöhte Gefahr für einen plötzlichen Herztod. Andere Nebenwirkungen wie Sedierung oder Gewichtszunahme werden kaum beschrieben.

Mein persönliches Fazit

Es gibt immer wieder Patienten, die auf ausgeprägt dopaminantagonistisch wirksame Medikamente mit EPMS reagieren und auf weniger dopaminantagonistische Medikamente eine unzureichende Wirksamkeit zeigen. Bevor hier Clozapin eingesetzt wird, das die bekannten metabolischen und anderen Nebenwirkungen hat, kann Sertindol einen Versuch wert sein.

Wenn Sertindol verordnet wird, wirkt es meiner Erfahrung nach schnell und verlässlich, macht kaum müde und zeigt bei üblichen Dosierungen praktisch keine EPMS (S. 142).

Clozapin

Clozapin

- hat eine sehr starke und verlässliche Wirkung gegen die Plussymptome der Psychose.
- wird daher auch bei sonst als „therapieresistent" eingestuften Krankheitsbildern mit sehr gutem Erfolg eingesetzt.
- wirkt sehr oft auch gut gegen die Minussymptomatik der Psychose.
- kann in seltenen Fällen eine Agranulozytose auslösen, weshalb strenge Auflagen bezüglich der begleitenden Blutbilduntersuchungen bestehen.
- verursacht häufig Gewichtszunahme, Müdigkeit und erhöhten Speichelfluss.

4

Das seit 1972 verfügbare Clozapin gilt als der 1. Vertreter der atypischen Neuroleptika. Es treten praktisch nie EPMS auf und es wirkt auch oft sehr gut bei Psychosen, die mit anderen Neuroleptika nicht erfolgreich behandelt werden können. Es galt daher lange Zeit als Goldstandard, was die antipsychotische Wirksamkeit betrifft. Diese hohe Wirksamkeit wird allerdings im Falle des Clozapins mit besonders schwerwiegenden Nebenwirkungen erkauft, was praktisch dazu führt, dass Clozapin nur noch gegeben wird, wenn besser verträgliche Neuroleptika nicht ausreichend wirksam sind – und auch dann nur unter besonderen Vorsichtsmaßnahmen.

Bis zur Mitte der 1960er

Jahre war die von dem Psychiater Hans-Joachim Haase formulierte Theorie der „Neuroleptischen Schwelle" weithin anerkannt: Er behauptete, dass eine auf der Blockade des Dopaminrezeptors beruhende antipsychotische Wirkung erst mit dem Auftreten der unerwünschten Parkinson-Symptome einsetzen könnte. Clozapin widerlegte diese Theorie sehr eindrucksvoll. Nach einer Legende, die allerdings nie vom Hersteller bestätigt wurde, soll dieser das 1972 im deutschen Sprachraum zugelassene Präparat deshalb Leponex genannt haben: Der Name sei danach von den Begriffen lepus (lat. für Hase) und nex (lat. für Tod) abgeleitet und bedeute demnach so viel wie „Ha(a)se tot".

Pharmakologie

Clozapin interagiert mit verschiedenen Transmittersystemen: Es beeinflusst das dopaminerge, das adrenerge, das cholinerge, das serotonerge und das histaminerge System. Es ist ein potenter Antagonist an α_1-Adrenozeptoren, muskarinischen Azetylcholinrezeptoren M_1, Serotoninrezeptoren (insbesondere 5-HT_{2A} und 5-HT_{2C}) sowie Histaminrezeptoren H_1. Von besonderem Interesse ist die Wechselwirkung von Clozapin mit Dopaminrezeptoren. Es blockiert vorrangig den D_4-Rezeptor und mit deutlich geringerer Affinität auch D_1-, D_3- und D_5-Rezeptoren. Die Blockade der D_2-Rezeptoren, die bei den „typischen" Neuroleptika vermutlich für den Großteil der antipsychotischen Wirkung verantwortlich ist, ist nur gering ausgeprägt.

Obwohl die Pharmakologie von Clozapin auf Rezeptorebene sehr ausführlich untersucht wurde, lässt sich bislang nicht gut erklären, wie es bei fast vollständigem Fehlen von EPMS eine so gute antipsychotische Wirkung entfaltet. Es wird – ebenso wie für Olanzapin und Quetiapin – vermutet, dass die 5-HT_{2A}-Rezeptor-Blockade mittels einer hierdurch ausgelösten „kompensatorischen"

Dopaminausschüttung in der Substantia nigra das Ausbleiben von EPMS (S. 142) begründet.

Klinischer Einsatz

Clozapin ist möglicherweise das *wirksamste Neuroleptikum*. Es wirkt oft noch bei besonders schweren Erkrankungen, bei therapieresistent erscheinenden Fällen oder bei besonders ausgeprägter Symptomatik.

Zugleich hat es leider auch sehr ausgeprägte Nebenwirkungen, daher ist es in der Behandlung der *Psychose* nicht das Medikament der 1. Wahl.

Wegen der fehlenden extrapyramidalmotorischen Störwirkungen kann es bei *Parkinson-Patienten* eingesetzt werden, wenn unter dopaminerger Medikation behandlungsbedürftige psychotische Symptome auftreten, ferner bei *Chorea-Huntington-Erkrankten*.

In den ersten 18 Behandlungswochen muss wöchentlich ein Differenzialblutbild bestimmt werden, danach monatlich. Es hat sich bewährt, in der Eindosierungsphase wöchentlich auch einen Clozapin-Blutspiegel zu bestimmen. Der therapeutische Bereich liegt meist etwa zwischen 350 und 600 ng/ml. Dieser wird oft bei Dosierungen zwischen 200 und 450 mg/Tag erreicht. Wenn während der Aufdosierungsphase besonders ausgeprägte Nebenwirkungen auftreten, sollte die Aufdosierung pausiert oder verlangsamt werden, bis die Nebenwirkungen wieder abklingen.

Dosierung

- am 1. Tag 12,5 mg abends, dann alle 2 Tage, später auch täglich um 25 mg bis 50 mg steigern, bis eine ausreichende Wirkung eintritt
- *Therapie der Psychose:* 200-450 mg/Tag
- *Maximaldosis:* 900 mg/Tag

Orientierung der Dosis am *angestrebten Blutspiegel* etwa zwischen 350 und 600 ng/ml

Nebenwirkungen

Clozapin führt sehr häufig zu einer Reihe von Nebenwirkungen. Besonders häufig zeigt sich eine *relevante Gewichtszunahme* (4–31 % der Patienten berichten dies), zum Teil in erheblichem Ausmaß. Manche Patienten nehmen 5–30 kg an Gewicht zu. Dies erschwert vielmals die Compliance.

4

Sehr häufig kommt es – insbesondere in der Aufdosierungsphase – zu *Müdigkeit* bzw. *Schläfrigkeit*. Aber auch bei einer stabilen Dosis ist oft eine Sedierung zu beobachten; daher wird es zumeist mit abendlichem Schwerpunkt verordnet.

Oft kommt es zu vermehrtem *Speichelfluss*, besonders im Schlaf. Der Patient berichtet in diesen Fällen, dass er beim Aufwachen ein nasses Kopfkissen vorgefunden hat, da der Speichel in der Nacht und in vielen Fällen auch am Tage nicht ausreichend geschluckt wird, sondern aus dem Mund läuft. Der verstärkte Speichelfluss soll mit einer erhöhten Rate an *Zahnschäden* bei den mit Clozapin behandelten Patienten zusammenhängen.

Clozapin verursacht recht häufig *Obstipation*. Diese muss oft medikamentös behandelt werden. Nicht selten kommt es zu ernsten Komplikationen durch eine von Clozapin verursachte Trägheit des Darmes und eine hierdurch begünstigte pathologische Erweiterung des Dickdarms.

Andere Clozapin-spezifische Risiken sind die Ausbildung eines *Diabetes mellitus*, eine Beeinträchtigung der körpereigenen Temperaturregulation (Erzeugung von *Hyper- und Hypothermien)*, eine erhöhte Gefahr für *epileptische Krampfanfälle* sowie die *Kardiotoxizität* der Substanz.

Agranulozytose. Die gefährlichste Nebenwirkung ist die während der gesamten Einnahmezeit mögliche Agranulozytose (S. 149). Diese Verminderung der weißen Blutkörperchen kann unter Clozapin-Einnahme auftreten; daher muss das *Blutbild engmaschig überwacht werden,* um ein ernsthaft gefährliches Absinken der Granulozytenzahl rechtzeitig zu erkennen. Wird das Medikament in so einem Fall nicht sofort abgesetzt, besteht *Lebensgefahr.* Bis etwa 1976 ist weltweit bei einigen Hundert Patienten, die mit Clozapin behandelt wurden, eine Agranulozytose aufgetreten.

Nach neueren Daten aus England liegt die Agranulozytose-Wahrscheinlichkeit zwischen 0,38 und 0,8 %. Die Mortalität beträgt zwischen 0,01 und 0,03 %.

Absetzpsychosen. Beim Absetzen von Clozapin kann es zu sogenannten Absetzpsychosen kommen, die vom klinischen Bild her gravierender als die ursprünglich behandelte Psychose sein können. Diese Reaktionen treten besonders nach lang andauernder, hoch dosierter Einnahme auf und sind wahrscheinlich zum Teil auf die anticholinerge Wirkung des Medikaments zurückzuführen. Sorgsames, langsames *Ausschleichen* ist in diesen Fällen notwendig. Dies kann in manchen Fällen Wochen benötigen.

Wechselwirkungen

Clozapin wird über das Cytochrom P_{450} (CYP) 1A2 metabolisiert. Entsprechend führen Stoffe, die als Inhibitoren dieses Enzyms wirken (z. B. Koffein, Fluvoxamin, Ritonavir), zu einer Steigerung, und solche, die es in seiner Tätigkeit induzieren (z. B. Carbamazepin, Phenytoin, Rifampicin, Omeprazol, Rauchinhaltsstoffe), zu einer Verminderung der Clozapin-Plasmakonzentration. Die Wirkung anticholinerger und zentral dämpfender Medikamente kann von Clozapin verstärkt werden.

Mein persönliches Fazit

Ich verwende Clozapin als „Reserve-Antipsychotikum". Es hilft oft auch bei chronisch produktiven Krankheitsbildern, bei denen alle anderen zuvor eingesetzten Antipsychotika keine durchgreifende Linderung verschafft haben. Allerdings hat es mit der oft ausgeprägten Gewichtszunahme, der Sedierung und der Gefahr der Agranulozytose gravierende Nebenwirkungen. Das Verhältnis aus Nutzen und Nebenwirkungen bespreche ich daher sehr ausführlich mit dem Patienten.

4.3.7 Depotneuroleptika

Einige der typischen Neuroleptika wie Haloperidol, Flupentixol oder Fluphenazin stehen schon seit Jahrzehnten auch als Depotpräparat zur Verfügung. Diese Darreichungsform galt lange Zeit für eine recht große Patientengruppe als besonders sicher und angemessen. Mit dem Aufkommen der Atypika änderte sich das Verhältnis aus Nutzen und Nachteilen, weil die Typika auch in der Depotform nebenwirkungsreicher sind als die Atypika. Mit Risperidon kam ein erstes Atypikum in Depotform auf den Markt, inzwischen stehen auch Olanzapin und Aripiprazol als Depot zur Verfügung. Paliperidon ist als monatlich oder als 3-monatlich zu gebendes Depot erhältlich. Risperidon steht in einer Formulierung zur Verfügung, die ohne Auftitrierung direkt nach der ersten Depotgabe den endgültigen Blutspiegel aufbaut.

Zum Einsatz eines Depotpräparates gibt es immer wieder unterschiedliche Einschätzungen. Wenn ein psychiatrischer Patient, der eine neuroleptische Medikation benötigt, diese immer wieder nach einer gewissen Zeit gegen ärztlichem Rat absetzt, kommt regelmäßig der Ruf nach einem Depotpräparat auf. Man muss jedoch bedenken, dass ein Patient, der sein Neuroleptikum nicht mehr nehmen möchte, es auch als Depot nicht nehmen wird. Depots haben große Vorteile, wenn jemand zwar alle 2–4 Wochen einen Arzt aufsucht, aber zwischenzeitlich eine Tabletteneinnahme nicht hinbekommt, etwa weil er obdachlos ist und das Depot für ihn praktischer ist. Sie sind auch vorteilhaft, wenn ein Patient die Medikation zwar möchte, aber die Tabletteneinnahme ihm zu lästig oder zu kompliziert ist oder er sie häufig vergisst.

Man muss auf der anderen Seite beachten, dass es bei nicht steril applizierten Depotinjektionen zu einem *Spritzenabszess* kommen kann, der die Gesundheit erheblich gefährden kann und manchmal zu einer großen Narbe führt. Das passiert mit Tabletten nicht. Das Risiko eines Spritzenabszesses muss einem klaren Vorteil der Depotmedikation gegenübergestellt werden.

Wenn ein Patient ein Neuroleptikum nicht nehmen möchte und es keine gesetzliche Grundlage wie eine Bewährungsauflage gibt, dann kann er auch eine Depotmedikation jederzeit absetzen. Immerhin – man sieht es frühzeitig.

Umstellung einer oralen Gabe auf ein Depot

Bevor man ein Neuroleptikum als Depot gibt, muss man sicherstellen, dass dessen Wirkstoff auch vertragen wird. Es wäre fatal, wenn man eine Substanz als Depot verabreicht und diese dann starke EPMS, starke Akathisie oder eine andere Nebenwirkung verursacht, denn diese Nebenwirkung würde ja wochenlang bestehen bleiben. Daher muss der Wirkstoff zuerst immer in kurzwirksamer Form, also in der Regel als Tablette, gegeben werden. Bei guter Verträglichkeit kann dann auf ein Depot umgestellt werden.

Allerdings führt die erste Gabe bei den meisten Depotpräparaten eben gerade noch nicht zu einem ausreichenden Blutspiegel. Nur Risperidon ISM (Okedi) hat eine Pharmakodynamik, die direkt nach der ersten Gabe ausreichende Blutspiegel erzeugt. Bei den anderen Präparaten gibt man eine Loading Dose wie bei Xeplion oder über 2–3 Depotintervalle parallel den gleichen Wirkstoff noch in Tablettenform dazu.

Dann stellt sich die Frage nach der Umrechnung einer bisherigen oralen Dosis in eine Depotdosis. Es gibt keine einfache Formel, um die oral gegebene Dosis eines Neuroleptikums in eine Depotdosis umzurechnen. Zur Orientierung habe ich aus den Fachinformationen und teilweise aus meiner klinischen Erfahrung in ▶ Tab. 4.3 vergleichbare orale Dosierungen und Depotdosierungen aufgeführt. Im Einzelfall können andere Dosierungen erforderlich sein. ▶ Tab. 4.3 ist auch zu entnehmen, in welchen Dosierungen das jeweilige Depot vorliegt und in welchen Intervallen es zu geben ist.

Tab. 4.3 Depotneuroleptika.

Dosis in Worten	Dosis in Tablettenform	Depotdosis
Haloperidol (z. B. Haldol)		
niedrig	2–0–2 mg	40 mg alle 4 Wochen
mittel	4–0–4 mg	80 mg alle 4 Wochen
hoch	6–0–6 mg	120 mg alle 4 Wochen
Flupentixol (z. B. Fluanxol)		
niedrig	4–0–0 mg	20 mg alle 2 Wochen
mittel	10–0–0 mg	50 mg alle 2 Wochen
hoch	10–10–0 mg	100 mg alle 2 Wochen
Fluphenazin (z. B. Lyogen)		
niedrig	2–0–3 mg	25 mg alle 2 Wochen
mittel	5–0–5 mg	50 mg alle 2 Wochen
hoch	10–0–10 mg	100 mg alle 2 Wochen
Risperidon mit 2-wöchiger Gabe (z. B. Risperdal Consta)		
niedrig	0–0–2,5 mg	25 mg alle 2 Wochen
mittel	0–0–4 mg	37,5 mg alle 2 Wochen
hoch	0–0–5 mg	50 mg alle 2 Wochen
Paliperidon mit 4-wöchiger Gabe (Xeplion)		
Xeplioneinstellung auf jede Dosis immer so beginnen: Tag 1: 150 mg deltoidal, Tag 8: 100 mg deltoidal, danach:		
niedrig	3–0–0 mg	50 mg alle 4 Wochen
mittel	6–0–0 mg	75 mg alle 4 Wochen
hoch	6–0–3 mg	100 mg alle 4 Wochen
Paliperidon mit 12-wöchiger Gabe (z. B. Trevicta)		
Nach 4-monatiger Gabe von Xeplion soll auf die 3,5-fache Dosis Trevicta umgestellt werden.		
niedrig	50 mg Xeplion alle 4 Wochen	175 mg Trevicta alle 12 Wochen
mittel	75 mg Xeplion alle 4 Wochen	263 mg Trevicta alle 12 Wochen
hoch	100 mg Xeplion alle 4 Wochen	350 mg Trevicta alle 12 Wochen
sehr hoch	150 mg Xeplion alle	525 mg Trevicta alle

4

4

Tab. 4.3 Fortsetzung

Dosis in Worten	Dosis in Tablettenform	Depotdosis
	4 Wochen	12 Wochen
Risperidon ISM (z. B. Okedi)		
Okedi kann gegeben werden, wenn sichergestellt ist, dass Risperidon vertragen wird. Es baut den Wirkstoffspiegel direkt mit der ersten Depotgabe auf.		
niedrig	3–0–0 mg	75 mg alle 4 Wochen
mittel	4–0–0 mg	100 mg alle 4 Wochen
Aripiprazol (z. B. Abilify Maintena)		
mittel	15–0–0 mg	300 mg alle 4 Wochen
hoch	20–0–0 mg	400 mg alle 4 Wochen
Olanzapin (z. B. ZypAdhera)		
niedrig	0–0–10 mg	• 210 mg alle 2 Wochen oder 405 mg alle 4 Wochen für 8 Wochen • danach 150 mg alle 2 Wochen oder 300 mg alle 4 Wochen
mittel	0–0–15 mg	• 300 mg alle 2 Wochen für 8 Wochen • danach 210 mg alle 2 Wochen oder 405 mg alle 4 Wochen
hoch	0–0–20 mg	300 mg alle 2 Wochen

4.3.8 Welches Antipsychotikum gebe ich wem?

Wie in dem Kapitel zur Frage: „Welches Antidepressivum gebe ich wem?" (S. 71), habe ich hier eine Vereinfachung meines Behandlungsalgorithmus aufgeschrieben. Dies ist aber nicht der einzig richtige Weg. Vielleicht hilft er Ihnen dennoch, einen Ausgangspunkt zur Formulierung Ihres eigenen Algorithmus zu finden, den Sie mir gerne an psychopharmakologie@icloud.com mailen dürfen!

Nehmen wir an, in meine Behandlung kommt ein sonst gesunder Patient mit einer Psychose. Ich entscheide mich, dass er ein Neuroleptikum braucht. Das bespreche ich mit ihm und er stimmt dem zu. Nun stellt sich die Frage: Welches Neuroleptikum empfehle bzw. verordne ich? Es gibt keine ganz einfache

Faustformel, nach der ich für einen bestimmten Patienten ein Neuroleptikum auswähle, aber ich habe ein typisches Vorgehen, das ich häufig anwende. Es gibt einige unterscheidbare Konstellationen, die nachfolgend aufgeführt sind.

Der erfolgreich vorbehandelte Patient. Auf meine Fragen: „Haben Sie schon einmal in einer früheren Krankheitsphase ein Neuroleptikum erhalten? Hat es gut gewirkt? Haben Sie es gut vertragen?", antwortet er jeweils mit „Ja", d. h. ein bestimmtes Präparat hat schon einmal gut gewirkt und wurde gut vertragen. Dann empfehle ich genau dieses Medikament wieder. Ich frage, welche Symptomatik damals bestanden hat, wie stark sie war und welche Dosis des Präparates in welcher Zeit geholfen hat. Ich mache mir ein Bild davon, wie stark die Symptomatik jetzt ist und empfehle eine passende Dosis.

Der bislang unbehandelte Patient. Wenn bislang noch nie ein Neuroleptikum verordnet wurde, empfehle ich in der Regel in der 1. Stufe **Risperidon.** Es wirkt schnell und verlässlich. Es macht nicht müde und es verursacht in der Regel keine Gewichtszunahme. Wenn ich selbst ein Neuroleptikum bräuchte, würde ich mich für Risperidon entscheiden. In Dosierungen bis 4 mg/Tag ist es meist gut verträglich und macht bei vielen Patienten keine EPMS (S. 142). In höheren Dosierungen kann es EPMS verursachen.

Risperidon hat sich als ungeeignet erwiesen. Wenn Risperidon nicht ausreichend geholfen hat oder nicht vertragen wurde und der Patient nicht adipös ist, empfehle ich in der 2. Stufe in der Regel **Olanzapin.** Es wirkt ebenso sicher, verlässlich und zügig wie Risperidon und wird ebenfalls zumeist gut vertragen. Es kann aber eine deutliche Gewichtszunahme verursachen. Darüber kläre ich den Patienten sehr eindeutig auf. Lehnt er das Präparat ab, empfehle ich ein anderes. Ich lasse die Patienten vor Beginn der Behandlung mit Olanzapin wiegen. Treten eine Gewichtszunahme von mehr als 3 kg oder wiederholte Heißhungerattacken auf, empfehle ich, das Präparat zu wechseln.

Risperidon und Olanzapin haben sich als ungeeignet erwiesen. Wenn Risperidon in Stufe 1 wegen mangelnder Wirksamkeit und nicht wegen EPMS das Feld räumen musste und in Stufe 2 Olanzapin nicht geeignet war, dann versuche ich in der 3. Stufe **Amisulprid.** Wenn Risperidon wegen EPMS ausschied, überspringe ich diesen Schritt.

Risperidon, Olanzapin und Amisulprid waren ungeeignet. In der 4. Stufe muss ich ein Neuroleptikum auswählen, das ggf. etwas weniger wirkstark als Risperidon, Olanzapin und Amisulprid, aber vielleicht besser verträglich ist. Es kommen nun **Aripiprazol, Ziprasidon** und **Quetiapin** in Betracht. Ich verordne

4

in dieser Reihenfolge. Aripiprazol führt häufig zu Akathisie (S. 143), ich setze es dann zumeist sofort und ohne zu warten ab. Ziprasidon und Quetiapin werden in der Regel sehr gut vertragen, hier stellt sich eher die Frage der ausreichenden Wirksamkeit.

Monotherapie ohne Erfolg. Funktioniert keines der bislang gewählten Neuroleptika in Monotherapie, wähle ich, geleitet von den Nebenwirkungen der bisherigen Versuche, eine **Kombinationstherapie** aus **2** gut verträglichen, aber in Monotherapie nicht ausreichend wirksamen **Neuroleptika** aus und gebe beide in einer mittleren Dosis. Dabei unterteile ich die Neuroleptika nach ihren Nebenwirkungen in unterschiedliche Gruppen und meide die Gruppe, deren Nebenwirkung bislang am problematischsten war:

- *Gruppe 1*: (D_2-Rezeptoren-Blocker): EPMS-Gefahr: Haloperidol, Amisulprid, Risperidon
- *Gruppe 2*: (H_1-Rezeptoren-Blocker): Gewichtszunahme-Gefahr: Clozapin, Olanzapin, manchmal Quetiapin
- *Gruppe 3*: Akathisie-Gefahr: Aripiprazol

Alle oben genannten Stufen waren erfolglos. Waren die bisherigen Wirkstoffe erfolglos, dann probiere ich es mit **Sertindol.** Zu Sertindol sind besondere Hinweise (S. 123) zu beachten, da es in besonders hohem Maße geeignet ist, die QTc-Zeit zu verlängern. Es ist daher ein Neuroleptikum der 2. Wahl.

Sertindol war auch erfolglos. Wenn Sertindol auch nicht gewirkt hat oder wenn die Schwere der Erkrankung dies schon früher gebietet, ist es an der Zeit, sich für das nebenwirkungsreichere, aber eben auch sehr wirksame Clozapin (S. 125) zu entscheiden. Eine besonders ausführliche Aufklärung ist erforderlich. In der S3-Behandlungsleitlinie „Schizophrenie" wird der Einsatz von Clozapin deutlich früher in Betracht gezogen. Da Clozapin aber regelmäßig starke Nebenwirkungen verursacht, setze ich es nach Möglichkeit erst spät ein.

Rezidivprophylaxe bei asymptomatischem Patienten. Mit großer Sicherheit wirkt das Neuroleptikum, das die psychotische Episode beendet hat. Bei der Rezidivprophylaxe sind aber Nebenwirkungen noch viel weniger akzeptabel als in der Akuttherapie. Bei Nebenwirkungen wechsle ich daher noch niederschwelliger auf ein Ausweichpräparat.

Behandlung akuter kokaininduzierter psychotischer Zustände. Kokain ist stark und selektiv dopaminagonistisch. **Amisulprid** ist stark und selektiv dopaminantagonistisch. Daher behandele ich akute psychotische Zustände nach Kokainkonsum mit Amisulprid und einem Benzodiazepin.

Delir. Ein lebensbedrohliches Delir, egal welcher Genese (Alkoholentzug, Benzodiazepinentzug, ...) braucht eine wirkungsvolle und schnelle Neurolepsie. Ich gebe **Haloperidol**, seltener **Risperidon**.

Auswahl eines Depotpräparates. Wenn der Patient unter den zuvor verordneten Medikamenten keine Probleme mit EPMS hatte, mache ich in der Regel zunächst einen Versuch mit **Flupentixol** (Fluanxol). Zur Prüfung der Verträglichkeit gebe ich es zunächst oral. Wird dies vertragen, gebe ich eine milde Dosis Fluanxol Depot, etwa 40–60 mg alle 2 Wochen. Alternativ gebe ich **Risperidon** (Risperdal Consta) oder **Paliperidon** (Xeplion) als Depotpräparat. Treten hierunter EPMS auf, gebe ich **Olanzapin** als Depotpräparat (ZypAdhera).

Ich weise darauf hin, dass bei jedem einzelnen Patienten noch viele weitere Aspekte eine Rolle spielen können, die über das von mir beschriebene Vorgehen hinausgehen.

4.3.9 Antipsychotika Äquivalenzdosierungen

Ebenso wie für Antidepressiva (S. 70) ist es auch für Antipsychotika hilfreich, ungefähre Äquivalenzdosierungen der verschiedenen Antipsychotika zu kennen. Auch hier handelt es sich nicht um Naturkonstanten, sondern um klinisch gewonnene und durch persönliche Erfahrung bereicherte Annäherungswerte. Ein anderes Antipsychotikum in einer nach der Tabelle in ▸ Abb. 4.12 umgerechneten Dosis wird aber natürlich ein etwas anderes Wirkungsprofil haben und noch häufiger ein wesentlich anderes Nebenwirkungsprofil. Es gibt verschiedene Arten, an so eine Umrechnungstabelle zu kommen. Die klassische Methode ist die von Davis 1974 angewendete: Man nimmt sich alle verfügbaren Studien zu Medikamenten einer Gruppe, in der die Studienärzte nicht wussten, welches Medikament sie gaben, aber die Dosis nach der klinischen Wirkstärke anpassen konnten. Dann nimmt man den Mittelwert der jeweils gegebenen Dosierungen und geht davon aus, dass diese Mittelwerte vergleichbar sind. In einer ausgezeichneten Arbeit hat Leucht dieses Vorgehen 2015 für atypische Antipsychotika durchgeführt [44]. Cariprazin wurde in dieser Studie nicht untersucht. Die Äquivalenzwerte für Cariprazin habe ich daher aus meiner eigenen klinischen Erfahrung geschätzt und mich an dieser Studie orientiert [45].

▸ Abb. 4.12 zeigt die Werte, die sich aus der Studie von Leucht ergeben, wenn man deutsche Handelsnamen einsetzt, die resultierenden Dosierungen auf für die nächste für dieses Präparat übliche Dosis rundet und diejenigen Tabellenfelder leer lässt, die Dosierungen enthalten hätten, die für dieses Präparat in Deutschland nicht zugelassen sind. Meiner persönlichen Einschätzung

Antipsychotika-Umrechnungstabelle						
Medikament	**Faktor**	**Spalten zeigen gerundete vergleichbare Wirkstärken**				
Amisulprid p.o.	38,33	200 mg	300 mg	400 mg	600 mg	800 mg
Quetiapin p.o.	32,27	175 mg	250 mg	350 mg	500 mg	700 mg
Clozapin p.o.	30,62	150 mg	225 mg	300 mg	500 mg	650 mg
Ziprasidon p.o.	7,92	40 mg	60 mg	80 mg	120 mg	160 mg
Aripiprazol p.o.	1,41	7,5 mg	10 mg	15 mg	20 mg	30 mg
Sertindol p.o.	1,08	4 mg	8 mg	12 mg	16 mg	20 mg
Olanzapin p.o.	1	5 mg	7,5 mg	10 mg	15 mg	20 mg
Haloperidol p.o.	0,74	4 mg	6 mg	8 mg	12 mg	15 mg
Risperidon p.o.	0,38	2 mg	3 mg	4 mg	6 mg	
Cariprazin p.o.		1,5 mg	3 mg	4,5 mg	6 mg	

Abb. 4.12 Äquivalenzdosierungen der verschiedenen Antipsychotika [44].

nach ist diese Tabelle realistisch und gut geeignet, einen Anhaltspunkt dafür zu geben, welche Dosis eines Antipsychotikums welcher Dosis eines anderen Antipsychotikums entspricht.

4.4 Sedativa

Zu den Sedativa zählen die *niederpotenten Neuroleptika* und eine Reihe von chemisch unterschiedlichen *Schlafmitteln*. Sedativa wirken beruhigend, reduzieren innere Anspannung, machen müde und können darüber hinaus Angst lindern.

Die *klassischen Sedativa* sind die niederpotenten Neuroleptika. Sie sind geeignet, innere Anspannungen zu reduzieren, beruhigend zu wirken und müde zu machen. Das kann in bestimmten Krankheitsphasen sehr hilfreich sein.

Benzodiazepine haben in höheren Dosierungen zwar denselben Effekt, allerdings sind sie nicht das mildeste Mittel, um eine Beruhigung zu bewirken. Benzodiazepine gehen immer mit der Gefahr einer Abhängigkeit einher. Diese Stoffklasse zur Sedierung einzusetzen, ist also mit Blick auf das Abhängigkeitspotenzial gewissermaßen „mit Kanonen auf Spatzen geschossen". Benzodiazepine werden getrennt im Kapitel „Benzodiazepine" (S. 175) besprochen.

4.4.1 Promethazin

Promethazin

- ist ein niederpotentes Neuroleptikum.
- ist pharmakologisch ein H_1-Rezeptor-Antagonist.
- wirkt ausgeprägt sedierend.
- kann auch gegen Allergien eingesetzt werden.

4

Promethazin ist seit 1948 ununterbrochen unter dem Präparatenamen Atosil auf dem Markt, inzwischen natürlich auch als Generikum. Es ist ein niederpotentes Neuroleptikum.

Pharmakologie

Promethazin ist ein H_1-Rezeptor-Antagonist. Daher ist es wirksam gegen Allergien. Hauptwirkung ist jedoch die *Sedierung*.

Klinischer Einsatz

Promethazin wird in der Psychiatrie zur *Sedierung* verordnet. Es macht im Gegensatz zu Benzodiazepinen nicht abhängig, was einen dauerhaften Gebrauch und einen wiederholten Gebrauch bei Bedarf, etwa bei *Anspannungs- und Angstzuständen,* ermöglicht.

Die Dosis liegt bei etwa 25 bis 50 mg/Gabe, eine Verteilung auf 4 Gaben zu je 50 mg/Tag ist möglich, dies wäre dann schon eine recht hohe Tagesgesamtdosis.

Eine *abendliche Gabe* kann schlafanstoßend wirken.

Dosierung

- *bei Bedarf (Anspannung):* 25–50 mg, maximal 200 mg/Tag

Nebenwirkungen

Die Sedierung ist bei Promethazin die gewünschte Hauptwirkung, also in diesem Fall keine Nebenwirkung. Die Wirkung anderer zentral dämpfender Medikamente kann durch Promethazin verstärkt werden.

Mein persönliches Fazit

Promethazin bei Bedarf zu geben, ist in vielen Fällen eine sinnvolle Behandlung. In akuten Krankheitsphasen kann auch eine regelmäßige Gabe in absteigender Dosis über wenige Wochen sinnvoll sein. Eine dauerhafte Sedierung über mehrere Monate sollte aber die Ausnahme sein.

4

4.4.2 Opipramol

Opipramol

- gehört zu den erstaunlich häufig verordneten Psychopharmaka.
- hemmt pharmakologisch Histamin- und Sigma-1-Rezeptoren, aber weder die Serotonin- noch die Noradrenalin-Wiederaufnahme.
- wird in der Regel mit dem Ziel einer milden Sedierung, Angstlinderung und antidepressiven Wirkung verordnet.

Opipramol belegt auf der Rangliste der am häufigsten verordneten Psychopharmaka Platz 7.

Es ist ein im stationären Bereich eher selten verordnetes Medikament, das sich aber bei niedergelassenen Hausärzten, Internisten und auch bei niedergelassenen Psychiatern großer Beliebtheit erfreut.

Pharmakologie

Opipramol hemmt weder die Wiederaufnahme von Serotonin noch die Wiederaufnahme von Noradrenalin. Mutmaßlich aufgrund der *Hemmung von Sigma-1-Rezeptoren* entwickelt es eine *milde antidepressive und angstlösende Wirkung.* Aufgrund der Blockade der Histaminrezeptoren wirkt es sedierend.

Klinischer Einsatz

Angewendet wird es für ein breites Indikationsgebiet, das von *Depressionen* über *Angststörungen, Anspannungszuständen, Schlafstörungen* bis hin zu *Zwangsstörungen* reicht. Vielen Patienten hilft es auch sehr gut und erweist sich gleichzeitig als gut verträglich. Dann ist es ein gutes Medikament für diese Patienten.

Ich verschreibe es praktisch nur dann, wenn es eine erfolgreiche Vorbehandlung mit Opipramol gibt. Ansonsten bevorzuge ich die Kombination aus einem modernen Antidepressivum und einem niederpotenten Neuroleptikum: Das

Antidepressivum wirkt dann stimmungsaufhellend und lindert Ängste, das niedrig dosierte niederpotente Neuroleptikum wirkt sedierend und ebenfalls angstlindernd (Neuroleptanxiolyse). Dabei kann ich die einzelnen Wirkkomponenten unabhängig voneinander dosieren.

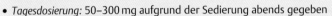

Dosierung

- *Tagesdosierung:* 50–300 mg aufgrund der Sedierung abends gegeben
- *niedrige Dosierung:* 50–100 mg abends
- *mittelhohe Dosierung:* 50–50–100 mg
- *hohe Dosierung:* 100–100–100 mg

4

Nebenwirkungen

Zu Beginn der Behandlung treten manchmal *Müdigkeit, Schwindel, Übelkeit* und in manchen Fällen *Potenzstörungen* auf. Bei sehr hohen Dosierungen können eventuell die Nebenwirkungen von Neuroleptika eintreten, z. B. EPMS (S. 142).

Zumeist treten diese Nebenwirkungen aber nur in der Anfangszeit (erste Tage bis Wochen) der Einnahme auf und sind nur schwach ausgeprägt.

Mein persönliches Fazit

Opipramol hilft vielen Patienten insbesondere bei eher unspezifischen Beschwerden und ist gut verträglich. Pharmakologisch ist es überwiegend ein Sedativum. Aber wie heißt es ganz zurecht: „Wer heilt, hat Recht ...".

4.5 Antihyperkinetika

Antihyperkinetika werden gegeben, um Überbeweglichkeiten zu behandeln, die entweder krankheitsbedingt, wie bei der Chorea Huntington, oder medikamenteninduziert, wie bei den tardiven Dyskinesien (S. 142), auftreten.

4.5.1 Tiaprid

Tiaprid

- ist ein Antihyperkinetikum, das bei tardiven Dyskinesien, Tics und Überbeweglichkeiten bei Chorea Huntington eingesetzt wird.
- dämpft verlässlich die vegetative Entzugssymptomatik im Alkoholentzug.
- gilt als nebenwirkungsarm.
- hat praktisch keine antipsychotische Wirkung, obwohl es chemisch und pharmakologisch zu den typischen Neuroleptika zählt.

Pharmakologie

Tiaprid gehört chemisch zu den Benzamiden wie Sulpirid und Amisulprid. Es blockiert selektiv die D_2- und D_3-Rezeptoren. Tiaprid hat keine wesentliche anticholinerge oder antihistaminerge Wirkung, daher sediert es kaum.

In typischen Dosierungen wirkt es vorwiegend im limbischen System durch Blockierung von D_2- und D_3-Rezeptoren und weit weniger im Striatum. Da die typischen EPMS als Folge der Dopaminblockade im Striatum auftreten, hat Tiaprid, das hier wenig aktiv ist, diese Nebenwirkung weit seltener und kann daher auch zur Therapie von Bewegungsstörungen eingesetzt werden.

Seine Plasmahalbwertszeit beträgt 2,9–3,6 Stunden. Es wird nicht über die Leber metabolisiert, sodass es auch bei Patienten mit Leberfunktionsstörungen sicher eingesetzt werden kann.

Klinischer Einsatz

Tiaprid ist offiziell für die Behandlung *tardiver Dyskinesien* zugelassen. Tardive Dyskinesien (S. 142) können vor allem im Mundbereich sehr hartnäckig sein. Sie können als Folge des längeren Einsatzes typischer Neuroleptika entstehen. Selbst nach vollständigem Absetzen der Neuroleptika verbleiben bei manchen Patienten Residuen dieser Dyskinesien. Tiaprid kann diese Symptome reduzieren. Tiaprid wird auch zur Behandlung von *Tics beim Tourette-Syndrom*, bei *Dyskinesien wie der Chorea Huntington,* gegen *Akathisie* sowie im *Alkoholentzug* eingesetzt.

Dosierung

- empfohlene Dosis bei Erwachsenen laut Fachinformation: 100–100–100 bis 200–200–200 mg; Wirkung nach etwa 6 Wochen zu erwarten
- empfohlene Dosis gegen die wurmartigen Überbewegungen im Rahmen einer Chorea Huntington laut Fachinformation: 100–100–100 mg bis zu 200–200–200–200–200 mg

Laut Leitlinie ist Tiaprid die Therapie der 1. Wahl bei *motorischen und vokalen Tics*, die beim *Tourette-Syndrom* auftreten.

Tiaprid wird sehr häufig gegen die *vegetativen Symptome im Alkoholentzug* gegeben, obwohl es hierfür nicht offiziell zugelassen ist. Es hilft beispielsweise gegen die Unruhe, Rastlosigkeit, das Schwitzen und die Tachykardie im Entzug. Typisch ist die Kombination mit Carbamazepin. Tiaprid kann auch intramuskulär oder intravenös verabreicht werden, was zu einer zügigen Linderung vegetativer Entzugsbeschwerden führt.

Da Tiaprid relativ wenig im Striatum bindet, verursacht es selbst kaum EPMS, eignet sich aber zur Therapie der EPMS, nach Dose und Lange [46] durch eine Blockierung übermäßig sensitiver Dopaminrezeptoren.

Gegen *Agitation* und *Aggressivität* ist es besonders gut geeignet, da es vornehmlich im limbischen System wirkt.

Nebenwirkungen

Tiaprid kann die *QTc-Zeit verlängern.* Entsprechende EKG-Kontrollen und Vorsichtsmaßnahmen sind daher erforderlich.

Wie alle Dopaminantagonisten kann Tiaprid eine *Hyperprolaktinämie* verursachen, weswegen es von Ludolph et al. [47] nicht für die Verwendung bei Kindern und Jugendlichen empfohlen wird. Der FDA wurden Fälle von *Rhabdomyolyse* gemeldet.

Mein persönliches Fazit

Ich verwende Tiaprid gerne in Kombination mit Carbamazepin im Alkoholentzug. Bei tardiven Dyskinesien, Tics und Überbeweglichkeit bei Chorea Huntington hat es bei mir ebenfalls einen fest etablierten Platz.

Lediglich zur Behandlung von EPMS habe ich selbst keine überzeugenden eigenen Erfahrungen gemacht. Wenn ein Patient unter erheblichen EPMS leidet, sollte man meiner Meinung nach immer einen Weg finden, das verursachende Neuroleptikum in der Dosis zu reduzieren oder umzustellen.

4

4.6 Neben- und Wechselwirkungen

4.6.1 Extrapyramidalmotorische Störungen (EPMS)

Definition

- Unter EPMS versteht man Nebenwirkungen bestimmter Neuroleptika auf das willkürmotorische System.
- Klassische Neuroleptika (Typika) wie Haloperidol oder Benperidol verursachen stärker EPMS als Atypika wie Olanzapin und Quetiapin. EPMS können sich zeigen in einer Steifigkeit der Gelenke, einem erhöhten Muskeltonus, einer verminderten Beweglichkeit der Extremitäten, Hypomimie oder Zungen-Schlund-Krämpfen.
- EPMS sind Frühdyskinesien; sie treten zum Zeitpunkt der Medikamenteneinnahme auf. Das Auftreten von EPMS kann ein Warnzeichen für tardive Spätdyskinesien sein. Hierbei handelt es sich um orale Automatismen und andere unwillkürliche Bewegungen, die nach Langzeitgabe von Neuroleptika auftreten können und manchmal trotz Absetzen der Therapie bestehen bleiben.

Klinisches Bild

Steifigkeit

Am häufigsten zeigen sich EPMS in einer erhöhten Muskelsteifigkeit. Arme und Beine bewegen sich weniger flüssig, der Gang kann unnatürlich steif werden, man spricht auch vom „Teddybär-Gangbild".

Im klinischen Untersuchungsbefund fallen auf:

- *Rigor:* erhöhter Muskeltonus
- *Zahnrad-Phänomen:* bei passiver Bewegung der Extremitäten zeigt sich ein zahnradartiger Widerstand
- *Tremor:* Zittern

Zungen-Schlund-Krampf

Eine gefürchtete und sehr unangenehme ausgeprägte Form der EPMS ist der Zungen-Schlund-Krampf, bei dem sich die Zunge und der Rachenbereich so stark verkrampfen, dass die Atmung behindert ist. Eine sofortige intravenöse Injektion von **Biperiden** schafft Abhilfe. Das Neuroleptikum muss nach einem Zungen-Schlund-Krampf in aller Regel gewechselt werden.

Blickkrämpfe

Patienten mit Blickkrämpfen schauen starr in eine Richtung, in die sie nicht schauen wollen. Meist sind beide Augen betroffen, manchmal nur eines. Auf Aufforderung kann der Betroffene oft den Blick wieder auf einen vorgegebenen Punkt fixieren, der Blick weicht aber oft schnell wieder zurück in die ungewollte Position.

Therapie

Treten EPMS auf ist zunächst einmal zu prüfen, ob das Neuroleptikum gegen ein verträglicheres Präparat getauscht werden kann. Ist dies (vorübergehend) nicht möglich, kann man **Biperiden retard** 4 mg/Tag verordnen. Schneller wirksam ist Biperiden in der unretardierten Form. Bei sehr ausgeprägten Formen, insbesondere beim Zungen-Schlund-Krampf, ist Biperiden intravenös indiziert. Biperiden hat ein gewisses Suchtpotenzial.

4.6.2 Akathisie oder „dauernde Bewegungsunruhe"

Definition

- Die Akathisie ist eine der häufigsten und unangenehmsten Nebenwirkungen einiger Antipsychotika.
- Sie ist gekennzeichnet durch *unbezwingbare rastlose Bewegungen vor allem der Beine und der Arme zusammen mit einem Gefühl der inneren Unruhe und Getriebenheit.*
- Akathisie tritt vor allem bei der Behandlung mit Antipsychotika der ersten Generation auf, insbesondere bei hohen Dosierungen oder schnellen Dosissteigerungen. Einige Patienten entwickeln auch unter Antipsychotika der zweiten Generation, Antiemetika, SSRI oder auch bei Reduktion der Dosis eines dieser Medikamente eine Akathisie. Akathisie kann in einigen Fällen so quälend sein, dass sie fremdaggressives, autoaggressives oder suizidales Verhalten auslösen kann. Die Erkennung und rasche Behandlung der Akathisie ist daher eine wichtige Aufgabe ärztlichen Handelns. Wenn eine Akathisie vorliegt, sollte man zunächst prüfen, ob man auf ein verträglicheres Medikament umstellen oder die Dosis des verursachenden Medikamentes deutlich reduzieren kann. Sind diese beiden Optionen nicht möglich oder nicht ausreichend, kommen Mirtazapin, Betablocker oder Benzodiazepine zur Linderung der Symptomatik infrage.

Geschichte

Das Wort Akathisie leitet sich vom altgriechischen kathízein „sich setzen", „sitzen" ab; Akathisie bedeutet also „Unfähigkeit, zu sitzen" [Wikipedia: Akathisie]. Im Deutschen sagt man meistens „Sitzunruhe" Dieser Begriff klingt allerdings in meinen Ohren etwas zu milde, besser wäre vielleicht „dauernde Bewegungsunruhe", was den quälenden Charakter dieser Nebenwirkung besser zum Ausdruck bringt.

Die Symptomatik der Akathisie war schon vor Einführung der Neuroleptika bekannt. Patienten mit Morbus Parkinson oder bestimmten anderen Erkrankungen der Basalganglien zeigen manchmal eine deutlich ausgeprägte Akathisie, in diesen Fällen verbunden mit parkinsonistischen Einschränkungen der Beweglichkeit.

Medikamentös verursachte Akathisie

Wirklich häufig wurde die Akathisie mit der Einführung der Antipsychotika der ersten Generation, z. B. Haloperidol. Bei den früher häufig gegebenen hohen Dosierungen kam es sehr oft zur Akathisie. Aber auch bei heute üblichen Dosierungen, insbesondere bei schneller Steigerung der Dosis, beim Reduzieren der Dosis und bei Patienten, die besonders anfällig für Akathisie sind, tritt noch bei einem erheblichen Teil der Behandlungen mit einem Antipsychotikum der ersten Generation eine klinisch relevante Akathisie auf.

Mit dem Aufkommen der Antipsychotika der zweiten Generation erhoffte man sich, dass Bewegungsstörungen wesentlich seltener zum Problem werden würden. Leider verursachen aber auch einige der Antipsychotika der zweiten Generation erhebliche Akathisie. In der CATIE-Studie [31] schnitten sie in diesem Punkt kaum besser ab als ihre älteren Vorfahren.

Symptomatik

Die Akathisie ist gekennzeichnet durch eine Kombination aus motorischer und psychischer Unruhe. Typisch sind folgende Symptome:
- motorisch:
  - ständiger, unbezwingbarer Impuls, sich zu bewegen, der verhindert, dass die Patienten längere Zeit still sitzen oder stehen können
  - andauernde rastlose Bewegungen vor allem der Beine und der Hände
  - Unfähigkeit, still zu sitzen
  - ständige Verlagerung des Gewichtes von einem Bein auf das andere
  - unwillkürliche Bewegungen der Beine im Bett, die am Schlafen hindern
  - umherlaufen
  - trippeln

- ○ wechselndes Überkreuzen der Beine
- ○ ungerichtete Bewegungen im Gesicht
- psychisch:
  - ○ innere Rastlosigkeit
  - ○ innere Unruhe
  - ○ Gefühl der Getriebenheit

4

Differenzialdiagnose

Abzugrenzen ist die Akathisie unter anderem vom Restless-Legs-Syndrom (RLS). Beim RLS sind fast ausschließlich die Beine betroffen, es tritt zumeist erst abends in der Einschlafphase und in der Nacht auf, ist oft mit Schmerzen in den Beinen verbunden und wird bei Bewegung kurzfristig besser. Anders als bei der Akathisie können Opioide und Dopaminagonisten die Symptomatik verbessern, SSRI können die Symptomatik verschlechtern.

Pathophysiologie

Nach der aktuellen Studienlage geht man davon aus, dass Akathisie durch eine Ungleichgewicht zwischen dopaminergen und serotonergen/noradrenergen Neurotransmittern hervorgerufen wird [29], [33].

Behandlung der Akathisie

Weil eine unbehandelte Akathisie entweder in Noncompliance endet oder zu subjektiv stark belastenden Symptomen führt, muss die Behandlung schnell und entschieden stattfinden. Der Erfolg sollte nicht allzu lange auf sich warten lassen.

Ich empfehle folgende Reihenfolge:

1. **Erste Wahl: Umstellen des Medikamentes:** Wenn eine relevante Akathisie schon unter einer üblichen Dosis eines Antipsychotikums auftritt, ist es oft am sinnvollsten, dieses Präparat direkt gegen ein verträglicheres auszutauschen. Oft treten in diesen Fällen nämlich auch unter niedrigen Dosierungen Symptome der Akathisie auf, und wenn ein Wechsel möglich ist, ist dies oft die beste Lösung.

2. **Zweite Wahl: Reduktion der Dosis:** Sollte ein Wechsel nicht möglich sein, ist als Nächstes eine deutliche Dosisreduktion zu erwägen. Dabei muss man beachten, dass Akathisien bei Dosisreduktionen erst einmal stärker werden können. Erst nach etwa einer Woche mit gleichbleibender Dosis kann man beurteilen, ob diese Maßnahme zu einer ausreichenden Abnahme der Akathisie geführt hat.

3. **Dritte Wahl: Mirtazapin:** Der 5-HT 2A Antagonist Mirtazapin hat sich in einer Studie mit 90 Patienten als wirksam gegen Akathisie erwiesen [30]. Die Gabe von 15 mg Mirtazapin wirkte gleich gut wie Propanolol bei besserer Verträglichkeit. Allerdings muss man bedenken, dass Mirtazapin auch in dieser eher niedrigen Dosis bei längerer Behandlung Gewichtszunahme verursachen kann.

4. **Vierte Wahl: Betablocker:** Der Betablocker Propanolol wird schon seit Jahrzehnten gegen Akathisie eingesetzt, allerdings bei oftmals schlechter Verträglichkeit. Eine typische Dosis wären 80–0–80 mg /Tag.

5. **Fünfte Wahl: Benzodiazepine:** Benzodiazepine können insbesondere die psychische Komponente der Unruhe für eine gewisse Zeit lindern, die Bewegungsunruhe an sich verbessert sich dadurch allerdings zumeist nicht wirklich.

6. **Sechste Wahl: Anticholinergika** wie Biperiden können zwar gut gegen die parkinsonistischen Symptome und EPMS helfen, gegen Akathisie helfen sie oft nicht so gut. Einen Behandlungsversuch kann man allerdings unternehmen, wenn andere Optionen nicht geeignet waren [32].

Fazit

Die Akathisie ist subjektiv eine äußerst unangenehme Nebenwirkung. Und sie betrifft nicht nur die wenigen Patienten, die heutzutage noch mit Antipsychotika der ersten Generation behandelt werden. Akathisie ist unter einigen neueren Antipsychotika ebenfalls häufig. Insbesondere Aripiprazol, Risperidon und selbst Clozapin können Akathisie verursachen. Nicht selten sieht man ausgeprägte Symptome auch bei Patienten, die „nur" ein SSRI wie Citalopram oder ein Antiemetikum wie Dimenhydrinat einnehmen.

Besteht eine Akathisie, muss der Behandler darauf reagieren. Tut er dies nicht, ist es praktisch vorprogrammiert, dass der Patient die Behandlung absetzt, weil Akathisie für die meisten Menschen nicht dauerhaft aushaltbar ist. In Phasen der Akutbehandlung, wenn ein Antipsychotikum in einer hohen Dosis gegeben werden muss und eine Akathisie auftritt, muss der Behandler berücksichtigen, dass diese Akathisie so quälend sein kann, dass Fremdaggressivität, Selbstverletzungen und Suizidalität begünstigt werden können.

Wenn es irgendwie möglich erscheint, sollte das verursachende Medikament auf ein verträglicheres Medikament umgestellt werden. Geht dies nicht, sollte die Dosis wesentlich reduziert werden. Geht auch das nicht, kann ein Medikament zur Linderung der Akathisie versucht werden.

Literatur

[29] Lieberman JA, Scott Stroup T, McEvoy JP et al. Effectiveness of antipsychotic drugs in patients with chronic schizophrenia. N Engl J Med 2005; 353: 1209–1223. Im Internet: https://www.nejm.org/doi/full/10.1056/NEJMoa051688

[30] Poyurovsky M, Pashinian A, Weizman R et al. Low-dose mirtazapine: A new option in the treatment of antipsychotic-induced akathisia. A randomized, double-blind, placebo- and propranolol-controlled trial. Biol Psychiatry 2006; 59: 1071–1077. Im Internet: https://linkinghub.elsevier.com/retrieve/pii/S0006322306000436

[31] Poyurovsky M. Acute antipsychotic-induced akathisia revisited. Br J Psychiatry 2010; 196 (2): 89–91. doi:10.1192/bjp.bp.109070540

[32] Rathbone J, Soares-Weiser K. Anticholinergics for neuroleptic-induced acute akathisia. Cochrane Database Syst Rev 2009. Im Internet: http://doi.wiley.com/10.1002/14651858.CD003727.pub3

[33] Salem H, Nagpal C, Pigott T, Teixeira AL. Revisiting Antipsychotic-induced Akathisia: Current Issues and Prospective Challenges. Curr Neuropharmacol. 2017;15(5):789–798. doi: 10.2174/1570159X14666161208153644. PMID: 27928945; PMCID: PMC5771055

4.6.3 Metabolisches Syndrom

Diagnosekriterien für das Metabolische Syndrom

- erhöhter Bauchumfang: Männer: > 94 cm, Frauen: > 80 cm
- Nüchternblutzuckerwert von > 100 mg/dl oder diagnostizierter Diabetes mellitus
- erhöhter Triglyceridwert > 150 mg/dl oder bereits eingeleitete Therapie zur Senkung des Triglyceridwerts
- niedriger HDL-Cholesterin-Wert: < 40 mg/dl bei Männern und < 50 mg/dl bei Frauen oder bereits eingeleitete Therapie zur Erhöhung des HDL-Werts
- Bluthochdruck (ab > 130 mm Hg systolisch und > 85 mm Hg diastolisch) oder bereits behandelte Hypertonie

Bei nichtschwangeren Frauen mit einem Bauchumfang von mehr als 80 cm und bei Männern, die einen Bauchumfang von mehr als 94 cm haben, muss man an das Metabolische Syndrom denken. Es entwickelt sich oft in Folge eines ungesunden Lebensstils (wenig Bewegung, zu viel Essen). Für die Psychiatrie spielt es eine besonders große Rolle, da es durch Neuroleptika und einige Antidepressiva ausgelöst oder verstärkt werden kann.

Das Metabolische Syndrom (manchmal auch als tödliches Quartett bezeichnet) wird heute als der entscheidende Risikofaktor für koronare Herzkrankheiten angesehen. Es ist charakterisiert durch diese 4 Faktoren:

- abdominelle Fettleibigkeit
- Bluthochdruck
- veränderte Blutfettwerte
- Insulinresistenz

Bauchumfang als Leitkriterium

Eine große Rolle für die Definition des Metabolischen Syndroms spielt der erhöhte Bauchumfang. Denn für das kardiovaskuläre Risiko ist bei Übergewicht das Fettverteilungsmuster von Bedeutung: Besonders nachteilig wirken sich hier Fettdepots im Bauchraum und an den inneren Organen aus. Dieses innere Bauchfett ist sehr stoffwechselaktiv. Es beeinflusst den Fett- und Kohlenhydratstoffwechsel, sodass Fettstoffwechselstörungen und Diabetes die Folge sein können.

Merke

In der ICD-10 kann man das Metabolische Syndrom nur hilfsweise mit dem Code E.88.9 „Stoffwechselstörung, nicht näher bezeichnet" codieren.

Einige Neuroleptika können bei einem Teil der Patienten eine deutliche Gewichtssteigerung verursachen. Besonders ausgeprägt ist dies bei **Clozapin,** das manchmal Gewichtssteigerungen von bis zu 25 kg verursachen kann. Aber auch **Olanzapin** und seltener auch **Quetiapin** können bei etwa $1/5$ bis $1/10$ der Patienten zu einer Gewichtszunahme von mehreren Kilogramm führen. Auch Antidepressiva wie **Mirtazapin** oder die Gruppe der trizyklischen Antidepressiva können eine Gewichtszunahme bewirken. Diese liegt meist in der Größenordnung von 3–5 kg, kann aber im Einzelfall auch ausgeprägter sein. Entweder in Folge der Gewichtszunahme oder als direkte Folge der Medikation kann es auch zur Entwicklung der anderen Risikofaktoren (Diabetes, erhöhte Blutfettwerte und arterielle Hypertonie) kommen.

Merke

Über die Gefahr des Auftretens oder der Verstärkung eines Metabolischen Syndroms muss man die Patienten vor Verordnung dieser Substanzen aufklären.

Treten diese Veränderungen unter neuroleptischer Medikation auf, sollte man unbedingt einen Wechsel des Präparates versuchen. Für **Clozapin** gilt, dass dies aufgrund seiner Nebenwirkungen (Gefahr einer Agranulozytose, Gewichtszunahme, Speichelfluss, Müdigkeit) trotz seiner besonders guten Wirksamkeit erst dann eingesetzt wird, wenn alle anderen Neuroleptika keine ausreichende Wirkung gezeigt haben.

Bei **Olanzapin** und den **anderen Atypika** hat es sich bewährt, *bei einer Gewichtszunahme von mehr als 3 kg in den ersten 6 Wochen* nach Beginn der Behandlung einen Wechsel des Präparates vorzuschlagen. Darüber hinaus sollte man einen gesunden Lebensstil besprechen wie z. B. über körperliche Aktivität und gesunde Ernährung zur Beibehaltung des Normalgewichts; zunächst steht also in manchen Fällen eine Diät an. Liegt ein Diabetes mellitus vor, sollte er bei nicht ausreichender Wirkung der Ernährungs- und Bewegungstherapie medikamentös behandelt werden. Gleiches gilt für die Einstellung des Bluthochdrucks.

Um die Entwicklung eines Metabolischen Syndroms rechtzeitig zu entdecken, empfiehlt es sich, unter Therapie mit Antipsychotika die entsprechenden Parameter regelmäßig zu untersuchen. In der S3-Behandlungsleitlinie „Schizophrenie" [48] wird hierzu in Übereinstimmung mit der *American Diabetes Association* vorgeschlagen, die Parameter Körpergewicht (Body-Mass-Index), Hüftumfang, Blutdruck, Nüchternserumglukose, Nüchternblutfette, Blutbild, Kreatinin, Blutdruck, Puls, EKG und ggf. EEG zu Beginn der Therapie, nach 4 Wochen, nach 3 Monaten und dann in bestimmten individuellen Intervallen zu überprüfen.

4.6.4 Agranulozytose

Definition

- Einige Medikamente können eine allergische Reaktion verursachen, in deren Folge es zu einem gefährlichen Abfall der weißen Blutkörperchen kommt.
- Am stärksten mit dieser Gefahr verbunden ist die Gabe von Clozapin. Daher muss bei Verordnung von Clozapin über 4 Monate wöchentlich das Differenzialblutbild bestimmt werden.
- Klinisch tritt eine Agranulozytose oft als Kombination aus Fieber, Angina tonsillaris und Stomatitis aphtosa auf.
- Tritt eine Agranulozytose auf, muss das auslösende Medikament sofort abgesetzt werden.

Eine Agranulozytose ist eine *starke Verminderung der Granulozyten,* einer Untergruppe der weißen Blutkörperchen (Leukozyten), auf *unter 500 Zellen/μl Blut.*

Häufigste Ursache einer Agranulozytose ist eine Unverträglichkeitsreaktion auf bestimmte Medikamente, oft Analgetika, Antipyretika, Neuroleptika, Thyreostatika oder Sulfonamide. Seltener ist eine Störung der Blutbildung im Knochenmark, z. B. durch maligne Tumoren, aplastische Anämien und Einnahme von Chemotherapeutika. Die *wichtigsten auslösenden Medikamente* der Agranulozytose sind Metamizol (Agranulozytoserisiko nach neueren Daten 1 : 1700), Clozapin, Clomipramin, Carbimazol, Thiamazol, Sulfasalazin und Cotrimoxazol.

Klinisches Bild

Die Erkrankung beginnt unspezifisch mit einer Störung des Allgemeinbefindens und Fieber. Später treten Schleimhautgeschwüre, Hautnekrosen und örtlich begrenzte Lymphome auf.

Häufige Trias bei Agranulozytose:
• Fieber
• Angina tonsillaris
• Stomatitis aphtosa

Diagnostik

Wegweisend ist eine Laboruntersuchung des Blutes, das *Differenzialblutbild*. Weiterhin muss sorgfältig nachgeforscht werden, welche *Medikamente* eingenommen wurden und potenziell ursächlich sein können. Zum Ausschluss einer Bildungsstörung der weißen Blutkörperchen kann eine *Gewebeprobe aus dem Knochenmark* (meist Beckenkamm, alternativ Brustbein) entnommen und *histologisch* untersucht werden.

Therapie

Da meist von Arzneimittelnebenwirkungen auszugehen ist, sollten an erster Stelle alle nicht unbedingt notwendigen Medikamente *abgesetzt* bzw. durch solche *ersetzt* werden, die bekanntermaßen keine Agranulozytose auslösen. Oft lässt sich das auslösende Medikament nicht ermitteln. Weiterhin werden Maßnahmen zur Infektionsprophylaxe eingeleitet.

Um die Therapie zu unterstützen, kann die Granulozytenproduktion durch die Gabe der *Granulozyten-Wachstumsfaktoren* G-CSF und GM-CSF angeregt werden.

4.6.5 QTc-Zeit-Verlängerung

Definition

- Eine Reihe von Medikamenten kann die QTc-Zeit verlängern. Dies kann zu Torsade-de-Pointes-Tachykardien führen, die tödlich enden können.
- Daher ist es notwendig, diejenigen Medikamente zu kennen, die diese Nebenwirkung besonders häufig verursachen.
- Regelmäßige EKG-Kontrollen sind sowohl bei diesen Medikamenten als auch – in längeren Abständen – bei anderen Psychopharmaka wichtig.

Bei einer ganzen Reihe von Psychopharmaka ist es von großer Bedeutung, vor Beginn der Behandlung, nach Erreichen eines „steady state" und im Verlauf immer wieder die QTc-Zeit (auch ▶ Abb. 4.13) zu bestimmen.

In der Praxis sollte man meiner Meinung nach so vorgehen:

- *1. EKG:* vor Beginn der Behandlung mit einem verdächtigen Medikament
- *2. EKG:* eine Woche nach der Neuverabreichung oder Dosissteigerung eines verdächtigen Medikaments
- *nächstes EKG:* bei Sertindol alle 3 Monate, bei anderen verdächtigen Medikamenten möglicherweise in etwas längeren Abständen, aber regelmäßig.
- Die QTc-Zeit gilt als verlängert, wenn sie bei einem Mann mehr als 450 ms, bei einer Frau mehr als 470 ms beträgt oder wenn sie sich im Laufe der Behandlung um mehr als 60 ms verlängert hat (▶ Abb. 4.14).

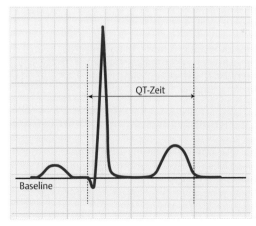

Abb. 4.13 QT-Intervall im EKG. Die QT-Zeit ist die Zeit, die zwischen dem Beginn der Q-Zacke und dem Ende der T-Welle vergeht. Sie ist ein Maß für die Erregungsausbreitung in der Herzkammer. Die QTc-Zeit ist eine frequenzkorrigierte QT-Zeit.

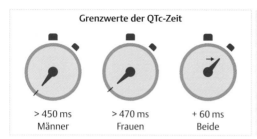

Grenzwerte der QTc-Zeit

> 450 ms
Männer

> 470 ms
Frauen

+ 60 ms
Beide

Abb. 4.14 Grenzwerte der QTc-Zeit.

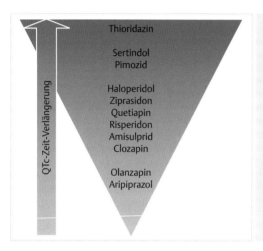

QTc-Zeit-Verlängerung

Thioridazin

Sertindol
Pimozid

Haloperidol
Ziprasidon
Quetiapin
Risperidon
Amisulprid
Clozapin

Olanzapin
Aripiprazol

Abb. 4.15 Ausmaß der QTc-Zeit-Verlängerung bei einigen ausgewählten Neuroleptika.

▶ Abb. 4.15 zeigt einige wichtige und häufig verordnete Neuroleptika, geordnet nach dem Ausmaß der durchschnittlichen QTc-Zeit-Verlängerung. Bei anderen Substanzen, die ebenfalls die QTc-Zeit verlängern, muss man sich immer im Einzelnen ein Bild machen, wie ausgeprägt die Verlängerung der QTc-Zeit ist. Man muss außerdem bedenken, dass Substanzen, die einzeln jeweils die QTc-Zeit verlängern können, dies in Kombination noch sehr viel stärker tun können.

Am ausgeprägtesten ist die QTc-Zeit-Verlängerung durchschnittlich unter **Thioridazin,** das als Melleril vertrieben wird. Bei Anwendung von Thioridazin sind regelmäßige EKG-Kontrollen erforderlich.

Auch **Pimozid**, das unter dem Namen Orap im Handel erhältlich ist, verursacht häufig QTc-Zeit-Verlängerungen.

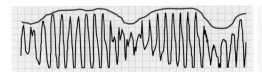

Abb. 4.16 Torsade-de-Pointes-Tachykardie im EKG.

Ein sehr guter Artikel von Wenzel-Seifert et al. [49] geht sehr viel differenzierter auf die QTc-Zeit-Verlängerung auch zahlreicher anderer Substanzen ein.

Für *intravenös* verabreichtes **Haloperidol** gibt es eine überzeugende Datenlage zur Gefahr von QTc-Zeit-Verlängerungen mit daraus resultierender Torsade-de-Pointes-Rhythmusstörung. Dies kann auch daran liegen, dass Haloperidol oft auf Intensivstationen intravenös gegeben wird, wo diese Nebenwirkung sehr gut beobachtet werden kann und daher öfter auffällt. Haloperidol darf aus diesem Grund nur noch unter laufendem EKG-Monitoring, beispielsweise auf einer Intensivstation, intravenös verabreicht werden. In psychiatrischen Kliniken wird Haloperidol nur noch oral oder intramuskulär gegeben.

Zum *oral* verabreichten Haloperidol gibt es noch nicht so dramatische Erkenntnisse zur QTc-Verlängerung, was nicht heißt, dass Haloperidol oral unbedenklich ist.

Bei Gabe von Medikamenten, die die QTc-Zeit verlängern können, ist es wichtig, **Kalium** und **Magnesium** im Blut zu untersuchen, da Hypokaliämien und Hypomagnesiämien eine Torsade-de-Pointes-Tachykardie begünstigen können.

Eine deutlich verlängerte QTc-Zeit kann zu ernsthaften Herzrhythmusstörungen führen, im schlimmsten Falle zu einer Torsade-de-Pointes-Tachykardie (▶ Abb. 4.16), die tödlich enden kann.

4.6.6 Thromboserisiko

Bei Behandlung mit Antipsychotika kann das Thromboserisiko deutlich erhöht sein. Daher ist insbesondere bei Immobilisierung auf eine Thromboseprophylaxe zu achten.

Literatur

[34] Yeşilyurt S, Aras İ, Altınbaş K et al. Pathophysiology of clozapine induced sialorrhea and current treatment choices. Dusunen Adam 2010; 23: 275–281. doi:10.5350/DAJPN2010230408

[35] Zoremba N, Coburn M. Acute confusional states in hospital. Dtsch Arztebl Int 2019; 116: 101–106. doi:10.3238/arztebl.20190101

[36] van den Boogaard M, Slooter AJC, Brüggemann RJM et al. Effect of Haloperidol on Survival Among Critically Ill Adults With a High Risk of Delirium: The REDUCE Randomized Clinical Trial. JAMA 2018; 319(7): 680–690. doi:10.1001/jama.20180160

4

[37] Nikooie R, Neufeld KJ, Oh ES et al. Antipsychotics for Treating Delirium in Hospitalized Adults: A Systematic Review. Ann Intern Med 2019. doi:10.7326/M19-1860

[38] Seitz DP, Gill SS, van Zyl LT. Antipsychotics in the treatment of delirium: a systematic review. J Clin Psychiatry 2007; 68(1): 11–21. doi:10.4088/jcp.v68n0102

[39] DGAI, DIVI et al. S3-Leitlinie. Analgesie, Sedierung und Delirmanagement in der Intensivmedizin (DAS-Leitlinie 2015) (08/2015). Im Internet: https://www.awmf.org/uploads/tx_szleitlinien/001-012l_S3_Analgesie_Sedierung_Delirmanagement_Intensivmedizin_2015-08_01.pdf; Stand: 16.11.2020

[40] Naber D, Lambert M. The CATIE and CUtLASS studies in schizophrenia: results and implications for clinicians. CNS Drugs 2009; 23: 649–659. doi:10.2165/00023210-200923080-00002

[41] U.S. Food & Drug Administration. FDA Drug Safety Communication: FDA warns about new impulse-control problems associated with mental health drug aripiprazole (Abilify, Abilify Maintena, Aristada) (05.03.2016). Im Internet: https://www.fda.gov/drugs/drug-safety-and-availability/fda-drug-safety-communication-fda-warns-about-new-impulse-control-problems-associated-mental-health; Stand: 24.11.2020

[42] Lewis R, Bagnall AM, Leitner M. Sertindole for schizophrenia. Cochrane Database Syst Rev 2005; 3: CD001715. doi:10.1002/14651858.CD001715.pub2

[43] Haverkamp W, Haverkamp F, Breithardt G. Medikamentenbedingte QT-Verlängerung und Torsade de pointes (15.07.2002). Dtsch Ärztebl 2002; 99(28–29): A 1972–1979. Im Internet: www.aerzteblatt.de/pdf.asp?id=32372; Stand: 08.02.2020

[44] Leucht S, Samara M, Heres S et al. Dose Equivalents for Second-Generation Antipsychotic Drugs: The Classical Mean Dose Method. Schizophr Bull 2015; 41: 1397–1402. doi:10.1093/schbul/sbv037

[45] Németh G, Laszlovszky I, Czobor P et al. Cariprazine versus risperidone monotherapy for treatment of predominant negative symptoms in patients with schizophrenia: a randomised, doubleblind, controlled trial. Lancet 2017; 389(10074): 1103–1113. doi:10.1016/S0140-6736(17)30060-0

[46] Dose M, Lange HW. The benzamide tiapride: treatment of extrapyramidal motor and other clinical syndromes. Pharmacopsychiatry 2000; 33(1): 19–27. doi:10.1055/s-2000-7964

[47] Ludolph AG, Roessner V, Münchau A et al. Tourette syndrome and other tic disorders in childhood, adolescence and adulthood. Dtsch Arztebl Int 2012; 109: 821–828. doi:10.3238/arztebl.20120821

[48] Deutsche Gesellschaft für Psychiatrie und Psychotherapie, Psychosomatik und Nervenheilkunde e. V. (DGPPN), Hrsg. S3-Leitlinie Schizophrenie, Kurzfassung (15.03.2019). Im Internet: https://www.awmf.org/uploads/tx_szleitlinien/038-009k_S3_Schizophrenie_2019-03.pdf; Stand: 02.07.2020

[49] Wenzel-Seifert K, Wittmann M, Haen E. QTc prolongation by psychotropic drugs and the risk of Torsade de Pointes. Dtsch Arztebl Int 2011; 108(41): 687–693. doi:10.3238/arztebl.20110687

Weiterführende Literatur

[50] DGBS e. V., DGPPN e. V., Hrsg. S3-Leitlinie zur Diagnostik und Therapie Bipolarer Störungen. Langversion 2.1 (2019). Im Internet: https://www.awmf.org/uploads/tx_szleitlinien/038-019l_S3_Bipolare-Stoerungen-Diagnostik-Therapie_2020-05.pdf; Stand: 08.01.2021

[51] Cohen D, Bogers JP, van Dijk D et al. Beyond white blood cell monitoring: screening in the initial phase of clozapine therapy. J Clin Psychiatry 2012; 73(10): 1307–1312. doi:10.4088/JCP.11r06977

5 Phasenprophylaktika

Behandlung der Bipolaren Störung

- Die meiste Zeit über behandelt man Patienten mit einer Bipolaren Störung, indem man ihnen ein Phasenprophylaktikum verordnet. Phasenprophylaktika reduzieren Anzahl und Schwere depressiver und manischer Episoden, verhindern diese in der Regel aber nicht vollständig. Sie wirken unterschiedlich stark: Lithium ist am wirkstärksten, gefolgt von Valproat, Carbamazepin und dann den anderen Phasenprophylaktika (▶ Abb. 5.1).

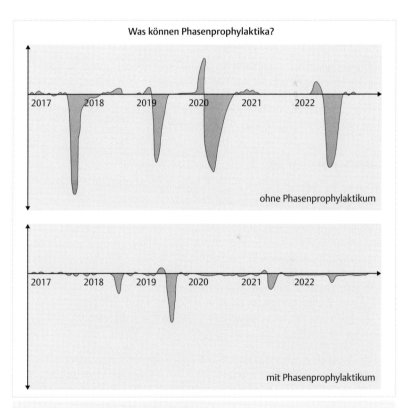

Abb. 5.1 Was können Phasenprophylaktika?

- Akute manische Episoden behandelt man mit einem Phasenprophylaktikum plus einem Neuroleptikum, akute depressive Episoden mit einem Phasenprophylaktikum plus einem Antidepressivum.

Patienten mit einer Bipolaren Störung sind *die meiste Zeit über symptomfrei*. Im Intervall haben sie keine Einschränkung der geistigen Leistungsfähigkeit und können uneingeschränkt ihre verschiedenen sozialen Rollen wahrnehmen. Die Aufgabe des Psychiaters besteht in dieser weit überwiegenden Zeit darin, eine wirksame Phasenprophylaxe zu verordnen. Am wirksamsten ist **Lithium**, gefolgt von **Valproat, Carbamazepin** und **anderen Antiepileptika**. Ob Neuroleptika in der Phasenprophylaxe wirksam sind, ist sehr umstritten.

5.1 Phasenprophylaxe

Phasenprophylaktika, auch *Stimmungsstabilisatoren* oder „*mood stabilizer*" genannt, sind Medikamente, die zur Phasenprophylaxe im Rahmen von Bipolaren Störungen eingesetzt werden. Ziel ist, die Anzahl sowie die Schwere der depressiven und der manischen Episoden zu reduzieren. In der akuten Manie wirken Phasenprophylaktika auch antimanisch.

Fallbeispiel

Stellen Sie sich einen Patienten vor, der unbehandelt beispielsweise in einem 10-Jahres-Zeitraum 10 manische und 20 depressive Episoden gehabt hätte. In den Manien wäre er sehr ausgeprägt manisch, gäbe sehr viel Geld aus, schadete sich selbst. In den depressiven Episoden wäre er tief depressiv, teilweise suizidal, bräuchte längere Krankenhausaufenthalte. Von der Behandlung mit einem Phasenprophylaktikum verspräche man sich dann, dass er im 10-Jahres-Zeitraum beispielsweise statt 10 nur noch 3 manische und statt 20 nur noch 12 depressive Episoden hätte. Dabei wären die manischen Episoden vielleicht nur noch Hypomanien, die depressiven Episoden weniger schwer und vielleicht ambulant behandelbar. Suizidalität bestünde möglicherweise sehr viel seltener.

Zu den Phasenprophylaktika zählen **Lithium, Valproat, Carbamazepin** und einige weitere Substanzen, die ursprünglich als Antiepileptika eingeführt wurden. Die Wirkstärke der verwendeten Medikamente ist sehr unterschiedlich.

Atypische Neuroleptika haben einen festen Stellenwert in der Behandlung manischer Episoden. Viele sind für diese Indikation zugelassen. Aus ihrer antimanischen Wirkung in der akuten Manie kann man aber nicht folgern, dass atypische Neuroleptika eine phasenprophylaktische Wirkung haben. Auch aus der unzweifelhaften antidepressiven Wirkung aller Antidepressiva während einer depressiven Episode kann man ebenso wenig schließen, dass diese das Auftreten einer neuen depressiven oder manischen Phase im Rahmen einer Bipolaren Störung verhindern. Natürlich ist vorstellbar, dass die kontinuierliche Gabe von Antidepressiva im symptomfreien Intervall das Auftreten von depressiven Phasen verschleiert, da sie ja bereits zu Beginn der depressiven Phase wirken. Eine Phasenprophylaxe mit Lithium, Valproat oder Carbamazepin funktioniert jedoch anders. Ebenso ist es möglich, dass kontinuierlich gegebene Neuroleptika eine hypomane Episode maskieren – eine echte Phasenprophylaxe ist dies jedoch nicht.

5.2 Therapie

5.2.1 Manische Episode

In der akuten manischen Episode besteht oft *keine Krankheitseinsicht,* was die entschiedene pharmakologische Therapie sehr erschwert. Oft sind keine akuten Gefährdungsaspekte im Sinne des PsychKGs gegeben. Wenn der Patient eine Behandlung ablehnt, kann es unmöglich sein, eine Therapie durchzuführen. Am ehesten wird man Erfolg haben, wenn man den manischen Patienten davon überzeugen kann, dass ihm die Therapie etwas nützt.

Symptome der Manie sind ein deutlich reduzierter Schlaf, Umtriebigkeit, Hochstimmung, Überaktivität und Ideenflut, die alle subjektiv oft positiv bewertet werden. Aber es gibt auch Symptome, die erklärbar negativ sind, wie eine Störung des formalen Gedankenganges (im Sinne eines beschleunigten Gedankenganges, Gedankenflucht oder Gedankensprüngen) sowie eine maniforme Gereiztheit.

Therapeutisch ist hier die *Kombination aus einem Neuroleptikum und einem eher hoch dosierten Phasenprophylaktikum* erforderlich. Häufig wird man ein *Benzodiazepin* hinzunehmen.

Fallbeispiel

Manische Episode

Herr B. ist 33 Jahre alt, ledig und hat keine Kinder. Er arbeitet bei einer Sicherheitsfirma. Früher hat er regelmäßig Amphetamine konsumiert, seit seiner Ersterkrankung im 24. Lebensjahr mit einer ausgeprägten Manie jedoch nicht mehr. Er bekam bislang Lithium als Phasenprophylaxe, das er vor 4 Monaten absetzte, weil er glaubte, es nicht mehr zu brauchen. Seit 2 Wochen ist er ausgeprägt manisch, schläft nur 2–3 Stunden/Nacht, spricht beschleunigt und teilweise nicht ganz nachvollziehbar und zeigt sich bei Versuchen, ihn zu begrenzen, ausgeprägt gereizt. Er begibt sich freiwillig in stationäre Behandlung. Die Medikation könnte so aussehen:

- Lithium schrittweise aufdosieren auf 900–0–900–0 mg (mit dem Ziel, den Lithiumspiegel auf 1 mmol/l zu bringen)
- Olanzapin velotabs 10–0–10–0 mg
- Lorazepam 1–0,5–1–1 mg sowie Lorazepam bei Bedarf (Anspannung) 0,5–2,5 mg, maximal 3 mg/Tag

5.2.2 Depressive Episode

Eine akute depressive Episode im Rahmen einer Bipolaren Störung behandelt man mit einem *Phasenprophylaktikum in Verbindung mit einem Antidepressivum.* Dabei muss man vorsichtig sein, das *Antidepressivum nicht zu hoch zu dosieren,* da grundsätzlich die Gefahr besteht, dass Antidepressiva ein Kippen in eine Manie begünstigen. Die Gabe soll also eher niedrig dosiert sein und nach Abklingen der depressiven Episode wieder beendet werden. So könnte man z. B. mit 10–20 mg Citalopram über 4 Wochen behandeln und das Medikament dann wieder absetzen.

Fallbeispiel

Depressive Episode bei Bipolarer Störung

Nach 4 Wochen unter Therapie ist bei Herrn B. die Manie abgeklungen, es stellt sich nun eine depressive Nachschwankung ein. Eine mögliche Behandlung könnte nun so aussehen:

- Lithium: 450–0–900–0 mg (mit dem Ziel, den Lithiumspiegel auf 0,7 mmol/l zu bringen)
- Citalopram: 10–0–0–0 mg

- Olanzapin: 0–0–5–0 mg (mit dem Ziel, Olanzapin im weiteren Verlauf ganz abzusetzen)
- Lorazepam bei Bedarf (Anspannung): 0,5–2,5 mg, maximal 3 mg/Tag

5.3 Wirkstoffe

5.3.1 Lithium

Lithium

- nimmt etwa jeder tausendste Mensch weltweit ein.
- ist sehr gut wirksam zur Behandlung akuter manischer Episoden.
- ist in den meisten Fällen das wirkstärkste Phasenprophylaktikum zur Prophylaxe depressiver und manischer Phasen im Rahmen einer bipolaren Störung.
- kann auch im Sinne einer Augmentation in der Therapie einer schwer behandelbaren Depression eingesetzt werden.

Lithium gehört zu den am häufigsten verordneten Medikamenten weltweit. Es gilt als das Phasenprophylaktikum mit der stärksten Wirkung. Das bedeutet, dass bipolare Patienten unter einer Behandlung mit Lithium weniger häufig und weniger stark ausgeprägte manische und depressive Episoden erleiden. Die beste Wirkung entfaltet es bei Patienten, die im Rahmen ihrer bipolaren Erkrankung auch manische Phasen haben. Beim Rapid Cycling ist es nicht Mittel der ersten Wahl, hier ist Valproat besser geeignet.

Lithium hat ein enges „therapeutisches Fenster", d. h., der Dosierungsabstand zwischen guter Wirkung und Nebenwirkungen ist gering. Unverträglichkeiten und Überdosierungen zeigen sich oft zuerst durch Zittern der Hände und Unruhe.

Pharmakologie

Lithium hat mehrere recht unterschiedliche Wirkmechanismen, die allerdings noch nicht vollständig aufgeklärt sind. Die antidepressive Wirkung von Lithium könnte mit seiner serotonergen Komponente zusammenhängen. Die phasenprophylaktische Wirkung wird vermutlich durch eine Stabilisierung chronobiologischer Rhythmen vermittelt.

Lithium wird in der Leber nicht verstoffwechselt, sondern unverändert über die Niere ausgeschieden. Deswegen wirken sich Nierenerkrankungen recht stark auf den Lithiumspiegel aus. Da das therapeutische Fenster eng ist, führt dies wiederum schnell zu symptomatischen Nebenwirkungen wie dem Händezittern.

Klinischer Einsatz

Am bekanntesten ist Lithium sicher für seine *phasenprophylaktische Wirkung*. Bipolare Patienten, die Lithium dauerhaft einnehmen, haben deutlich weniger manische und weniger depressive Phasen, auch die Schwere der einzelnen Phasen ist geringer. Dabei ist es besonders gut phasenprophylaktisch wirksam bei Patienten, die
- eher häufiger Manien oder Hypomanien hatten,
- kein Rapid Cycling haben,
- eher keine gemischten Episoden und
- eine normale Nierenfunktion haben.

Lithium schützt dabei besser vor manischen als vor depressiven Phasen [52]. Insgesamt ist die Studienlage konsistent, dass Lithium eine sehr gute phasenprophylaktische Wirksamkeit hat und anderen Phasenprophylaktika ebenbürtig oder überlegen ist [56]. Eine Ausnahme stellen allerdings Patienten mit Rapid Cycling dar, sie profitieren eher von Valproat.

Die zweite Indikation von Lithium ist die *akute manische Episode.* Hier wirkt es schnell und verlässlich antimanisch [55]. In dieser Situation kombiniert man es am besten mit einem Antipsychotikum.

Und schließlich hat Lithium sich bewährt in der *Augmentation bei unipolaren und bipolaren Depressionen.*

In der Psychiatrie gehen die bipolaren Störungen mit dem höchsten Risiko für einen Suizid einher. Lithium hat in Studien wiederholt gezeigt, dass es eine gute *antisuizidale Wirkung* hat [52]. Dies ist nicht selten der Grund, Lithium in der Augmentation bei Depressionen einzusetzen; aber auch in der Phasenprophylaxe ist dies ein wichtiges Unterscheidungsmerkmal von anderen Phasenprophylaktika.

Dosierung

Lithium wird nicht nach der Dosis, sondern immer nach dem Blutspiegel dosiert. Dabei gelten je nach Indikation unterschiedliche Zielbereiche.
- *Therapie der akuten Manie:* Bei einer ausgeprägten Manie (verkürzter Schlaf, beschleunigter Gedankengang, enthemmtes Verhalten, maniform gereizte Stimmung usw.), die stationär behandelt wird, strebe ich einen Lithiumspiegel von 1–1,2 mmol/l an. Bei diesem recht hohen Spiegel ist ganz besonders

engmaschig die Verträglichkeit zu prüfen. Blutspiegelmessungen sollten in der Aufdosierungsphase bei stationärer Behandlung alle 3–5 Tage durchgeführt werden. So kann man beispielsweise am 1. Tag eine Tablette Lithium geben, am 2–4. Tag 2 Tabletten/Tag, am 4. Tag den Spiegel bestimmen und dann gegebenenfalls je nach Spiegel weiter steigern. Der Blutspiegel von Lithium verhält sich bei einem nierengesunden Patienten meist ziemlich dosislinear, d. h., die doppelte Dosis führt bei diesem Patienten auch zu einem ungefähr doppelt so hohen Blutspiegel.

- Bei einer *hypomanen Episode* mit Symptomen wie gestörtem Schlaf, Umtriebigkeit, expansivem Verhalten, Kritikminderung, aber geordnetem Gedankengang und wenig maniform gereiztem Affekt, strebe ich einen Spiegel von etwa 0,8 mmol/l an.
- Zur reinen *Phasenprophylaxe* in Abwesenheit jeder Symptomatik ist in der Regel ein Spiegel von etwa 0,6 mmol/l ausreichend. Hier ist die individuelle Wirksamkeit relevant. Diese muss durch eine langfristige Beobachtung festgestellt werden. Je langsamer man Lithium aufdosiert, desto seltener treten Nebenwirkungen auf. Bei einer geplanten Eindosierung kann man alle paar Tage um 225 mg/Tag steigern, bis ein Spiegel von 0,5–0,7 mmol/l erreicht ist. Dies ist oft bei einer Dosis von 675–1125 mg/Tag der Fall.
- Zur *Augmentation der Therapie bei unipolarer oder bipolarer Depression* ist in der Regel ein Blutspiegel von nicht mehr als 0,6 mmol/l ausreichend. In dieser Indikation wird Lithium in den Leitlinien sehr wohl empfohlen, aber nicht so häufig eingesetzt. Dabei kann es hier manchmal eine deutliche Verbesserung der Symptomatik bringen. Dosis und Blutspiegel sollten aber so niedrig gewählt werden, dass keine relevanten Nebenwirkungen entstehen.
- Bei *Nierenfunktionsstörungen und älteren Menschen* muss die Therapieentscheidung besonders sorgsam überlegt sein; die Dosierungen liegen hier deutlich niedriger und es müssen häufigere Spiegelkontrollen erfolgen.

Nebenwirkungen

Lithium kann – insbesondere bei zu hoher Dosierung – ausgeprägte Nebenwirkungen verursachen. Bei zu hohen Blutspiegeln treten Zittern und Unruhe auf, später auch Farbsehstörungen, bei noch höheren Blutspiegeln auch Vigilanzminderungen. Lithium kann die Schilddrüse, die Nebenschilddrüse und die Niere schädigen. In einer Metaanalyse aus dem Jahr 2012 im Lancet [54] stellt sich das Nebenwirkungsprofil von Lithium besser dar, als sein Ruf früher war, es gibt aber weiterhin einige Bereiche, die besonderer Aufmerksamkeit bedürfen.

Schilddrüse

Es ist lange bekannt, dass Lithium die Schilddrüse in ihrer Funktion hemmen kann. Im Labor zeigt sich dies an einem leicht erhöhten TSH, klinisch zeigen sich manchmal eine zunehmende Mattigkeit und Erschöpfung. Wenn TSH erhöht ist, bestimmt man die freien Schilddrüsenhormone fT 3 und fT 4; sind diese erniedrigt, substituiert man niedrigdosiert L-Thyroxin. Meistens reicht eine Dosis bzw. Dosiserhöhung von 12,5–25 µg aus. Im Weiteren kontrolliert man die Schilddrüsenwerte dann jeden Monat.

Nebenschilddrüse

In den letzten Jahren hat sich die Erkenntnis durchgesetzt, dass Lithium nicht selten auch die Nebenschilddrüse in ihrer Funktion beeinträchtigen kann. Aus diesem Grund soll der Kalziumwert vor Beginn der Behandlung mit Lithium und dann im weiteren Verlauf regelmäßig kontrolliert werden.

Niere

Lithium kann bei langjähriger Behandlung die Niere schädigen. Die Fähigkeit, den Urin zu konzentrieren, kann durch Lithium reduziert werden. Daher sind vor Beginn der Behandlung und im weiteren Verlauf die berechnete glomeruläre Filtrationsrate (eGFR) zu bestimmen. Bei gleichzeitig bestehenden Nierenerkrankungen sollte unbedingt eine Absprache mit dem behandelnden Nephrologen stattfinden. In der oben genannten Metaanalyse wird berichtet, dass sich in einer kleineren Studie ergeben habe, dass die Wahrscheinlichkeit, eine Nierentransplantation zu benötigen, die in der Normalbevölkerung 0,2 % betrage, bei langfristig mit Lithium behandelten Patienten auf 0,5 % ansteige. Das wäre meines Erachtens allerdings eine sehr hohe Quote.

Gewichtszunahme

Früher galt es als gesicherte Erkenntnis, dass Lithium zu einer deutlichen Gewichtszunahme führen kann. In einer Vergleichsstudie zur Gewichtszunahme unter Plazebo, Lamotrigin und Lithium [53] nahmen durch Lithium allerdings nur die adipösen Patienten mit plus 6 kg mehr zu als die Plazebo- oder Lamotrigingruppe. Bei den normalgewichtigen Patienten lag die Gewichtszunahme durch Lithium lediglich 1 kg höher als bei den mit Plazebo oder Lamotrigin behandelten Patienten. In meiner eigenen Erfahrung spiegelt sich das so wider, dass ich viele Patienten kenne, die gar keine oder nur eine geringfügige Gewichtszunahme unter Lithium haben, es gibt aber auch welche, die bis zu 10 kg zugenommen haben. Ob die Trennlinie wirklich das Gewicht vor Beginn der Behandlung mit Lithium ist, kann ich nicht sicher sagen.

Lithium in der Schwangerschaft und Stillzeit

In dieser Metaanalyse zeigten sich weniger Hinweise auf eine erhöhte Teratogenität (s. Glossar) als früher angenommen wurde, sodass eine Lithiumbehandlung von Frauen mit Kinderwunsch und in der Schwangerschaft nach Aufklärung, Beratung und sorgfältiger Abwägung nun erwogen werden kann.

Heute geht man davon aus, dass die Wahrscheinlichkeit für kardiovaskuläre Fehlbildungen im 1. Trimenon etwa um das 10-fache gegenüber der Normalbevölkerung erhöht ist. Im 2. und 3. Trimenon ist die Gefahr von Fehlbildungen niedriger als im 1. Trimenon, aber auch hier sind Nutzen und Gefahren sorgfältig gegeneinander abzuwägen.

Patientinnen, die während einer Behandlung mit Lithium schwanger werden, sollten in Ruhe ein Gespräch mit ihrem Behandler suchen und im Zweifel Lithium mit kontrolliert niedrigem Spiegel weiter einnehmen. Wenn die Indikation richtig ist, geht die Empfehlung heutzutage eher dahin, niedrigere Spiegel anzustreben, die Spiegel in sehr kurzen Zeitintervallen zu bestimmen, aber das Medikament nicht abzusetzen. Eine engmaschige gynäkologische Betreuung einschließlich Pränataldiagnostik sowie eine Geburt in einer Klinik werden empfohlen. Die Geburt selbst wird durch Lithium nicht beeinflusst. Nach der Geburt rät man in aller Regel zum Abstillen, da Lithium in die Muttermilch übergehen kann.

Sinnvolle Laboruntersuchungen

- vor Behandlungsbeginn: Routinelabor, Krea, eGFR, TSH, β-HCG, Ca, EKG, KG
- im 1. Monat: wöchentlich Li, Na, K, Ca, Krea
- danach: monatlich Li, Na, K, Ca, Krea und quartalsweise zusätzlich TSH und Körpergewicht

Blutspiegelbestimmungen werden normalerweise im Steady State und als Talspiegel bestimmt. Den Steady State erreicht man bei Lithium in der in Deutschland verfügbaren Retardformulierung nach etwa 5 Tagen. Den Talspiegel abzunehmen würde bedeuten, 24 Stunden nach der letzten Tabletteneinnahme, direkt vor der nächsten Tabletteneinnahme die Blutabnahme durchzuführen. Viele Patienten nehmen das retardierte Lithium als Einmalgabe abends, was sich bewährt hat, um Nebenwirkungen eher in die Nacht zu verlagern. Die Blutabnahme zur Lithiumspiegelbestimmung erfolgt dennoch morgens, die

5

hier und in der Literatur angegebenen Zielbereiche beziehen sich auch auf dieses übliche Vorgehen.

Mein persönliches Fazit

Lithium ist in meinen Augen deutlich wirkstärker als die anderen Phasenprophylaktika. Ich setze es daher als Therapie der 1. Wahl ein und halte mich an regelmäßige Spiegelkontrollen und eher niedrige Spiegel. Bei nur vermuteten Nebenwirkungen zu schnell auf ein anderes Phasenprophylaktikum umzusteigen, kann mit einem deutlichen Wirkverlust einhergehen. Es gilt die Regel: Vor dem Absetzen von Lithium immer erst einen erfahrenen Psychiater fragen!

Literatur

[52] Baldessarini RJ, Vázquez GH, Tondo L. Bipolar depression: A major unsolved challenge. Int J Bipolar Disord. 2020; 8: 1. doi:10.1186/s40345–019–0160–1. https://pubmed.ncbi.nlm.nih.gov/31903509

[53] Bowden CL, Calabrese JR, Ketter TA et al. Impact of lamotrigine and lithium on weight in obese and nonobese patients with bipolar I disorder. Am J Psychiatry. 2006; 163: 1199–1201. doi:0.1176/appi.ajp.163.7.1199. https://pubmed.ncbi.nlm.nih.gov/16816224

[54] McKnight RF, Adida M, Budge K et al. Lithium toxicity profile: A systematic review and meta-analysis. Lancet 2012; 379: 721–728. doi:10.1016/S0140–6736(11)61516-X

[55] McKnight RF, de La Motte de Broöns de Vauvert SJGN, Chesney E et al. Lithium for acute mania. Cochrane Database Syst Rev. 2019; 6:CD004048. doi:10.1002/14651858.CD004048.pub4. https://pubmed.ncbi.nlm.nih.gov/31152444

[56] Severus E, Bauer M, Geddes J. Efficacy and effectiveness of lithium in the long-term treatment of bipolar disorders: An update 2018. Pharmacopsychiatry. 2018; 51: 173–176. doi:10.1055/a-0627–7489. https://pubmed.ncbi.nlm.nih.gov/29898463

5.3.2 Carbamazepin

Carbamazepin

- ist ebenfalls ursprünglich ein Antiepileptikum, das hauptsächlich gegen fokale Epilepsien eingesetzt wird.
- ist in der Behandlung der akuten Manie und der Phasenprophylaxe im Rahmen einer Bipolaren Störung gut wirksam. Zugelassen ist es allerdings nur dann, wenn Lithium nicht einsetzbar ist oder bei schnellem Phasenwechsel.
- ist ein potenter Enzyminduktor der Cytochrom-P$_{450}$-Leberenzyme, vor allem von CYP 3A4. Das bedeutet, dass bei gleichzeitiger Gabe von Carbamazepin der Blutspiegel anderer Medikamente, die von CYP 3A4 abgebaut werden, absinkt.

Carbamazepin ist eigentlich ein Antiepileptikum, das auch heute noch mit guter Wirksamkeit gegen fokale Epilepsien eingesetzt wird. In der Psychiatrie wird es als Phasenprophylaktikum verwendet. Es stabilisiert die spannungsabhängigen Natriumkanäle der Nervenzellen im inaktiven Zustand und verringert so deren Erregbarkeit.

Pharmakologie

Carbamazepin wird relativ langsam *resorbiert* (2–8 Stunden) und hat eine *Bioverfügbarkeit* von ca. 80 %. Das metabolische Folgeprodukt Carbamazepin-10,11-epoxid weist ebenfalls antiepileptische Eigenschaften auf, wird jedoch auch als verantwortlich für die toxischen Effekte der Substanz angesehen. Die therapeutische Breite ist gering.

Carbamazepin wird in der Leber über das *Cytochrom-P$_{450}$-(CYP-)Enzymsystem,* vor allem *CYP 3A4* abgebaut, dessen Aktivität es auch induziert. Dies ist vor allem im Hinblick auf potenzielle Wechselwirkungen relevant. Gibt man Carbamazepin, wird die Menge an abbauenden CYP-Leberenzymen vom Körper also heraufgeregelt. Das führt dazu, dass sowohl Carbamazepin als auch andere Medikamente, die über das CYP-Enzymsystem abgebaut werden, deutlich schneller abgebaut werden können und einen niedrigeren, unter Umständen nicht mehr wirksamen Blutspiegel aufweisen.

Der *Wirkmechanismus* von Carbamazepin ist noch nicht vollständig geklärt. Es wird jedoch angenommen, dass es durch eine Blockade von Natriumkanälen in den Axonen der Nervenzellen wirkt.

Klinischer Einsatz

Carbamazepin ist ursprünglich ein Antiepileptikum, das vorwiegend gegen *fokale Epilepsien* eingesetzt wird und in dieser Indikation weiterhin das Mittel der 1. Wahl ist.

In der Psychiatrie hat es neben Lithium und Valproat einen festen Platz in der *Phasenprophylaxe der Bipolaren Störung.* Darüber hinaus wird Carbamazepin zum Schutz vor *Krampfanfällen im Benzodiazepin- und Alkoholentzug* sowie zur Therapie der *Trigeminusneuralgie* verwendet.

Carbamazepin war früher in der Psychiatrie etwas häufiger vertreten, vor allem in der Behandlung der *akuten Manie* sowie zur *Phasenprophylaxe bei einer Bipolaren Störung.* Problematisch war immer die oben beschriebene Enzyminduktion, die beispielsweise dazu führen kann, dass ein zugleich gegebenes Neuroleptikum so schnell abgebaut wird, dass es keine ausreichenden Blutspiegel mehr aufbauen kann. Diese Kombination und insbesondere die Nichtbeachtung dieser Wechselwirkung ist immer noch ein häufiger pharmakologischer Fehler,

5

der nicht selten erklärt, warum eine bestimmte Medikamentenkombination nicht ausreichend wirksam ist. In diesem Einsatzgebiet wird Carbamazepin daher zunehmend häufig von neueren, nebenwirkungsärmeren und weniger wechselwirkungsträchtigen Antiepileptika wie Lamotrigin verdrängt.

Es ist aber bei richtigem Einsatz und bedachter Dosierung aller gegebenen Substanzen, möglichst unter Kontrolle der Blutspiegel aller Medikamente, ein sehr wirksames Präparat in der Behandlung der Bipolaren Störung.

Zur *Krampfanfallprophylaxe,* etwa im Rahmen eines Alkoholentzugs, oder zur *Behandlung der Trigeminusneuralgie* wird es weiterhin häufig und erfolgreich gegeben.

Erwachsene erhalten zu Beginn typischerweise 2×200 mg/Tag, eine Erhöhung um 200 mg Carbamazepin retard findet jeden 2.–3. Tag statt.

Bei akuten manischen Zustandsbildern kann man etwas schneller steigern, es kommt dann aber eher zu vermehrten Nebenwirkungen wie Doppeltsehen, Schwindel und Übelkeit. Wenn diese Nebenwirkungen auftreten, sollte man die Dosis zunächst wieder reduzieren, einen Blutspiegel bestimmen und ggf. langsamer steigern.

Bei einer Dosis von etwa 800–1000 mg sollte man den Blutspiegel bestimmen. Danach steigert man nach klinischer Wirkung, Nebenwirkungen und Blutspiegel. Eine typische Zieldosis beträgt etwa 900–1500 mg, der therapeutische Spiegelbereich liegt bei 4–12 mg/ml.

Dosierung

In der Regel fängt man mit 150–300 mg/Tag an und steigert die Dosis langsam, bis man einen Blutspiegel von 4–12 mg/l erreicht hat. Dies ist oft bei Dosierungen von 900–1500 mg/Tag der Fall.

Fallbeispiel

Carbamazepin und Kontrazeption

Die 25-jährige Frau S. leidet seit einiger Zeit unter einer Bipolaren Störung. Einige manische Phasen und noch häufigere depressive Phasen belasten sie sehr. Da sie gegenwärtig keinen Kinderwunsch hat, verhütet sie mit einem hormonellen Kontrazeptivum.

Ihr Psychiater verordnet ihr Carbamazepin 600–0–600 mg und Olanzapin 00–0–10 mg. Er kontrolliert den Blutspiegel von Carbamazepin, dieser liegt mit 11 mg/ml im therapeutischen Bereich.

Nach 3 Monaten wird Frau S. trotz zuverlässiger Einnahme aller Medikamente einschließlich der „Pille" zuerst wieder manisch, dann schwanger. Carbamazepin hatte den Blutspiegel des Olanzapins reduziert, was zur manischen Exazerbation beitrug, aber auch den Blutspiegel der „Pille" reduziert, sodass diese nicht mehr wirkte.

Da der Arzt Frau S. nicht über diese Wechselwirkung aufgeklärt hatte, verklagt sie ihn auf Unterhaltszahlungen.

Nebenwirkungen

Die häufigste „Nebenwirkung" ist die *Wechselwirkung mit anderen Medikamenten,* nämlich die Induktion abbauender Enzyme, die zu einem Abfall der Blutspiegel anderer Medikamente führen kann. Vor allem bei zu rascher Aufdosierung treten nicht selten *Schwindel, Doppeltsehen, Hautreaktionen, Leukopenie und Übelkeit* ein. Im Labor zeigt sich manchmal eine *Hyponatriämie.*

Mein persönliches Fazit

Wenn man die Induktion des Cytochrom-P_{450}-Enzymsystems durch Carbamazepin beachtet, ist es ein relativ gut verträgliches und oftmals ausreichend gut wirksames Phasenprophylaktikum. Als Antimanikum ist es meistens weniger stark wirksam als Lithium oder Valproat, aber oft besser verträglich.

5.3.3 Valproat

Valproat

- ist für **schwangere Frauen** seit einem Rote-Hand-Brief im November 2018 **kontraindiziert**[58].
- ist für **Frauen im gebärfähigen Alter grundsätzlich kontraindiziert**, da es mit einer deutlich erhöhten Häufigkeit zu erheblichen Fehlbildungen und Intelligenzminderungen bei ungeborenen Kindern führen kann. Es darf Frauen im gebärfähigen Alter nur als Mittel der letzten Wahl, unter den Bedingungen eines strengen Schwangerschaftsverhütungsprogramms und nach schriftlich dokumentierter Aufklärung über die besonderen Risiken verordnet werden.
- ist ein Antiepileptikum, das insbesondere bei generalisierten Epilepsien, Absenzen, Aufwach-Grand-Mal und jugendlicher myoklonischer Epilepsie eingesetzt wird.
- ist nach Lithium mit das wirksamste Medikament in der Phasenprophylaxe der Bipolaren Störung.
- wirkt während einer manischen Episode antimanisch.

Valproinsäure ist eine nicht natürlich vorkommende, verzweigte Carbonsäure. Beverly Burton synthetisierte sie 1881 erstmalig. Zunächst wurde die Säure als Lösungsmittel für wasserunlösliche Substanzen eingesetzt. Bei der Untersuchung der antikonvulsiven Wirksamkeit verschiedener in Valproinsäure gelöster Khellinin-Derivate entdeckte Pierre Eymard 1962 zufällig, dass für die pharmakologische Wirkung nicht die gelösten Stoffe, sondern das Lösungsmittel Valproat verantwortlich war.

Seit Dezember 2014 ist die Anwendung von Valproat wegen seiner teratogenen Wirkung bei Frauen im gebärfähigen Alter in hohem Maße eingeschränkt worden [59].

Pharmakologie

Valproat greift an verschiedenen Strukturen im Gehirn an. Für seine antiepileptische Wirkung werden u. a. die *Blockade von erregenden Ionenkanälen* (spannungsabhängige Natriumkanäle und Kalziumkanäle) sowie eine *Verstärkung der Wirkung des hemmenden Neurotransmitters GABA* (durch Hemmung des Abbaus und Aktivierung der Synthese von GABA) angenommen.

Valproat wird gut vom Körper aufgenommen und kann oral oder intravenös verabreicht werden. Die Halbwertszeit liegt zwischen 12 und 16 Stunden. Bei gleichzeitiger Einnahme von Carbamazepin können Halbwertszeit und Serumspiegel von Valproat deutlich absinken.

Klinischer Einsatz

Valproat ist ursprünglich ein Antiepileptikum und wird auch gegenwärtig überwiegend als Antiepileptikum eingesetzt. In der Psychiatrie wird Valproat zur *Behandlung der Bipolaren Störung,* darüber hinaus adjuvant zur Unterstützung bestimmter anderer Behandlungen eingesetzt.

Die Studienlage zu allen genannten psychiatrischen Anwendungen ist unübersichtlich. Ich empfehle an dieser Stelle, die S3-Leitlinie zur Behandlung von Bipolaren Störungen zu lesen, die einen sehr guten Überblick über die Studienlage gibt [60].

Für die Behandlung der manischen Episode gibt es eine klare Empfehlung zum Einsatz von Valproat. Bezüglich der Phasenprophylaxe ergibt sich nur noch eine Empfehlung. Die Datengrundlage für diese Empfehlung ist allerdings nicht so repräsentativ, wie man angesichts der häufigen Verordnung von Valproat zur Phasenprophylaxe denken sollte.

Valproat wird bei „*rapid cycling*" (s. Kap. 18 Glossar) noch vor Lithium empfohlen, da die Studienlage darauf hindeutet, dass es in dieser Indikation über-

legen ist. Nicht selten wird eine *Kombination aus Valproat und Lithium* eingesetzt.

Man kann Valproat bereits während einer manischen Episode gut eindosieren. In der Aufdosierungsphase kann es sedierende Eigenschaften haben, was
in der Behandlung der akuten Manie oft gewünscht ist. Die Zieldosis wird zum
einen nach der Wirkung, zum anderen nach dem Blutspiegel bestimmt. Angestrebt wird ein Serumspiegel von etwa 50–100 µg/ml.

Dosierung

In der Regel fängt man mit 150–300 mg/Tag an und steigert die Dosis langsam,
bis man einen Blutspiegel von 50–100 mg/l erreicht hat. Dies ist oft bei Dosierungen von 1000–1500 mg/Tag der Fall.

Fallbeispiel

Valproat bei manischer Phase im Rahmen einer Bipolaren Störung

Der 33-jährige Herr S. stellt sich in Begleitung seiner Ehefrau erstmalig im psychiatrischen Krankenhaus vor. Er schlafe seit 2 Wochen praktisch gar nicht, habe
zuletzt sehr viel Geld für unsinnige Sachen ausgegeben, habe sogar einen Sport-
wagen gekauft, den er sich wirklich nicht leisten könne und sei sehr umtriebig.
Im psychischen Befund fallen eine deutliche Beschleunigung des formalen Gedankenganges sowie eine Ideenflüchtigkeit auf. Es wird eine manische Episode diagnostiziert, aufgrund berichteter früherer depressiver und hypomaner Episoden in
der Vergangenheit wird von einer Bipolaren Störung ausgegangen.

Die Behandlung erfolgt mit Valproat retard, am 1. Tag 300 mg zur Nacht, am
2. Tag mit einer Dosis von 300–0–300 mg, am 3. Tag von 300–0–600 mg. Zusätzlich wird das atypische Neuroleptikum Risperidon in einer Dosis von 2–0–
2 mg verordnet. Hierunter zeigt sich bereits nach wenigen Tagen eine deutliche
Linderung der Symptomatik. Eine Blutspiegelbestimmung ergibt einen Valpro-
atspiegel von 40 µg/ml, sodass bei noch unzureichender klinischer Wirksamkeit
die Dosis auf 450–0–600 mg gesteigert wird. Hierunter klingt das manische Bild
weitgehend ab.

Mit dem Patienten wird besprochen, eine Phasenprophylaxe mit Valproat in
der Dosis von 450–0–600 mg mit einem angestrebten Wirkspiegel von 70 µg/
ml sowie mit Risperidon 2 mg/Tag durchzuführen. Diese Kombination wird von
Herrn S. gut vertragen und erweist sich als wirksam, in den nächsten 3 Jahren
kommt es zu keiner weiteren manischen oder depressiven Episode.

Nebenwirkungen

Es ist schon länger bekannt, dass Valproat teratogen wirken kann. Das konkrete Ausmaß ist aber deutlich größer, als in den letzten Jahren angenommen. Das *BfArM* (s. Kap. 18 Glossar) hat daher im Dezember 2014 einen Rote-Hand-Brief [59] herausgegeben, der diese Gefahren sehr explizit beschreibt. Der Kernsatz lautet:

Gefahren von Valproat (Rote-Hand-Brief des BfArM)

„Bei Kindern, die im Mutterleib Valproat ausgesetzt waren, besteht ein hohes Risiko für schwerwiegende Entwicklungstörungen (in bis zu 30–40 % der Fälle) und/oder angeborene Missbildungen (in ca. 10 % der Fälle)." [59]

Die Rate an erheblichen Entwicklungsstörungen, die einen niedrigeren IQ, späteres Sprechen oder Laufen, geringere geistige Fähigkeiten, eine geringere Sprachkompetenz und Gedächtnisprobleme einschließt, ist mit 30–40 % wirklich außerordentlich hoch. Auch die angegebene Rate an Fehlbildungen ist mit 10 % sehr hoch. Es sei auch eine Häufung der Diagnosen von Autismus und ADHS bei den im Mutterleib mit Valproat exponierten Kindern beobachtet worden.

Im November 2018 erschien ein zweiter Rote-Hand-Brief zu Valproat [58]. In diesem wird mitgeteilt, dass Valproat für schwangere Frauen kontraindiziert ist und Frauen im gebärfähigen Alter nur noch ausnahmsweise dann verordnet werden darf, wenn „andere Behandlungen nicht wirksam sind oder nicht vertragen werden". Es muss zudem eine sehr ausführliche Aufklärung erfolgen und dokumentiert werden, und die Bedingungen eines sehr strikten Schwangerschaftsverhütungsprogramms müssen eingehalten werden.

Mein persönliches Fazit

Die teratogene Gefahr von Valproat ist größer als allgemein angenommen. Eine verlässliche Verhütung ist aber gerade in manischen Phasen oft schwer zu gewährleisten. Daher darf Valproat bei Frauen im gebärfähigen Alter nur noch als Reservemedikament, nur nach glasklarer und schriftlich dokumentierter Aufklärung und nur in Kombination mit einer verlässlichen Kontrazeption verordnet werden. Ich verordne Valproat Frauen im gebärfähigen Alter nicht mehr. Wenn ich eine Patientin im gebärfähigen Alter kennenlerne, die Valproat von einem Vorbehandler verordnet bekommt, stelle ich es nach Aufklärung über die Risiken praktisch ausnahmslos um.

Für Männer ist Valproat oft besser verträglich als Lithium. In der Therapie der manischen Episode ist es sicher und gut wirksam, seine sedierenden Effekte bei rascher (auch intravenöser) Aufdosierung sind zumeist willkommen. Ich selbst schätze seine phasenprophylaktische Wirkstärke zwar niedriger ein als die von Lithium, aber immer noch als mittelstark.

5.3.4 Lamotrigin

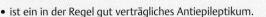

5

Lamotrigin

- ist ein in der Regel gut verträgliches Antiepileptikum.
- wird zunehmend häufig auch in der Phasenprophylaxe Bipolarer Störungen eingesetzt.
- muss langsam aufdosiert werden, da es sonst nicht selten zu teilweise problematischen Hautveränderungen führen kann.

Lamotrigin ist ein seit 1993 zugelassenes Antiepileptikum. Neben der Therapie von Epilepsien wird es auch bei affektiven Störungen eingesetzt. Entwickelt und erstvertrieben wurde Lamotrigin unter dem Namen Lamictal von GlaxoSmithKline. Seit Juni 2005 ist es als Generikum erhältlich.

Pharmakologie

Lamotrigin *blockiert Natrium- und spannungsabhängige Kalziumkanäle der Nervenzellen* und verhindert die Freisetzung der erregenden Neurotransmitter Aspartat und Glutamat. So können sich Reize nur noch vermindert von einer Nervenzelle zu einer anderen ausbreiten.

Klinischer Einsatz

In der *Epilepsiebehandlung* führt es bei 40–60 % der Patienten zur Anfallsfreiheit. Darüber hinaus wird es vor allem zur *Prophylaxe von rezidivierenden Depressionen* und von *depressiven Zuständen bei einer Bipolaren Störung* eingesetzt. Dieser Effekt ist auch in kontrollierten Studien gut belegt. Bei der Behandlung von Manien zeigt es dagegen eher geringe Effekte. Zudem wurde in einer Studie von Schlaganfallpatienten bei 30 % der Beteiligten eine Minderung der Schmerzen beobachtet. Ebenfalls erfolgreich wird es in der Behandlung von *Polyneuropathien* eingesetzt.

Lamotrigin verursacht in der Regel keine Müdigkeit, keine Gewichtszunahme und keinen Tremor.

5

Dosierung

- 1. und 2. Woche: 25 mg/Tag
- 3. und 4. Woche: 50 mg/Tag
- ab der 5. Woche kann man die Dosis nach jeweils einer Woche um 25 bis maximal 50 mg/Tag steigern, bis man die Zieldosis von höchstens 200 mg/Tag erreicht hat
- *bei der üblichen Steigerung von 25 mg/Tag zunächst alle 2 Wochen, ab der 5. Woche dann wöchentlich, erreicht man die Zieldosis also erst nach 10 Wochen*

Nebenwirkungen

Die Dosierung von Lamotrigin darf nicht schneller als oben angegeben gesteigert werden, da sonst häufig Hautveränderungen auftreten. Teilweise handelt es sich dabei nur um ein kleinfleckiges Exanthem, das nach einer Halbierung der Dosis wieder abklingt und bei langsamer Wiederaufdosierung nicht wiederkommt. Es kann aber auch zu gefährlicheren Nebenwirkungen wie einer *exfoliativen Dermatitis* (Stevens-Johnson-Syndrom) kommen.

Mein persönliches Fazit

Da die korrekte Aufdosierung mindestens 8 Wochen dauert, eignet sich Lamotrigin nicht als Antimanikum, sondern lediglich zur geplanten Phasenprophylaxe. Ich halte es für erforderlich, bei jedem einzelnen Patienten, bei dem Lamotrigin mit dieser Absicht eingesetzt wird, über mehrere Monate bis Jahre einen Episodenkalender zu führen, um genau zu prüfen, ob es Krankheitsphasen wirksam verhindert oder abschwächt.

Literatur

[57] McKnight RF, Adida M, Budge K et al. Lithium toxicity profile: a systematic review and meta-analysis. Lancet 2012; 379: 721–728. doi:10.1016/S0140-6736(11)61516-X

[58] BfARM. Rote-Hand-Brief. Valproat: Neue Anwendungseinschränkungen; Einführung des Schwangerschaftsverhütungsprogramms (09.11.2018). Im Internet: http://www.bfarm.de/SharedDocs/Risikoinformationen/Pharmakovigilanz/DE/RHB/2018/rhb-valproat.pdf?__blob=publicationFile&v=3; Stand: 09.02.2020

[59] BfARM. Rote-Hand-Brief. Arzneimittel, die Valproat und -verwandte Substanzen enthalten: Risiko für Anomalien des Neugeborenen (12.12.2014). Im Internet: https://www.bfarm.de/SharedDocs/Downloads/DE/Arzneimittel/Pharmakovigilanz/Risikoinformationen/RI_rhb/2014/valproat-rhb.pdf?__blob=publicationFile&v=2; Stand: 09.02.2020

Weiterführende Literatur

[60] DGBS e. V., DGPPN e. V., Hrsg. S3-Leitlinie zur Diagnostik und Therapie Bipolarer Störungen. Langversion 2.1 (2019). Im Internet: https://www.awmf.org/uploads/tx_szleitlinien/038-019l_S3_Bipolare-Stoerungen-Diagnostik-Therapie_2020-05.pdf; Stand: 08.01.2021

[61] Deutsche Gesellschaft für Bipolare Störungen e.V. (DGBS). Homepage (o.A.). Im Internet: www.dgbs.de; Stand: 09.02.2020

6 Anxiolytika

Benzodiazepine wirken direkt gegen die Angst. Sie heißen daher Anxiolytika, also *Angstlöser*. Zur Sedierung soll man sie nur in bestimmten Akutsituationen verwenden. Im Rettungsdienst sind Benzodiazepine aus diesem Grund oft die Sedativa der 1. Wahl; und auch auf psychiatrischen Akutstationen gibt es essenzielle Indikationen (z. B. bei psychotischer Angst, akuter Suizidalität, Panikzuständen, Zustand nach akuter Traumatisierung) für Benzodiazepine als Sedativa.

Es ist immer wieder eindrucksvoll zu erleben, wie ein Patient, der z. B. aus psychotischen Gründen unter extremer Angst leidet, der schwitzt, rastlos umhergeht, angespannt ist und mit Worten kaum zu beruhigen ist, 2,5 mg Lorazepam einnimmt und daraufhin nach etwa 20 Minuten drastisch ruhiger wird und seine Angst extrem abnimmt. Dabei handelt es sich nicht einfach um eine Sedierung. Die Benzodiazepine bewirken tatsächlich, dass die Angst an sich nachlässt. Im Fall von Lorazepam oft ohne wesentliche Sedierung, und die ist oft auch weder nötig noch erwünscht.

In höherer Dosis bewirken Benzodiazepine auch eine Sedierung. Es ist aber wichtig, sich die Absicht einer Medikation in jedem Falle genau klar zu machen:

- Wenn zeitweise eine Reduktion der Angst gewünscht ist, sind Benzodiazepine die richtige Medikation.
- Wenn lediglich eine Sedierung gewünscht ist, sollte man auch lediglich Sedativa geben. Diese bewirken keine Abhängigkeit und tragen kaum das Risiko in sich, zu lange eingenommen zu werden. Im klinischen Alltag werden viel zu oft Benzodiazepine mit dem Ziel der Sedierung gegeben. Das ist nicht gut.

6.1 Neuroleptanxiolyse

Niederpotente Neuroleptika wirken hauptsächlich sedierend, können bei längerfristiger Gabe aber auch milde anxiolytische Eigenschaften haben. Ihre Wirkung wird von manchen als unangenehmer im Vergleich zu der von Benzodiazepinen empfunden. Da sie nicht abhängig machen, sind sie immer dann gegenüber den Benzodiazepinen zu bevorzugen, wenn abzusehen ist, dass die Notwendigkeit einer Medikation länger bestehen bleiben wird.

6.2 Benzodiazepine

Benzodiazepine

- lindern schnell die Angst.
- wirken beruhigend und schlafanstoßend.
- machen abhängig, wenn man sie zu lange einnimmt.
- sollten möglichst nur begleitend zu einer ursächlichen Therapie der vorhandenen psychiatrischen Erkrankung (Angststörung, Depression usw.) gegeben werden.
- sollten in der Regel für höchstens 4–6 Wochen verordnet werden.

Benzodiazepine werden weltweit sehr häufig von Ärzten verschrieben. Sie *lindern schnell und zuverlässig Ängste.* Der ergänzende Einsatz von Benzodiazepinen bei einem ausgeprägt ängstlichen Zustand etwa im Rahmen einer akuten Psychose führt zu einer deutlich schnelleren Genesung und einer deutlichen Linderung der Not. Benzodiazepine haben aber den Nachteil, dass schon nach 4 Wochen der Einnahme eine *Abhängigkeit* entstehen kann. Benzodiazepine werden von Drogenabhängigen konsumiert und auf dem Schwarzmarkt gehandelt.

6.2.1 Äquivalenzdosierungen

Ich komme bei meinen Behandlungen mit den Benzodiazepinen Lorazepam, Diazepam und für Alkoholentzugsbehandlungen Clonazepam aus. Manchmal verschreibe ich ein Benzodiazepin-ähnliches Schlafmittel (Zolpidem oder Zopiclon). Zur Sedierung im Notfall ist Midazolam nasal verabreicht eine gute Option. Mehr halte ich nicht für nötig.

Wenn ich einen Patienten nur vorübergehend behandele und an seiner Benzodiazepin-Medikation nichts ändern möchte, dann setze ich natürlich auch die Behandlung mit anderen Benzodiazepinen fort, rechne ihre Dosis aber zu meiner Orientierung in die *Diazepam-Äquivalenzdosis* um.

Es ist sinnvoll, sich auf einige wenige Medikamente zu konzentrieren und die wirklich zu kennen. Es ist nicht zweckmäßig, mit einer Vielzahl von Benzodiazepinen zu jonglieren, die sich nicht wesentlich unterscheiden. Daher ist es zu Beginn einer Behandlung manchmal sinnvoll, ein Benzodiazepin, das jemand anderes verschrieben hat, umzustellen auf eines, mit dem man selbst immer arbeitet. Insbesondere in den Entzugsbehandlungen hat es sich bewährt, von den 20 verschiedenen Sorten, mit denen unterschiedliche Patienten kommen, auf eine Sorte umzusteigen, in der Regel Diazepam. Wenn man es als

Tropfen gibt, kann man auch im niedrigen Dosisbereich gut in kleinen Schritten reduzieren, bevor man es ganz absetzt.

Die Benzodiazepine unterscheiden sich in der *Wirkstärke pro Milligramm* und in der *Halbwertszeit.* Die Halbwertszeit von Lorazepam beträgt etwa 10 Stunden, die klinische Wirkung hält in der Regel etwa 6 Stunden an. Diazepam hat eine wesentlich längere Halbwertszeit von 24–48 Stunden, einige aktive Metaboliten haben eine Halbwertszeit von bis zu 100 Stunden, weshalb es nach mehrtägiger Gabe kumuliert.

Mithilfe von ▸ Tab. 6.1 kann die Dosis der am häufigsten verwendeten Benzodiazepinen in eine Diazepam-Äquivalenzdosis umgerechnet und so auf Diazepam umgestellt werden.

6

Fallbeispiel

Ein Patient nimmt am Tag 4 mg Lorazepam ein. Laut ▸ Tab. 6.1 entsprechen 10 mg Diazepam 1 mg Lorazepam. Also entsprechen 4 mg Lorazepam 40 mg Diazepam. Das ist dann die Ausgangsdosis, von der aus man langsam reduzieren kann. Dabei ist zu beachten, dass die Werte der Tabelle keine objektiven „Naturkonstanten" sind, sondern durch klinischen Vergleich ermittelt worden sind. Lorazepam wird z. B. manchmal auch mit einer Vergleichsdosis von 2 mg Lorazepam = 10 mg Diazepam angegeben, Oxazepam wird von manchen mit einer Vergleichsdosis von 40 mg Oxazepam = 10 mg Diazepam angegeben.

Tab. 6.1 Umrechnung der Dosierung verschiedener Benzodiazepine in Diazepam-Äquivalenzdosen[62].

Wirkstoff	Präparat (Beispiele)	10 mg Diazepam entsprechen	Halbwertszeit (Stunden)
Alprazolam	Tafil	0,5 mg	6–12
Bromazepam	Lexotanil	5–6 mg	10–20
Clobazam	Frisium	20 mg	12–60
Clonazepam	Rivotril	0,5 mg	18–50
Clorazepat	Tranxilium	15 mg	36–200
Diazepam	Valium	10 mg	20–100
Flunitrazepam	Rohypnol	1 mg	18–26
Lorazepam	Tavor	1 mg	10–20
Oxazepam	Adumbran	20 mg	4–15
Temazepam	Remestan	20 mg	8–22

Beim Reduzieren muss man beachten: Wenn Benzodiazepine über lange Zeit eingenommen worden sind, ist es sinnvoll, langsam zu reduzieren. Alles andere geht mit einer großen Gefahr eines Rückfalls einher. Nach 5 Jahren Abhängigkeit kann eine Reduktion über 3 Monate oder sogar länger angemessen sein. Diese Behandlung sollte dann zumindest teilweise ambulant durchgeführt werden.

6.2.2 Nebenwirkungen

Das größte Problem bei den Benzodiazepinen ist ihr *Abhängigkeitspotenzial.* Beim Absetzen nach einer zu langen Verordnung drohen Entzugsbeschwerden. Die psychische Abhängigkeit, die gerade Angstpatienten bei Behandlung mit Benzodiazepinen rasch entwickeln, kann sehr ausgeprägt sein.

Weitere Nebenwirkungen sind unter anderem die *erhebliche Sedierung,* die insbesondere in Kombination mit anderen Sedativa, aber auch mit Alkohol, zu unerwartet ausgeprägten Beeinträchtigungen führen kann. Aus diesem Grund ist bei Verordnung eines Benzodiazepins grundsätzlich die Frage zu klären, ob der Patient in dieser Behandlungsphase Auto fahren kann.

Besondere Vorsicht ist geboten, wenn man Benzodiazepine mit Opiaten kombiniert. Beide Substanzgruppen wirken auf das Zentralnervensystem dämpfend; in Kombination können sie zu einer raschen Atemdepression, zu einem Koma und sogar zum Tod führen. Das BfArM hat daher im Sommer 2018 Warnhinweise in den Beipackzetteln von Benzodiazepinen, Z-Substanzen und Opioiden angeordnet, die darauf hinweisen, dass die Kombinationen mit Opioiden nur noch angewendet werden, wenn es keine alternativen Behandlungsmöglichkeiten gibt, in der niedrigst wirksamen Dosis, so kurz wie möglich und unter einer guten Überwachung auf Anzeichen von Atemdepression und Sedierung.

6.2.3 Wirkstoffe

Diazepam

Diazepam

- ist seit 1963 verfügbar und steht auf der Liste der unverzichtbaren Medikamente der WHO.
- erhöht die GABA-Wirkung durch eine Sensibilisierung des GABA-Rezeptors.
- wirkt angstlindernd, antiepileptisch, muskelentspannend und sedierend.
- sollte nur zugleich mit einer ursächlichen Therapie verordnet werden.
- sollte in aller Regel nicht länger als 4–6 Wochen verordnet werden.

Diazepam wurde von Leo Sternbach entwickelt und erstmals 1963 von der Firma Hoffmann-La Roche unter dem Präparatenamen Valium auf den Markt gebracht. Nach Chlordiazepoxid (Librium) war es 1960 das 2. Benzodiazepin. In Deutschland war Diazepam noch 2005 das am häufigsten verordnete Benzodiazepin. Diazepam wurde von der Weltgesundheitsorganisation (WHO) in die Liste der unentbehrlichen Medikamente aufgenommen [63], welche zum Ziel hat, allen Menschen weltweit Zugang zu den notwendigsten Arzneimitteln zu sichern.

Pharmakologie

Diazepam wirkt als *Modulator des GABA-A-Rezeptors* und verstärkt die inhibitorische Wirkung des Neurotransmitters Gamma-Aminobuttersäure (GABA). Dabei bindet Diazepam als Agonist an die Benzodiazepinbindungsstelle dieses Rezeptors und bewirkt so eine Konformationsänderung; diese erhöht die Rezeptorempfindlichkeit gegenüber GABA.

Es hat eine *lange Halbwertszeit* von 24–48 Stunden und zeigt einen raschen Wirkungseintritt, hat aber wegen der schnellen Umverteilung aus dem Gehirn nur eine *kurze Wirkdauer* (i. v. „Bolus" Diazepam nur 10–20 Minuten). Auch seine Abbauprodukte sind pharmakologisch aktiv mit einer Halbwertszeit von 50–80 Stunden. Der Abbau von Diazepam ist altersabhängig. Die Halbwertszeit beträgt bei Erwachsenen mittleren Alters etwa 30 Stunden, während sie bei 60- bis 90-Jährigen bei etwa 81 Stunden liegt.

Klinischer Einsatz

Diazepam wirkt *angstlösend, antiepileptisch, muskelentspannend* und *sedierend.* In der Psychiatrie wird es ganz überwiegend bei *krankheitsbedingten Angstzuständen* sowie zur symptomatischen Behandlung von *akuten Anspannungs- und Erregungszuständen* verordnet.

In der Behandlung einer *Angststörung* oder *einer mit Angst einhergehenden Psychose* kann es eine zügige Linderung der Symptomatik bewirken. Dies hilft, die Zeit zu überbrücken, bis die ursächliche Behandlung wirkt.

Die Dosierung ist abhängig von der Ausprägung der Angst. Eine hohe Dosis sind 40 mg/Tag, höhere Dosierungen führen nur noch zu einem unwesentlich größeren Effekt.

Dosierung

- *Einmalgabe:* 5–10 mg
- *niedrige Dosis:* 5–0–5–0 mg
- *mittlere Dosis:* 5–5–5–5 mg
- *hohe Dosis:* 10–10–10–10 mg
- *zugelassene Tageshöchstdosis:* 60 mg
- *Verordnung:* nach Möglichkeit nicht länger als 6 Wochen

Mein persönliches Fazit

Diazepam ist so etwas wie das „Brot-und-Butter"-Anxiolytikum der Psychiater. Dabei führt seine lange Halbwertszeit nach etwa 5 Tagen zu einer deutlichen Kumulation, die vor allem bei älteren Patienten sehr problematisch werden kann. Ich verwende es zum langsamen Entzug und manchmal in Akutsituationen intravenös. In den meisten anderen Fällen ist Lorazepam aufgrund seiner kürzeren Halbwertszeit besser steuerbar.

Lorazepam

Lorazepam

- wird schnell und vollständig resorbiert.
- wirkt schnell und stark angstlösend, sedierend und schlafanstoßend.
- ist ein bewährtes Medikament bei ängstlichen Erregungszuständen, etwa im Rahmen einer akuten Psychose.
- hat aufgrund seiner starken und schnellen Wirkung ein besonders hohes Abhängigkeitspotenzial.
- sollte – wie alle Benzodiazepine – nur in Kombination mit einem ursächlich wirksamen Medikament und in der Regel nicht länger als 4–6 Wochen verabreicht werden.

Lorazepam wurde 1963 von American Home Products (heutiger Name: Wyeth) patentiert und ist unter dem Markennamen Tavor und als Generikum im Handel.

2007 wurden in Deutschland etwa 900 000 Packungen Tavor verordnet. Es stand damals auf Platz 2 der meist verordneten Psychopharmaka.

Pharmakologie

Lorazepam wird vom Körper unabhängig von der Art der Applikation (oral, sublingual, intravenös, intramuskulär) schnell und fast vollständig aufgenommen. Die durchschnittlichen *Resorptionshalbwertszeiten* liegen zwischen 10 und 40 Minuten bei oraler bzw. 12 und 40 Minuten nach intramuskulärer Gabe. Nach intravenösen Injektionen tritt die Wirkung bereits nach 1–2 Minuten ein.

In der Psychiatrie wird Lorazepam oft als Schmelztablette gegeben (Tavor Expidet). Diese löst sich innerhalb von wenigen Sekunden, nachdem der Patient sie auf oder unter die Zunge gelegt hat, auf. Typischerweise beobachtet man einen *raschen Wirkeintritt*, was zu dem Gedanken verleitet, Lorazepam würde bei Gabe als Schmelztablette bereits über die Mundschleimhaut resorbiert, was aber nicht stimmt. Der Wirkstoff löst sich tatsächlich im Speichel, wird geschluckt und erst im Magen resorbiert. Dennoch ist diese Art der Gabe sicher, kontrollierbar und schnell wirksam.

Die *Wirkungsdauer* hängt von der Dosierung sowie vom Mageninhalt ab und liegt normalerweise bei 4–9 Stunden. Die *Halbwertszeit* von Lorazepam bei Patienten mit normaler Leberfunktion beträgt zwischen 11 und 18 Stunden. Deshalb sind oft 2–4 Tagesdosen nötig. Lorazepam wird von der Leber ohne aktive Metaboliten und ohne relevante Wechselwirkungen bezüglich des Abbaus anderer Medikamente eliminiert. Es gilt diesbezüglich als weitaus sicherer und überschaubarer als Diazepam, das teilweise sehr lang wirksame Metaboliten hat. Seine *Pharmakokinetik* (s. Kap. 18 Glossar) ist daher auch weitgehend altersunabhängig.

Klinischer Einsatz

Lorazepam hat in der Psychiatrie ein großes Anwendungsgebiet. Es wirkt schnell und stark *angstlösend, sedierend, antiepileptisch* und *schlafanstoßend.* Es kann bei *Erregungszuständen* in einer Dosis von 2,5 mg als Schmelztablette gegeben oft zu einer raschen und sicheren Beruhigung führen.

Tagesdosierungen von 2 × 0,5 bis 4 × 0,5 mg sind üblich. Eine sehr hohe Tagesdosis, die man bei einer akuten Psychose mit ausgesprochener Angst und Unruhe verordnen würde, liegt bei etwa 4 × 1 mg.

Dosierung

- *Einmalgabe:* 0,5–1 mg; im Notfall 2,5 mg
- *niedrige Dosis:* 0,5–0–0,5–0 mg
- *mittlere Dosis:* 0,5–0,5–0,5–0,5 mg
- *hohe Dosis:* 1–1–1–1 mg
- *zugelassene Tageshöchstdosis:* 7,5 mg
- *Verordnung:* nach Möglichkeit nicht länger als 6 Wochen

Mein persönliches Fazit

Lorazepam ist aufgrund seiner mittleren Halbwertszeit gut steuerbar, kumuliert nicht und hat einen einfachen Metabolismus, sodass praktisch keine Wechselwirkungen zu beachten sind. Bei vielen psychiatrischen Erkrankungen – z. B. der akuten Psychose – sind in den ersten Behandlungstagen oft recht hohe Benzodiazepindosierungen sinnvoll, die dann aber auch innerhalb weniger Tage wieder reduziert und bald ganz abgesetzt werden können. Diese zügigen Dosisänderungen gelingen am besten mit Lorazepam.

Clonazepam

Clonazepam

- ist ein Benzodiazepin mit einer Halbwertszeit von 18–50 Stunden.
- wird in der Neurologie als Antiepileptikum verwendet.
- wird in der Psychiatrie in Deutschland häufig bei Alkoholentzugsbehandlungen eingesetzt.
- unterliegt den gleichen Beschränkungen wie andere Benzodiazepine auch, insbesondere sollte man auch Clonazepam in der Regel nicht länger als 4–6 Wochen verordnen.

Clonazepam wird überwiegend in der Neurologie in der Behandlung von vielen Formen der Epilepsie, bei REM-Schlaf-Verhaltensstörungen und dem Restless-Legs-Syndrom eingesetzt. Im Bereich der Psychiatrie findet es Anwendung in der stationären Alkoholentzugsbehandlung; hier ist es nach Distraneurin eines der gerne eingesetzten Benzodiazepine. Das liegt daran, dass Clonazepam mit 18–50 Stunden eine kürzere Halbwertszeit als Diazepam hat, aber immer noch eine so lange Halbwertszeit, dass bei wiederholter Gabe der Blutspiegel des Medikaments über den Tag ziemlich konstant bleibt und keine stundenweise Verschlechterug der Entzugsbeschwerden bei abfallenden Blutspiegeln zu befürchten sind.

Pharmakologie

Clonazepam wird schnell resorbiert und erreicht 2–3 Stunden nach Einnahme seinen maximalen Plasmaspiegel. Die Plasmahalbwertszeit liegt bei ca 18–50 Stunden. Die Ausscheidung erfolg überwiegend renal, zu einem kleineren Teil auch über den Stuhl. Es wirkt wie alle Benzodiazepine über die verstärkte Hemmung GABAerger Nervenzellen und bindet am GABA$_A$-Rezeptor.

6 Klinischer Einsatz

In der modernen Alkoholentzugsbehandlung wird das entzugslindernde Medikament nach der Schwere der Entzugsbeschwerden dosiert. Praktisch bestimmt man in vorgegebenen Zeitabständen mit einer Entzugssymptome-Beschwerdeskala die Intensität der Symptomatik und gibt, je nach Schwere bzw. Punktwert, eine vorgegebene Dosis. Das genauere Vorgehen wird im Kapitel „Alkoholentzugsbehandlung" (S. 206) dargestellt.

Dosierung

- Im Rahmen von Alkoholentzugsbehandlungen wird Clonazepam nach der Schwere der Entzugssymptomatik dosiert.
- 10 mg Diazepam entsprechen etwa 0,5 mg Clonazepam.
- Die empfohlene Tageshöchstdosis für Erwachsene beträgt 8 mg. Diese Dosis wird allerdings eher bei langsamer Gewöhnung in der Behandlung von Epilepsien erreicht. Im Alkoholentzug reichen zumeist niedrigere Tagesdosierungen aus.

Mein persönliches Fazit

Ich verwende Clonazepam im Alkoholentzug aufgrund seiner mittleren Halbwertszeit gerne. Ich verordne es im Rahmen einer operationalisierten Erhebung der Entzugsbeschwerden nach dem Alkoholentzugssymptombogen (AESB). Je nach Schwere der Entzugssymptomatik wird hier eine bestimmte Dosis Clonazepam verabreicht. In der Regel lasse ich Clonazepam erst bei weniger als 1,0 ‰ geben. Im Einzelfall ist es jedoch sinnvoll, bei deutlicher Entzugssymptomatik, auch bei höheren Alkoholspiegeln, etwa bis 1,5 ‰, unter engmaschiger Beobachtung von Vigilanz und Vitalparameter schon Clonazepam zu geben.

Midazolam

Midazolam

- wird überwiegend in der Anästhesie und Notfallmedizin verwendet.
- ist ein Benzodiazepin mit einer sehr kurzen Halbwertszeit von ca. 1,5–2,5 Stunden.
- kann im Notfall als Nasenspray verabreicht werden: Es wird im Notfall bei Erwachsenen mit 10 mg dosiert, wobei 5 mg pro Nasenloch appliziert werden.
- fällt in Einheiten von mehr als 15 mg je abgeteilter Einheit unter die Betäubungsmittel.

6

In der Anästhesie wird Midazolam gerne zur Prämedikation vor Operationen, auf Intensivstationen zur Dauersedierung oder zusammen mit Ketamin im Rahmen von Narkosen verwendet. Im Rettungsdienst wird es schon länger zur Behandlung von Krampfanfällen gegeben. Gerade hier ist eine nasale Gabe über einen Zerstäuber sehr praktisch, da es während eines Krampfanfalles schwierig ist, einen intravenösen Zugang zu legen. In den letzten Jahren hat Midazolam als nasale Gabe eine zusätzliche Nische gefunden. Auch bei einem psychiatrisch bedingten akuten Erregungszustand kann man Midazolam gut nasal applizieren. Es führt in dieser Situation zu einer zügigen Sedierung und Entaktualisierung. Die nasale Gabe ist gerade im Rahmen einer Zwangsmedikation für Behandler und Patienten sicherer als die intravenöse Gabe.

Pharmakologie

Midazolam ist ein kurzwirksames Benzodiazepin. Wenn es, wie hier beschrieben, im Rahmen der Sedierung bei akutem Erregungszustand nasal verabreicht wird, umgeht man den *First-Pass-Effekt* (s. Kap. 18 Glossar). Die Wirkung tritt oft bereits nach wenigen Minuten ein.

Klinischer Einsatz

Fallbeispiel

Der aus Vorbehandlungen gut bekannte 35-jährige Herr D. leidet seit einigen Jahren unter einer drogeninduzierten Psychose. Unter Drogenintoxikationen kam es in der Vergangenheit immer wieder zu ausgeprägten Erregungszuständen, teilweise mit fremdaggressivem Verhalten. Aktuell wird Herr D. von der Polizei auf der Rechtsgrundlage eines PsychKG´s zur Klinik gebracht. Er ist mit

6

Handschellen fixiert, dennoch im Rahmen eines akuten Erregungszustandes nur schwer zu halten. In gesunden Zeiten hat der Patient eine Patientenverfügung erstellt, in der er dem Einsatz von Midazolam Nasenspray zur Sedierung in solchen Situationen zugestimmt hat. Darauf angesprochen stimmt er auch jetzt der Gabe von Midazolam Nasenspray zu. Der Dienstarzt nimmt sich eine Ampulle Midazolam mit 15 mg Midazolam in 3 ml Injektionslösung und zieht sie unverdünnt in eine 5 ml Spritze auf, sodass in der Spritze nun 15 mg Midazolam sind. An der Spitze der Spritze bringt er einen Mikrozerstäuber zur Vernebelung des Wirkstoffes mit darunterliegendem Schaumstoffkonus (Mucosal Atomization Device, MAD) an. Er gibt in jedes Nasenloch des Patienten einen Milliliter, entsprechend 5 mg pro Seite, dabei hält er das andere Nasenloch zu und bittet den Patienten, einzuatmen. Danach verbleibt ein Milliliter, entsprechend 5 mg Midazolam in der Spritze. Diese Dosis könnte bei unzureichender Wirkung nach einigen Minuten nachgegeben werden. Nach 5 Minuten beruhigt sich der Patient sichtlich und eine weitere nasale Medikamentengabe ist nicht erforderlich. Nach einem geordneten Aufnahmegespräch nimmt der Patient eine weitere Medikation oral ein, hierunter auch Lorazepam, das zu wirken beginnt, bevor der Effekt des recht kurzwirksamen Midazolams ganz abgeklungen ist.

In oben beschriebenem Fall ist die Rechtsgrundlage der Verabreichung die Freiwilligkeit. Je nach Bundesland gibt es sehr unterschiedliche Rechtsgrundlagen für Zwangsmedikationen. Ist eine Rechtsgrundlage für eine Zwangsmedikation vorhanden und ist die Indikation gegeben, ist die Gabe von Midazolam nasal eine gut handhabbare, sichere, zügig wirksame und effektive Behandlung.

Dosierung

- Erwachsene: 10 mg Midazolam nasal, auf beide Nasenlöcher verteilen [64]
- maximale Menge: 1–2 ml pro Nasenloch pro Gabe; bei größeren Mengen fraktionierte Gabe
- Bei unzureichender Wirkung kann nach einigen Minuten eine weitere Gabe Midazolam in geeigneter Dosis erfolgen

Nebenwirkungen

Eine schnelle Sedierung mit Midazolam kann im Einzelfall auch zu einer Übersedierung, schlimmstenfalls mit einem reduzierten Atemantrieb einhergehen. In diesem Fall ist die Gabe des Benzodiazepinantagonisten Flumazenil (z.B. Anexate) möglich. Nach der Gabe von Midazolam nasal kann es für einige Minuten zu einer lokalen Reizung der Nasenschleimhaut kommen. Die Patienten berichten dann ein Brennen in der Nase. Dagegen ist Lidocain-Spray wirksam.

Mein persönliches Fazit

Die nasale Gabe von Midazolam ist selbst in unruhigen Situationen einfach. Es besteht sowohl für den Patienten als auch für die Behandler ein deutlich niedrigeres Verletzungsrisiko im Vergleich zu einer i. v. Medikation mit einer spitzen Nadel. Da der First-Pass-Effekt umgangen wird, ist die Bioverfügbarkeit gut und es kommt zu einem schnellen Wirkungseintritt, oft nach etwa 5 Minuten. Ich habe Midazolam inzwischen in mehreren psychiatrischen Notfällen mit Erfolg eingesetzt und empfehle Behandlungsteams im Rettungsdienst und in psychiatrischen Kliniken mit dieser Behandlungsoption Erfahrungen zu sammeln.

Literatur

[62] Ashton CH. Benzodiazepine: Wirkungsweise und Therapeutischer Entzug (08/2002). Im Internet: https://www.benzo.org.uk/german/bzcha01.htm; Stand: 10.02.2020

[63] World Health Organization (WHO). WHO Model List of Essential Medicines (04/2015). Im Internet: https://www.who.int/medicines/publications/essentialmedicines/EML_2015_FINAL_amended_NOV2015.pdf?ua=1; Stand: 09.02.2020

[64] Wanka V, Weiß S. Medikamente im Rettungsdienst. 2. Aufl. Stuttgart: Thieme; 2019. doi:10.1055/b-006-163705

7 Schlafmittel

Schlafstörungen sind weitverbreitet, und die Vorstellung, ein Schlafmittel könne hier gut Abhilfe schaffen, ist bei Patienten und Behandlern gleichermaßen beliebt. Aber so einfach ist es aus mehreren Gründen nicht:

- Es ist wichtig, die Ursache der Schlafstörung möglichst genau zu klären und spezifisch zu behandeln.
- Viele Schlafmittel stellen nicht den gesunden Schlaf mit allen seinen Schlafphasen wieder her, der eigentlich notwendig ist, um erholsam zu sein.
- Die meisten Schlafmittel wirken nur eine kurze Zeit und verlieren bereits nach wenigen Wochen an Wirkung.
- Viele der beliebten Schlafmittel machen abhängig und unterhalten nach einiger Zeit selbst die Schlafstörung – jedenfalls, wenn man versucht, sie abzusetzen.

Dennoch gibt es Situationen, in denen ein Schlafmittel sinnvoll sein kann. Es gibt sehr unterschiedliche Schlafmittel. Gemeinsam ist ihnen, dass es sedierende Substanzen sind, die in der Absicht gegeben werden, den Schlaf zu verbessern. In diesem Kapitel stelle ich zunächst einen aus meiner Sicht sinnvollen Eskalationsplan dar und anschließend in dieser Reihenfolge die Pharmaka mit ihren jeweiligen Eigenschaften.

7.1 Eskalationsplan Schlafstörungen

Die Leitlinie Schlafstörungen [69] empfiehlt im ersten Schritt kognitive Verhaltenstherapie. Und das ist natürlich auch richtig so. Wenn das nicht reicht, stehen eine Reihe von Medikamenten zur Auswahl, die sich sehr stark in ihrer Wirksamkeit, aber auch in Bezug auf ihre Nebenwirkungen unterscheiden.

Es ist in aller Regel nicht sinnvoll, bei einfachen Schlafstörungen gleich ein Schlafmittel mit Abhängigkeitspotenzial zu geben. Ein gestuftes Vorgehen ist hier sinnvoll, und oft reichen Maßnahmen der guten Schlafhygiene und ein pflanzliches Schlafmittel, um einen ausreichend guten Effekt zu erzielen. Viele Patienten, gerade ältere, darf man auch darüber aufklären, was an Schlaf realistisch ist. Für einen 80-Jährigen können 6 Stunden Schlaf mit zwei längeren Unterbrechungen in der Nacht völlig normal sein. Wenn der Patient sich am nächsten Morgen im Wesentlichen ausgeschlafen fühlt, ist die subjektiv wahrgenommene Schlafqualität allein kein guter Indikator für eine immer weitere Steigerung der Medikation.

Andererseits kann es bei einem manischen Patienten, der nur 2 Stunden in der Nacht schläft, sinnvoll sein, gleich zu Beginn ein hoch dosiertes Benzodiazepin, ein niederpotentes Neuroleptikum, ein Phasenprophylaktikum und ein hochpotentes Neuroleptikum zu kombinieren. An welcher Stelle in so einem Eskalationsplan Melatonin, Antihistaminika, Antidepressiva und niederpotente Neuroleptika stehen, wird sehr unterschiedlich bewertet. Manche Ärzte setzen diese Substanzen gar nicht ein, andere verwenden zumindest einzelne Substanzen aus diesen Gruppen gerne und erfolgreich. Ich habe aus jeder Gruppe zumindest eine Substanz beispielhaft dargestellt, damit Sie sich einen besseren Eindruck von den Vor- und Nachteilen der verschiedenen Optionen machen können.

Ich persönlich orientiere mich an folgendem Eskalationsplan (▶ Abb. 7.1):

1. gute Schlafhygiene
2. Pflanzliche Schlafmittel
3. Melatoninagonisten
4. Antihistaminika
5. Antidepressiva
6. niederpotente Neuroleptika
7. Z-Substanzen
8. Benzodiazepine

7

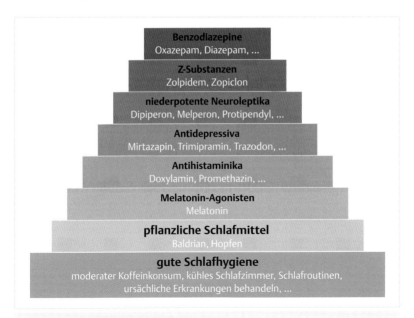

Abb. 7.1 Stufenplan Schlafmedikamente.

7.2 Gute Schlafhygiene

Es ist immer wieder erstaunlich, wie viele Patienten, die über Schlafstörungen klagen, angeben, dass sie 5 Tassen Kaffee am Tag trinken, die letzte davon nach dem Abendessen. Auf Nachfrage wird dann oft berichtet, dass Kaffee bei ihnen den Schlaf nicht störe. Ich lasse solche Einschätzungen nicht gelten und fordere alle Patienten mit Schlafstörungen auf, nicht mehr als 2 Tassen Kaffee am Tag zu trinken und die letzte nicht nach 15 Uhr. Auch andere koffeinhaltige Getränke frage ich ab.

Als Nächstes klappere ich die *Schlafhygiene* ab: kühles, ruhiges, aufgeräumtes Zimmer; gleichbleibende Zeit, abends zur Ruhe zu kommen, im Bett nur Schlafen und Sex, die Klassiker.

Und wirklich wichtig ist natürlich die *Diagnostik zugrunde liegender Erkrankungen*, die die Schlafstörung verursachen können. Insbesondere bei adipösen Patienten ist die Schlafapnoe häufig. Schilddrüsenüberfunktionen können den Schlaf stören wie auch eine Reihe anderer internistischer Erkrankungen. Ich vermittele gerne in ein Schlaflabor, und nicht selten findet sich eine Schlafapnoe oder ein Restless-Legs-Syndrom, die ursächlich behandelt werden können und müssen.

7.3 Pflanzliche Schlafmittel

Rezeptfreie Schlafmittel gibt es reichlich, oft basierend auf Baldrian-, Hopfen- oder Lavendelextrakten. Die Einnahme eines pflanzlichen Schlafmittels kann zum einen Teil eines Schlafrituals sein und zum zweiten einen erwünschten Plazeboeffekt haben. Vermitteln diese Substanzen aber auch einen pharmakologischen Effekt? Wirken sie an bestimmten Rezeptoren sedierend? Zumindest für Baldrian gibt es Hinweise darauf, dass die darin enthaltenen Sesquiterpene einen aktivierenden Effekt auf die GABA-Rezeptoren haben, und das könnte gut ihre sedierende Wirkung erklären [66], [67].

Ich selbst verwende aus der Gruppe der pflanzlichen Schlafmittel nur Baldrian in einer Dosis von mehr als 500 mg pro Kapsel. Dies halte ich für milde wirksam und setze es sowohl gegen Schlafstörungen als auch vereinzelt gegen Unruhezustände tagsüber ein. Baldrian macht nicht abhängig und stört die Schlafphasen nicht. Er kann ohne großen Wirkverlust auch längerfristig eingesetzt werden, dann nach Möglichkeit eher bei Bedarf als regelmäßig.

Mindestens 1 Drittel meiner Patienten mit Schlafstörungen kommen mit einer Kombination aus guter Schlafhygiene und Baldrianextrakt 1–2 Kapseln zu je 650 mg zur Nacht gut zurecht und benötigen kein nebenwirkungsreicheres Schlafmittel.

7.4 Melatonin

Das Hormon Melatonin ist ein wichtiger Baustein in der Steuerung des Schlaf-Wach-Rhythmus. Es wird in der Nacht vermehrt produziert und hat sein Blutspiegelmaximum etwa gegen 3 Uhr morgens. Tageslicht bremst die Produktion, es gibt auch Abhängigkeiten vom Alter des Patienten und von der Jahreszeit.

Schon länger wird es bei Jetlag und bei durch Schichtarbeit bedingten Schlafstörungen eingesetzt. Seit einigen Jahren wird es vermehrt gegen die normale Schlafstörung eingesetzt.

In einer großen Metaanalyse aus dem Jahr 2017 [65] zeigt sich ein signifikanter Effekt auf Einschlaf- und Durchschlafstörungen. Allerdings sind die Ausmaße der Verbesserungen klein, im Mittel sei die Einschlafzeit um 5–10 Minuten verkürzt.

Melatonin ist in einer Dosis von 2 mg zugelassen zur Behandlung von Patienten ab dem 55. Lebensjahr, die an einer primären Insomnie leiden. In dieser Dosis ist es verschreibungspflichtig. Man verordnet 2 mg 1 Stunde vor dem Schlafengehen über 13 Wochen.

In niedrigeren Dosierungen wird Melatonin in Deutschland rezeptfrei vertrieben, es wird dann als Nahrungsergänzungsmittel klassifiziert. Ob sich diese rechtliche Einordnung halten lässt, ist noch unklar. Der Nutzen in dieser Dosierung ist ebenso umstritten.

Eine Ausnahme von der sonst eher geringen Wirksamkeit besteht bei vollständig blinden Menschen, hier ist Melatonin offenbar sehr hilfreich in der Bekämpfung von Schlafstörungen. Einsatz findet hier ein Melatonin-Rezeptor-Agonist Tasimelteon als Orphan Drug.

Das primär als Antidepressivum eingesetzte Agomelatin (s. 3.6.9) ist ebenfalls ein Melatonin-Rezeptor-Agonist und ist dafür bekannt, besonders gut gegen Schlafstörungen zu wirken.

7.5 Antihistaminika

Antihistaminika finden aufgrund ihrer sedierenden Wirkung schon seit Jahrzehnten als Schlafmittel Verwendung. Sie sind teilweise rezeptfrei und werden so als Schlafmittel vertrieben. Die sedierende Wirkung ist oft recht zuverlässig und hält über eine längere Behandlungsdauer an. Ein häufig verschriebene Wirkstoff von mehreren ist das Doxylamin.

7.5.1 Doxylamin

Doxylamin

- ist ein Antihistaminikum mit zusätzlichen anticholinergen Eigenschaften.
- ist ein häufig zu findender Wirkstoff rezeptfreier Schlafmittel.
- macht nicht abhängig, kann aber zu einer Gewöhnung und Absetzerscheinungen führen.

Doxylamin wird in niedrigen Dosierungen oft gut vertragen. Es ist jedoch zu bedenken, dass es aufgrund seiner anticholinergen Wirkung gerade bei älteren Patienten zu Stürzen und Verwirrtheitszuständen führen kann. Auch kann ein morgendlicher Überhang mit fortbestehender Gangstörung auftreten.

Pharmakologie

Doxylamin ist ein H1-Rezeptor-Antagonist. Durch Hemmung der Entzündungsmediator-Funktion des Histamins wirkt Doxylamin als Antiallergikum. Im Zentralnervensystem wirkt Doxylamin darüber hinaus sedierend und antiemetisch. Es hat auch ausgeprägte anticholinerge Wirkungen.

Klinischer Einsatz

Doxylamin wird wie viele Antihistaminika sowohl als Schlafmittel als auch als Antiallergikum eingesetzt. Ferner wird Doxylamin offlabel gegen Schwangerschaftsübelkeit verabreicht, da es keine Hinweise auf eine teratogene Wirkung gibt.

Dosierung

- zur Nacht: 25–50 mg

Nebenwirkungen

Doxylamin kann zusammen mit anderen Sedativa einen überadditiven Effekt haben. Es kann zu anticholinergen Nebenwirkungen wie Mundtrockenheit oder Akkommodationsstörungen kommen.

Mein persönliches Fazit

In der ambulanten Verschreibungspraxis und im stationären Alltag wird auf die Klage „Schlafstörung" oft reflexartig eine Z-Substanz oder ein Benzodiazepin verordnet. Dabei ist ein Therapieversuch mit einer nicht abhängigkeitserzeugenden Substanz in vielen Fällen erfolgreich. Doxylamin wirkt meist verlässlich sedierend und kann über eine etwas längere Zeit eingesetzt werden.

7.6 Antidepressiva

Auch viele ältere Antidepressiva haben anticholinerge und antihistaminerge Nebenwirkungen. Daher kann man auch diese als Schlafmittel einsetzen. Die verwendeten Dosierungen sind dabei so niedrig, dass eine relevante antidepressive Wirkung nicht entsteht. Ein Beispiel von mehreren ist Trimipramin.

7.6.1 Trimipramin

Trimipramin

- wirkt – vermittelt über anticholinerge und antihistaminerge Wirkungen mehrere Stunden stark sedierend.
- wirkt über eine Blockade der 5-HT 2 -Rezeptoren schlafanstoßend.
- verursacht keine REM-Schlaf-Störungen.
- verursacht keine Abhängigkeit und behält auch bei längerer Gabe seine Wirkung.
- wird daher überwiegend als Schlafmittel eingesetzt.
- wirkt nur schwach antidepressiv, da es anders als andere trizyklische Antidepressiva fast keine Serotonin- oder Noradrenalin-Wiederaufnahmehemmung bewirkt.

Trimipramin ist ein altes Antidepressivum, das aktuell fast nur noch aufgrund seiner sedierenden Eigenschaft als Schlafmittel zum Einsatz kommt. In dieser Indikation hat es eine recht verlässliche Wirkung und kann auch über eine etwas längere Zeit gegeben werden.

Pharmakologie

Trimipramin hat eine ausgeprägte anticholinerge und antihistaminerge Wirkkomponente, was die stark sedierende Wirkung erklärt. Es blockiert den 5-HT 2-Rezeptor, was eine schlafinduzierende Wirkung haben soll.

Anders als andere trizyklische Antidepressiva verursacht Trimipramin praktisch keine Serotonin- oder Noradrenalin-Wiederaufnahmehemmung. Aufgrund dieses ungewöhnlichen Rezeptorprofils wird es als „atypisches Antidepressivum" bezeichnet.

Klinischer Einsatz

Trimipramin ist zugelassen zur Behandlung von Depressionen mit den Leitsymptomen Schlafstörung, Angststörung und innere Unruhe. Die hohen Dosierungen, die zur Behandlung von Depressionen nötig wären (100–400 mg/Tag), werden aber zumeist aufgrund von Nebenwirkungen wie Mundtrockenheit und Müdigkeit nicht vertragen.

Trimipramin spielt deshalb eher in der Therapie der Schlafstörungen eine Rolle. Der 5-HT 2 -Rezeptor-Blockade wird eine schlafanstoßende Wirkung zugeschrieben, die anticholinerge und antihistaminerge Komponente verursacht eine mehrere Stunden anhaltende Sedierung. Daher wirkt Trimipramin schon in verträglicheren Dosierungen zwischen 25 und 75 mg gegen Einschlaf- und Durchschlafstörungen. Es macht nicht abhängig und verändert nicht den REM-Schlaf, sodass es auch langfristig verordnet werden kann.

Trimipramin ist auch in Tropfenform erhältlich und kann daher auch im niedrigen Dosisbereich gut dosiert und individuell angepasst werden.

Auch bei chronischen Schmerzstörungen wird Trimipramin erfolgreich eingesetzt.

Dosierung

- als Schlafmittel: 25–75 mg/Tag zur Nacht
- als Antidepressivum: 100–300 mg/Tag (zugelassen bis 400 mg) mit abendlichem Schwerpunkt
- bei chronischen Schmerzen: 50–150 mg/Tag zur Nacht
- Dosisänderungen bei Eindosierung und Abdosierung in 25- bis 50-mg-Schritten vornehmen

Nebenwirkungen

Trimipramin ist relativ nebenwirkungsreich. Es verursacht anticholinerge und antihistaminerge Nebenwirkungen wie Sedierung, Mundtrockenheit, Hypotonie, Akkommodationsstörungen, Miktionsstörungen, Gewichtszunahme und manchmal Blutbildveränderungen. Abruptes Absetzen kann cholinerge Nebenwirkungen bis hin zum Delir verursachen, daher sollten das Absetzen und die Eindosierung jeweils in kleinen Schritten von 25–50 mg/Tag erfolgen.

Mein persönliches Fazit

Als Antidepressivum ist Trimipramin aufgrund seiner kaum vorhandenen Serotonin-Wiederaufnahmehemmung nicht gut geeignet. Es hat seinen Platz in der Behandlung von Schlafstörungen, da es nicht abhängig macht, den REM-Schlaf nicht stört und über lange Zeit eine gute Wirkung behält. Allerdings kann es insbesondere bei höheren Dosierungen schnell eine Vielzahl von Nebenwirkungen verursachen, die engmaschig überprüft werden müssen.

7.7 Niederpotente Neuroleptika

Und auch niedrigpotente Neuroleptika haben oft sedierende Nebenwirkungen. Daher kann man auch diese Substanzgruppe gegen Schlafstörungen einsetzen. Gerade hier muss man aber bedenken, dass die Hauptwirkung eine Blockade des Dopaminstoffwechsels ist, die mit vielen Nebenwirkungen wie EPMS, Antriebsstörungen oder Lustlosigkeit einhergehen können.

Häufig verwendet werden Promethazin, Dipiperon, Melperon und andere. Die Charakterisierung von Promethazin findet sich im Kapitel Sedativa im 4.4.1.

7.8 Z-Substanzen

Mit Zopiclon und Zolpidem kamen Anfang der 1990er-Jahre zwei Substanzen auf den Markt, die als „nahezu ideale Schlafmittel" beworben wurden. Es wurde behauptet, dass sie in niedriger Dosis die Schlafarchitektur nicht stören (Benzodiazepine verändern die Schlafphasen und den REM-Schlaf), dass sie nicht abhängig machen und dass sie gut verträglich sind.

Pharmakologisch sind die „Z-Substanzen" Modulatoren am gleichen GABA-Rezeptor, an dem auch die Benzodiazepine wirken. Inzwischen herrscht weitgehender Konsens, dass Wirkungen, Nebenwirkungen und Abhängigkeitspotenzial der Z-Substanzen im Wesentlichen denen der Benzodiazepine entsprechen, wenngleich milder ausgeprägt.

7.8.1 Zopiclon

Zopiclon

- ist ebenso wie Zolpidem ein Modulator am GABA-Rezeptor.
- hat mit 4–6 Stunden eine längere Halbwertszeit.
- wird in der Regel mit 7,5 mg zur Nacht dosiert.
- ältere Patienten und Patienten mit Leber-, Nieren- und Ateminsuffizienz: 3,75 mg zur Nacht
- kann typischerweise einen metallisch-bitteren Geschmack verursachen.

7

Da Zopiclon eine etwas längere Halbwertszeit als Zolpidem hat, wird es nicht nur bei Einschlaf-, sondern auch bei Durchschlafstörungen gegeben. Es ist das etwas stärkere Medikament.

Pharmakologie

Zopiclon gehört ebenso wie Zolpidem nicht zu den Benzodiazepinen, wirkt aber am gleichen GABA-Rezeptor und zeigt daher das gleiche Wirkungs- und Nebenwirkungsprofil. Es hat eine Halbwertszeit von 4–6 Stunden, im Alter und bei reduzierter Metabolisierungsgeschwindigkeit auch von 8 Stunden.

Klinischer Einsatz

Zopiclon wird gegen Ein- und Durchschlafstörungen verordnet.

Dosierung

- Standarddosis zur Nacht: 7,5 mg
- empfohlener Einnahmezeitpunkt: eine halbe Stunde vor dem gewünschten Einschlafzeitpunkt, da Zopiclon rasch aus dem Dünndarm resorbiert wird

Nebenwirkungen

Typisch für Zopiclon ist ein metallisch-bitterer Geschmack, der in einigen Fällen nach längerer Anwendung abnehmen soll.

Zopiclon zeigt dieselben Nebenwirkungen wie die Benzodiazepine. Dies sind insbesondere die Gefahren der Toleranzentwicklung und der Abhängigkeit. Bereits nach wenigen Wochen kann die Beendigung der Medikation zu Absetz-schlaflosigkeit, Angst, Unruhe und Getriebenheit führen.

Mein persönliches Fazit

Zopiclon ist aufgrund seiner längeren Halbwertszeit gut gegen Ein- und Durchschlafstörungen wirksam und wird ebenso wie Zolpidem meist gut vertragen. Auch hier sollte man eine Verordnungsdauer von 4–6 Wochen in der Regel nicht überschreiten.

7.8.2 Zolpidem

Zolpidem

- ist ein Modulator am GABA-Rezeptor, an dem auch die Benzodiazepine wirken.
- hat mit 2–3 Stunden eine eher kurze Halbwertszeit, sodass es gut gegen Einschlafstörungen verwendet werden kann.

Zolpidem gehört zu den in Europa und Nordamerika am häufigsten verordneten Schlafmitteln.

Pharmakologie

Zolpidem wirkt am gleichen inhibierenden GABA-Rezeptor wie die Benzodiazepine, ist jedoch chemisch kein Benzodiazepin. Für die Wirkung und Nebenwirkungen dieser Substanz spielt das aber keine Rolle. In niedriger Dosis wirkt es etwas schwächer am GABA-Rezeptor als ein höher dosiertes Benzodiazepin.

Die Halbwertszeit beträgt 2–3 Stunden, ist also relativ kurz.

Klinischer Einsatz

Zolpidem eignet sich gut für Einschlafstörungen, etwas weniger gut auch für Durchschlafstörungen.

Männer und Frauen unterscheiden sich in Bezug auf ihre Fähigkeit, Zolpidem zu metabolisieren (FDA Safety Information Zolpidem) [68]. Die FDA empfiehlt daher für Frauen eine Dosis von 5 mg, da bei Frauen mit einer Dosis von 10 mg morgens noch Beeinträchtigungen wie Fahruntüchtigkeit bestehen können.

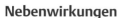

Dosierung

- Männer: 10 mg zur Nacht
- Frauen: 5 mg zur Nacht
- ältere Patienten: 5 mg zur Nacht

Nebenwirkungen

Schlafmittel werden in ihren Nebenwirkungen chronisch unterschätzt. Oft werden sie als vergleichsweise harmlos eingeschätzt, das stimmt aber nicht. Obwohl immer wieder angegeben wird, dass das Abhängigkeitspotenzial von Zolpidem niedriger sei als das der Benzodiazepine, gelten hier die gleichen Bedenken: Eine längere Gabe von Zolpidem kann sehr wohl zur Abhängigkeit führen.

Die Substanz sollte daher nur bei einem nachvollziehbaren Grund gegeben und in der Regel nicht länger als 4–6 Wochen verschrieben werden. Dauerverschreibungen sind im Normalfall nicht sinnvoll. Das Absetzen nach längerer Verordnung kann zu Entzugsbeschwerden über längere Zeit führen, etwa zu Schlaflosigkeit, Angstzuständen und Unruhe.

Alle Schlafmittel können morgens noch eine Nachwirkung – einen Overhang – haben und trotz des subjektiven Gefühls völliger Wachheit Beeinträchtigungen verursachen, etwa beim Autofahren.

Mein persönliches Fazit

Zolpidem wird gut vertragen und hilft wirksam gegen Einschlafstörungen. Eine kurzzeitige Verordnung kann in bestimmten Situationen absolut sinnvoll sein. Eine dauerhafte Verschreibung birgt allerdings die Gefahr einer Abhängigkeitsentwicklung in sich und sollte vermieden werden.

7.9 Benzodiazepine

Bei akuten ausgeprägten Schlafstörungen, beispielsweise bei einer Manie oder einer zeitlich begrenzten Ausnahmesituation, können Benzodiazepine verlässlich als Schlafmittel eingesetzt werden. Die Toleranzentwicklung beginnt allerdings schon nach wenigen Wochen, sodass eine Behandlung von mehr als 6 Wochen nicht zu empfehlen ist. Die Wirkung lässt dann üblicherweise auch nach. Viele Patienten nehmen ihr Benzodiazepin-Schlafmittel nur deshalb über viele Jahre lang ein, weil sie bei jedem Absetzversuch Entzugssymptome verspüren und dies fälschlicherweise als Zeichen dafür werten, dass sie das Schlafmittel noch benötigen.

Oft werden Benzodiazepine mit einer Halbwertszeit von ca. 8 Stunden als Benzodiazepin-Schlafmittel eingesetzt, z. B. Oxazepam. Man darf aber nicht vergessen, dass es die gleichen Nebenwirkungen und insbesondere das gleiche Abhängigkeitspotenzial hat wie jedes andere Benzodiazepin.

7.9.1 Oxazepam

Oxazepam

- erreicht erst ca. 1–3 Stunden nach Einnahme seinen wirksamen Plasmaspiegel.
- hat eine Wirkdauer von ca. 8 Stunden.
- ist ein Metabolit des Diazepams und teilt mit diesem alle Vor- und Nachteile der Benzodiazepine.

Pharmakologie

Oxazepam ist ein direkter Metabolit des Diazepams. Er wird eher langsam resorbiert, ein wirksamer Plasmaspiegel wird erst nach 1–3 Stunden erreicht.

Die Halbwertszeit ist interindividuell sehr unterschiedlich und kann zwischen 5 und 15 Stunden liegen.

Der Abbau erfolgt unabhängig von CYP-P450 System, sodass Medikamenteninteraktionen in diesem Bereich keine Rolle spielen.

Klinischer Einsatz

Oxazepam wird überwiegend als Schlafmittel eingesetzt. Auch in Krankenhäusern und Altenheimen ist es recht beliebt.

Dosierung

- Die übliche Dosis beträgt 10 mg zur Nacht.
- Ältere und geschwächte Patienten sollten zunächst 5 mg erhalten.
- Bei unzureichender Wirkung ist eine Dosissteigerung auf 20–30 mg möglich.

Nebenwirkungen

Oxazepam hat die den Benzodiazepinen eigenen Nebenwirkungen. Beim Einsatz als Schlafmittel sind hier insbesondere zu bedenken:

- Bei älteren Patienten kann es aufgrund der Muskelrelaxation eine Gangunsicherheit verursachen und damit Stürze begünstigen.
- morgendlichen Overhang
- innerhalb von 4–6 Wochen Entwicklung einer Toleranz, später Abhängigkeit

Mein persönliches Fazit

Für den kurzfristigen Einsatz, z. B. als Prämedikation vor einer OP, ist Oxazepam gut geeignet, eine Dauermedikation sollte es aber nicht werden.

Literatur

[65] Auld F, Maschauer EL, Morrison I et al. Evidence for the efficacy of melatonin in the treatment of primary adult sleep disorders. Sleep Med Rev. 2017; 34: 10–22. doi:10.1016/j.smrv.2016.06.005. https://pubmed.ncbi.nlm.nih.gov/28648359

[66] https://de.wikipedia.org/wiki/Baldriane

[67] Ortiz JG, Nieves-Natal J, Chavez P. Effects of Valeriana officinalis extracts on 3H flunitrazepam binding, synaptosomal 3H GABA uptake, and hippocampal 3H GABA release. Neurochemical Research 1999; 24: 1373–1378. Im Internet: https://link.springer.com/article/10.1023/A:1022576405534

[68] U.S. Food & Drug Administration. FDA Drug Safety Communication: FDA approves new label changes and dosing for zolpidem products and a recommendation to avoid driving the day after using Ambien CR (14.05.2013). Im Internet: https://wayback.archive-it.org/7993/ 20170406043943/ https://www.fda.gov/drugs/drug-safety-and-availability/fda-drug-safety-communication-fda-approves-new-label-changes-and-dosing-zolpidem-products-and.htm; Stand: 10.08.2023

[69] https://www.awmf.org/leitlinien/detail/ll/063–003.html

8 ADHS-Therapeutika

Die Grundlage der Behandlung der *Aufmerksamkeitsdefizit-/Hyperaktivitätsstörung (ADHS)* besteht in einer ausführlichen Aufklärung von Patient und Umfeld über die spezifischen Symptome sowie in einer verhaltenstherapeutisch orientierten umfassenden Verhaltensmodifikation.

Eine medikamentöse Behandlung sollte den zweifelsfrei diagnostizierten und bereits verhaltenstherapeutisch behandelten Patienten vorbehalten bleiben, die ohne das Medikament nicht ausreichend profitieren und bei denen sich unter der Medikation der Befund objektiv gesehen bessert. Die Behandlung sollte in den Händen eines mit der Behandlung der ADHS erfahrenen Arztes liegen.

Medikamentöse Optionen zur Behandlung der ADHS bei Erwachsenen sind **Atomoxetin**, **Methylphenidat** und seit Februar 2019 auch **Lisdexamfetamin**.

8

8.1 Atomoxetin

Atomoxetin

- ist ein selektiver Noradrenalin-Wiederaufnahmehemmer.
- unterliegt nicht dem Betäubungsmittelgesetz und kann wie jedes Antidepressivum auf einem ganz normalen Rezept verordnet werden.
- hat keine Ähnlichkeit mit Amphetaminen.
- kann, wie bei vielen Antidepressiva diskutiert, vor allem bei Kindern möglicherweise suizidale Gedanken verstärken.

Atomoxetin ähnelt chemisch dem Fluoxetin, ist aber anders als dieses kein Serotonin-Wiederaufnahmehemmer, sondern ein selektiver Noradrenalin-Wiederaufnahmehemmer. Dieses Therapieprinzip hat sich in der Behandlung von Depressionen als nicht wirksam erwiesen. Es ist aber seit 2005 in Deutschland zugelassen zur Behandlung der Aufmerksamkeitsdefizit-/Hyperaktivitätsstörung (ADHS). Atomoxetin unterliegt im Gegensatz zu Methylphenidat nicht dem Betäubungsmittelgesetz. Es hat kein Abhängigkeitspotenzial.

8.1.1 Pharmakologie

Atomoxetin ist ein selektiver Noradrenalin-Wiederaufnahmehemmer ohne wesentliche Wirkung auf die Serotonin-Wiederaufnahmehemmung.

8.1.2 Klinischer Einsatz

Atomoxetin wird in Deutschland zur *Behandlung der ADHS bei Kindern, Jugendlichen und Erwachsenen* eingesetzt. Viele setzen es vor einem Therapieversuch mit Methylphenidat ein, da es langfristig weniger Nebenwirkungen verursacht als das amphetaminähnliche Methylphenidat. Wirkt Atomoxetin, kann man dabei bleiben. Wirkt es nicht, ist ein Wechsel auf Methylphenidat zu erwägen.

Dosierung

- *Kinder und Jugendliche bis 70 kg Körpergewicht:*
  - Anfangsdosis während der 1. Woche: 0,5 mg/kg Körpergewicht
  - Dauerbehandlung ab der 2. Woche: Bis zu 1,2 mg/kg Körpergewicht
- *Erwachsene und Jugendliche ab 70 kg Körpergewicht:*
  - Anfangsdosis während der 1. Woche: 40 mg/Tag
  - Dauerbehandlung ab der 2. Woche: je nach Wirksamkeit und Verträglichkeit bis zu 80 mg/Tag

8.1.3 Nebenwirkungen

Im Dezember 2011 verschickte der Hersteller Eli Lilly einen Rote-Hand-Brief [70] mit der Überschrift: „Wichtige sicherheitsrelevante Information zu Strattera und des *Risikos eines Blutdruck- und Herzfrequenzanstiegs*".

8.1.4 Mein persönliches Fazit

Atomoxetin ist sicherlich weitaus weniger problematisch als Methylphenidat, weswegen ich es für das Therapeutikum der 1. Wahl bei ADHS halte. Bei Erfolglosigkeit kann über einen Wechsel nachgedacht werden.

8.2 Methylphenidat

Methylphenidat

- gehört zu den amphetaminähnlichen Substanzen und hat wie diese eine anregende Wirkung. Es unterdrückt Hunger und Müdigkeit.
- kann in der Therapie der richtig diagnostizierten ADHS bei Kindern und Jugendlichen unter fachärztlicher Aufsicht eine wirksame Behandlung sein.
- führt oft zu einer eindrucksvollen Verbesserung der Aufmerksamkeit, Konzentrationsfähigkeit und zu einer Verhaltensnormalisierung des betroffenen Kindes.
- kann auch bei Erwachsenen eingesetzt werden, die als Kind eine ADHS hatten und immer noch unter ausgeprägten Symptomen leiden.

Methylphenidat wurde erstmals 1944 von Leandro Panizzon, einem Angestellten der schweizerischen Firma Ciba (heute Novartis), synthetisiert. Zu der damaligen Zeit war es üblich, Selbstversuche mit neu entwickelten Substanzen durchzuführen – so probierten Leandro Panizzon und seine Ehefrau Marguerite („Rita") Methylphenidat aus. Besonders beeindruckt war Marguerite davon, dass sich ihre Leistung im Tennisspiel nach Einnahme von Methylphenidat steigerte. Von ihrem Spitznamen Rita leitet sich der bekannte Präparatename Ritalin für Methylphenidat ab. Ritalin wurde 1954 von Ciba auf dem deutschsprachigen Markt eingeführt. Das Medikament wurde in Deutschland zunächst rezeptfrei abgegeben, es wurde erst 1971 dem Betäubungsmittelgesetz unterstellt.

Methylphenidat ist ein sehr umstrittenes Psychopharmakon. Das verwundert nicht, denn es gehört pharmakologisch zur Gruppe der amphetaminähnlichen Substanzen, und es wird Kindern und Jugendlichen verordnet. Dieser Gedanke muss einem zunächst einmal die Nackenhaare aufstellen. Ausgerechnet das noch in Entwicklung befindliche kindliche Gehirn mit einer Droge zu behandeln, nur weil das Kind „etwas zappelig" ist, das kann doch nicht richtig sein; das muss doch Langzeitschäden verursachen.

Auf der anderen Seite beschreiben Betroffene und deren Eltern in vielen Fällen, dass das ADHS-kranke Kind vor der Medikation, trotz aller Psychotherapie, Beratung der Eltern und des Kindergartens/der Schule, Selbstmanagementkursen und alternativer Ernährung keine 3 Minuten bei einem Thema bleiben konnte, ständig durch die Gegend lief und nicht ruhig auf einem Stuhl sitzen konnte. In der Schule hätte es keinen Anschluss an Gleichaltrige gefunden. Mit der Medikation sei das Kind dann plötzlich in der Lage gewesen, sich über eine längere Zeit zu konzentrieren, habe ganz normal am Unterricht teilnehmen

8

können und sei im Verhalten wieder so geworden, dass es nicht wie unter Strom stehend, sondern eben wieder gesund gewirkt habe.

Methylphenidat wird nun schon seit langer Zeit verordnet. Es ist nicht beobachtet worden, dass Kinder, die in ihrer Grundschulzeit Methylphenidat verordnet bekamen, später häufiger eine Amphetaminabhängigkeit entwickelt hätten. Es ist auch nicht bekannt, dass mit Methylphenidat behandelte Kinder später in ihrem Leben mit einer erhöhten Wahrscheinlichkeit irgendeine andere Abhängigkeit entwickelten.

Umgekehrt ist es schon so, dass Amphetaminabhängige nicht selten zu einem oder mehreren Psychiatern gehen und über genau die Symptome einer ADHS-Erkrankung klagen, die in Wikipedia stehen, in der oft erfolgreichen Absicht, Methylphenidat rezeptiert zu bekommen.

Es gibt auch immer wieder ADHS-Patienten, die in einer Art „Selbstmedikation" Amphetamine einnehmen.

Die Diagnose einer ADHS bei bestehender Amphetaminabhängigkeit ist entweder sehr schwierig oder unmöglich. Gerade von Suchttherapeuten wird Methylphenidat in der retardierten Form aber auch abhängigen ADHS-Patienten verordnet mit dem Argument, so der Entwicklung oder Ausdehnung einer Amphetaminabhängigkeit vorzubeugen.

8.2.1 Pharmakologie

Methylphenidat gehört zu den klassischen Phenethylaminen und ist, wie auch das Phenethylamin Amphetamin, ein *indirektes Sympathomimetikum mit zentraler Wirkung.* Die chemische Struktur ähnelt den Katecholaminen. Methylphenidat wirkt anregend und aufregend. Es unterdrückt Müdigkeit und Hunger und steigert kurzfristig die körperliche Leistungsfähigkeit. Normalerweise bei körperlicher Überlastung auftretende Warnsignale wie Schmerz und Erschöpfungsgefühl werden vermindert.

Methylphenidat wird rasch und fast vollständig resorbiert. Die maximale Plasmakonzentration des unretardierten Wirkstoffs ist nach ca. 1–2 Stunden erreicht. Die *Wirkdauer* beträgt ca. 4 Stunden.

Methylphenidat ist ein Dopamin- und Noradrenalin-Wiederaufnahmehemmer. In geringem Maße sorgt es für die Freisetzung von Katecholaminen, die erhöhte Dopaminkonzentration wird aber in erster Linie durch Wiederaufnahmehemmung erreicht. Methylphenidat wirkt außerdem als Agonist an den Serotoninrezeptoren 5-HT$_{1A}$ und 5-HT$_{2B}$.

8.2.2 Klinischer Einsatz

Methylphenidat ist im Rahmen einer therapeutischen Gesamtstrategie zur Behandlung von *Aufmerksamkeitsdefizit-/Hyperaktivitätsstörungen bei Kindern ab einem Alter von 6 Jahren* angezeigt, wenn sich andere therapeutische Maßnahmen allein als unzureichend erwiesen haben. Die Diagnose darf sich nicht allein auf das Vorhandensein von Symptomen stützen, sondern muss auf einer vollständigen Anamnese und Untersuchung des Patients basieren. Eine therapeutische Gesamtstrategie beinhaltet sowohl psychologische, pädagogische, soziale als auch medikamentöse Maßnahmen.

Zum genauen Einsatz von Methylphenidat ist vieles zu sagen. Die S3-Leitlinie „Hyperkinetische Störungen" [71] ist sehr lesenswert und geht auf die wichtigsten Aspekte der Verordnung ein.

In der Leitlinie steht allerdings nicht, dass viele Kinder- und Jugendpsychiatrien, wenn es um die stationäre Einstellung auf Methylphenidat geht, eine längere Therapiephase vorschalten, in der sie an einem bestimmten Tag entweder Methylphenidat oder ein Plazebo ausgeben. Patient, Eltern und Behandlungsteam beurteilen dann die jeweilige Symptomschwere an diesem Tag. Zeigt sich keine durchgreifende Besserung unter Methylphenidat, wird es nicht weiter verordnet. Dieses Vorgehen ist in der Erwachsenenpsychiatrie leider sehr selten. Es wäre geeignet, nicht hilfreiche und missbräuchliche Verordnungen zu reduzieren.

Dosierung

- *Kinder und Jugendliche:* 20–40 mg/Tag (1 mg/kg Körpergewicht)
- langsam aufdosieren; zugelassene Tageshöchstdosis: 80 mg
- typische Dosis für *Erwachsene:* 40–60 mg

8.2.3 Nebenwirkungen

Zu den häufigsten Nebenwirkungen gehören *Kopfschmerzen, Schlaflosigkeit* und *Nervosität*. Aus dem psychiatrischen Bereich sind die Nebenwirkungen *Appetithemmung, Affektlabilität, Aggression, Unruhe, Angst* und *Reizbarkeit* häufig. Gelegentlich kommt es zu *psychotischen Störungen* sowie *akustischen, optischen* und *taktilen Halluzinationen*. Methylphenidat kann eine Reihe weiterer relevanter Nebenwirkungen an verschiedenen Organsystemen verursachen, über die die Fachinformation informiert.

8.2.4 Mein persönliches Fazit

„Vor die Therapie haben die Götter die Diagnose gestellt", wussten schon die alten Griechen. Das gilt insbesondere auch für das Methylphenidat. Bei den tatsächlich ADHS-kranken Kindern wirkt es sehr eindrucksvoll, auch später noch, wenn diese Patienten im Erwachsenenalter unbehandelt symptomatisch wären. Aber es gibt auch Fehldiagnosen; nicht jeder unkonzentrierte Erwachsene hat eine ADHS.

Literatur

[70] Lilly Deutschland GmbH. Rote-Hand-Brief. Wichtige sicherheitsrelevante Information zu Strattera (Atomoxetin) und des Risikos eines Blutdruck- und Herzfrequenzanstiegs (07.12.2011). Im Internet: www.akdae.de/Arzneimittelsicherheit/RHB/Archiv/2011/20111207.pdf; Stand: 09.02.2020

8 Weiterführende Literatur

[71] dgkjp e. V., DGPPN e. V., DGSPJ e. V. et al. Kurzfassung der intedisziplinären evidenz- und konsensbasierten (S3) Leitlinie „Aufmerksamkeitsdefizit- / Hyperaktivitätsstörung (ADHS) im Kindes-, Jugend- und Erwachsenenalter" (05/2017). Im Internet: https://www.awmf.org/uploads/tx_szleitlinien/028-045k_S3_ADHS_2018-06.pdf; Stand: 11.03.2020

9 Genussmittel

Alkohol, Nikotin und **Koffein** sind in fast allen Staaten der Welt erlaubt. Das begründet sich darin, dass ein genussvoller, nicht schädigender Gebrauch bei diesen Substanzen eher möglich sein soll als bei den illegalen Drogen. Pharmakologisch ist es beispielsweise dem Nikotinrezeptor aber egal, ob Nikotin legal oder illegal ist. Er gewöhnt sich schnell und nachhaltig an den Stoff.

9.1 Alkohol

Alkohol

- führt dosisabhängig zunächst zu einer Erregung, dann zu einer Dämpfung, bei fortgesetztem Konsum zu Bewusstlosigkeit.
- lagert sich pharmakologisch gesehen in die Lipidschicht der Nervenzellen ein, was insbesondere zu einer Störung der Funktion der Ionenkanäle führt.
- aktiviert die GABAerge Übertragung und blockiert die NMDA-gebundene Übertragung.
- wirkt in Kombination mit anderen dämpfenden Substanzen überadditiv dämpfend.

Der Deutsche trinkt im Durchschnitt 12,9 Liter reinen Alkohol/ Jahr. Dies entspricht rund 800 Flaschen Bier oder 153 Flaschen Wein. Warum tut er das? Alkohol ist ein gut dosierbares Narkotikum. Wenn man sich immer mehr Alkohol zuführt, durchlebt man die typischen Stadien der Narkose, nämlich Exzitation (Aufregung, Erregung, Enthemmung), Dämpfung und schließlich Narkose bis zur Bewusstlosigkeit. Eines oder mehrere dieser Narkosestadien müssen wohl angenehm sein.

9.1.1 Pharmakologie

Alkohol gilt als „dirty drug", das heißt, er wirkt eher unspezifisch an verschiedenen Funktionssystemen im Gehirn. Seine Hauptwirkung entfaltet er wohl nicht als Agonist oder Antagonist an bestimmten Rezeptoren, sondern infolge einer *Einlagerung des Ethanols in die Lipidschicht der äußeren Zellmembranen der Nervenzellen.* Dies führt zu einer beeinträchtigten Funktionstüchtigkeit der Zellmembran, die sich insbesondere durch eine Störung der Funktion verschiedener Ionenkanäle zeigt.

Darüber hinaus wirkt Alkohol an GABA-Rezeptoren aktivierend und an NMDA-Rezeptoren hemmend. Beides führt zu einer Hemmung der Reizübertragung im zentralen Nervensystem.

9.1.2 Wechselwirkungen

Alkohol zeigt zahlreiche Wechselwirkungen mit anderen psychoaktiven Substanzen. Am problematischsten ist die überadditive (mehr als die Summe der Einzelbeiträge betragende) Sedierung und Dämpfung in Kombination mit anderen sedierenden Substanzen. Diese kann im schlimmsten Falle bis zum Koma oder sogar zum Tode führen. Daher ist bei jeder Verschreibung eines Sedativums die Wechselwirkung mit Alkohol zu besprechen. Dazu gehört auch eine Aufklärung über die Fahrtüchtigkeit.

9.1.3 Alkoholentzugsbehandlung

Medikamentöse Strategien bei stationärer Alkoholentgiftung

- In Deutschland ist die Gabe von Clomethiazol am verbreitetsten. Clomethiazol wirkt sicher und schnell. Es schützt vor Krampfanfällen, lindert vegetative Entzugssymptome und sediert. Nachteilig sind die Gefahr bronchialer Verschleimung sowie die Gefahr einer Atemdepression.
- Alternativ können Benzodiazepine gegeben werden. Üblich sind Clonazepam oder Diazepam. Verträglichkeit und Wirksamkeit sind sehr gut.
- Das Carbamazepin/Tiaprid-Schema kommt ohne Substanzen mit Abhängigkeitspotenzial aus.

Der Entzug von sehr hohen Alkoholkonsummengen wird in Deutschland gegenwärtig weit überwiegend **stationär** durchgeführt. Die Sorge vor Entzugskrampfanfällen, die relevante Rate an medizinischen Komplikationen wie die Entwicklung eines Delirs oder von Blutdruckspitzen sowie die Notwendigkeit weiterführender Interventionen wie Aufklärung über weitere Therapieschritte usw. sprechen für eine stationäre Behandlung.

Ambulante Entzugsbehandlungen sind ebenfalls möglich, die medikamentöse Behandlung sollte in diesem Falle allerdings bevorzugt auf Substanzen ohne Abhängigkeitspotenzial zurückgreifen.

Ziele der medikamentösen Therapie sind:
- Sie soll die sehr unangenehmen *Entzugserscheinungen* lindern, sodass die Wahrscheinlichkeit steigt, dass der Entzug überhaupt durchgehalten wird.
- Sie soll *Entzugskrampfanfälle* verhindern. Krampfanfälle können mit etwas Pech immer auch zu Verletzungen führen. Ich habe erlebt, wie eine junge Patientin, die im Alkoholentzug einen Krampfanfall erlitt, sich aufgrund eines sehr unglücklichen Sturzes einen Schädelbasisbruch zuzog und an den Folgen einer Hirnblutung verstarb. Da Krampfanfälle ohne medikamentöse Therapie im Alkoholentzug nicht selten sind, ist eine verlässliche Krampfanfallprophylaxe äußerst wichtig.
- Das Auftreten eines *Alkoholentzugsdelirs* soll verhindert werden.
- Ohne Medikation kommt es oft zu *sehr hohen Blutdruckwerten, Pulswerten und einem allgemein sehr erhöhten Erregungsniveau*. Dies kann das Auftreten von kardiovaskulären Komplikationen wie etwa Herzinfarkt, Schlaganfall und vielem anderen erhöhen. Auch dies soll durch die Medikation verhindert werden.

Es gibt verschiedene **medikamentöse Behandlungsmöglichkeiten.** Alkohol verstärkt akut die Wirkung inhibitorischer Neurotransmitter (GABA), während es die erregender Neurotransmitter (Dopamin, Noradrenalin, Glutamat usw.) blockiert. Dieses Muster wirkt angstlindernd und macht müde.

Eine verlässlich wirksame Strategie im Alkoholentzug besteht darin, ebenfalls GABAerge Substanzen zu verabreichen, die aber weniger Nebenwirkungen haben als der Alkohol, und deren Dosis über 3–14 Tage kontrolliert zu reduzieren. Am GABA-Rezeptor wirken *Benzodiazepine* und *Clomethiazol*.

Eine andere Behandlung legt den Fokus auf eine Verhinderung von Krampfanfällen, ohne GABAerge Substanzen zu geben, man verabreicht also *Antiepileptika* wie *Carbamazepin*.

Clomethiazol

In Europa ist Clomethiazol zum stationären Alkoholentzug in psychiatrischen Kliniken und internistischen Abteilungen am weitesten verbreitet. Für die ambulante Gabe eignet es sich nicht, da es in höheren Dosierungen und vor allem in Kombination mit Alkohol sehr stark sedierend wirkt. Es kann die bronchiale Verschleimung verstärken, sodass für Patienten mit Asthma bronchiale und bestimmten anderen Lungenkrankheiten eine relative Kontraindikation besteht.

9

„Clomethiazol bei Bedarf"

In der S3-Leitlinie „Alkoholbezogene Störungen: Screening, Diagnose und Behandlung" von 2020 [75] wird empfohlen, die Schwere der Entzugserscheinung mit einem gut operationalisierten Erhebungsbogen zu bestimmen und damit die Frequenz und Dosis von Entzugsmedikamenten zu steuern. In Deutschland wird häufig der Alkoholentzugssymptombogen (AESB), der auf die *Alcohol-Withdrawal Syndrome Scale* (AWS Scale) zurückgeht, angewendet [76].

Im AESB werden in festgelegten Intervallen die Symptome Blutdruck, Ruhepuls, Tremor, Schwitzen, Übelkeit/Erbrechen/Durchfall, Ängstlichkeit/Nervosität, psychomotorische Unruhe, Orientierung, Trugwahrnehmungen/Halluzinationen und Krampfanfälle jeweils mit Punkten bewertet. Aus der Summe der Punkte ergibt sich eine Empfehlung zur Dosis des Entzugsmedikaments, beispielsweise des Clomethiazols.

Bis zu einem Alkoholspiegel von ca. 1 ‰ wird in der Regel kein Clomethiazol gegeben. Ausnahmsweise kann Patienten, die bereits bei 1,5 ‰ eine ausgeprägte vegetative Entzugssymptomatik zeigen, eine 1. Gabe von einer Kapsel Clomethiazol gegeben werden. Dann ist aber eine besonders engmaschige Überwachung von Vigilanz und Vitalfunktionen geboten.

„Clomethiazol nach Schema"

Hier beginnt man mit Clomethiazol bei Bedarf, nimmt aber die am 2. Tag verabreichte Dosis auch am 3. Tag und reduziert dann jeden Tag um 1–2 Kapseln/Tag. Am 3. Tag ohne Clomethiazol, dem sog. „3. Nulltag", ist die Entgiftung abgeschlossen.

Benzodiazepine

In Deutschland sind Benzodiazepine eigentlich nicht zur Behandlung des Alkoholentzugs zugelassen, aber nach Clomethiazol am weitesten verbreitet. Welches Benzodiazepin man verabreicht, ist Geschmackssache. Für die Wirkung ist es egal. Verbreitet ist die Gabe von Clonazepam.

In den USA ist die Gabe von Benzodiazepinen die häufigste Behandlungsmethode in der Alkoholentzugsbehandlung. Dort kommt interessanterweise oft Lorazepam zum Einsatz.

„Clonazepam bei Bedarf"

Auch hier wird bei einem Alkoholspiegel von mehr als 1 ‰ in der Regel kein Clonazepam gegeben. Ebenso kann man ausnahmsweise Patienten, die wegen der ausgeprägten Toleranzentwicklung bereits bei höheren Promillezahlen eine ausgeprägte vegetative, insbesondere kardiovaskuläre Entzugssymptomatik zeigen (z. B. Puls > 120/min, erhöhter Blutdruck), eine 1. Gabe von 0,5–1 mg Clonazepam verabreichen.

Bei weniger als 1 ‰ wird Clonazepam immer dann gegeben, wenn eindeutige vegetative, insbesondere kardiovaskuläre Entzugsbeschwerden vorliegen, maximal 8 mg/Tag.

„Clonazepam nach Schema"

An den ersten beiden Tagen gibt man Clonazepam nach Bedarf, am 3. Tag gibt man die am 2. Tag gegebene Dosis, danach reduziert man um 0,5–1 mg/Tag, je nach klinischer Einschätzung und beabsichtigter Entzugsdauer. Am 3. Clonazepam-freien Tag ist die Entzugsbehandlung abgeschlossen.

Carbamazepin und Tiaprid

Ein weiteres bewährtes Vorgehen ist die kombinierte Gabe von Carbamazepin und Tiaprid (▶ Tab. 9.1 und ▶ Tab. 9.2). Obwohl keine GABAerge Substanz gegeben wird, wirkt es erstaunlich gut gegen Entzugsbeschwerden. Auch Krampfanfälle im Entzug habe ich bei Durchführung des Carbamazepin/Tiaprid-Schemas fast nie gesehen. Selbst Patienten, die zuvor 2 Flaschen Wodka/Tag getrunken haben, kommen meiner Erfahrung nach gut damit zurecht. Zeichnet sich der Beginn eines Delirs ab, sollte man, wie auch bei einer Benzodiazepin-gestützten Alkoholentzugsbehandlung, sicherheitshalber auf Clomethiazol umsteigen.

9

Tab. 9.1 Dosierung beim ambulant durchgeführten Carbamazepin/Tiaprid-Schema [77].

Tag	Carbamazepin	Tiaprid
1.-3. Tag	100–100–200–0 mg	300–300–300–300 mg
4.-6. Tag	0–0–200–0 mg	200–200–200–200 mg
6.-12. Tag	am 7. Tag absetzen	Ausschleichen über eine Woche

Tab. 9.2 Dosierung beim stationär durchgeführten Carbamazepin/Tiaprid-Schema [78].

Tag	Carbamazepin	Tiaprid
1.-3. Tag	200–200–200–200 mg	300–300–300–300 mg
4.-10. Tag	Ausschleichen über eine Woche	Ausschleichen über eine Woche

Da das Carbamazepin/Tiaprid-Schema keine abhängig machende Substanz enthält, ist es insbesondere für die ambulante Alkoholentzugsbehandlung sehr gut geeignet. Die Patienten werden vor Beginn einer ambulanten Entzugsbehandlung sehr ausführlich aufgeklärt und erscheinen an den ersten Tagen der Behandlung täglich beim verordnenden Arzt.

Nebenwirkungen

Die schnelle Aufdosierung des Carbamazepins kann bei einigen Patienten zu *Übelkeit, Doppeltsehen, Gangstörungen* und *Unwohlsein* führen. In diesem Fall hat es sich bewährt, auf das „halbierte" Carbamazepin/Tiaprid-Schema umzusteigen, also die Dosierungen sowohl von Carbamazepin als auch von Tiaprid zu halbieren. Zu berücksichtigen ist auch, dass Carbamazepin den Natrium-Serumspiegel erheblich senken kann, was durch Laborkontrollen zu überprüfen ist.

Weiterhin muss man berücksichtigen, dass Carbamazepin *Blutbildschäden* verursachen kann; daher sehen es einige Experten gerade in der Verwendung bei alkoholabhängigen Patienten kritisch.

Auch sollte Carbamazepin bei Patienten mit *Leberschäden* sehr zurückhaltend und nur unter sorgsamer Kontrolle der Leberwerte und des Carbamazepin-Blutspiegels gegeben werden.

Wechselwirkungen

Carbamazepin kann den Blutspiegel vieler Substanzen aufgrund seiner recht ausgeprägten Enzyminduktion senken. Es verursacht daher häufig unerwünschte Wechselwirkungen. Da Carbamazepin in dieser Indikation oft nur über kurze Zeit gegeben wird, kann der Blutspiegel anderer Medikamente zunächst durch die Enzyminduktion fallen, nach Absetzen des Carbamazepins dann jedoch wieder steigen.

9.1.4 Acamprosat

Die Alkoholabhängigkeit ist eine häufige und folgenreiche Erkrankung. Während die Psychopharmakotherapie im Entzug eine feste Rolle hat, werden medikamentöse Maßnahmen bei der Abstinenzerhaltung seltener angewendet, als dies geboten erscheint. Zwar spielen Selbsthilfegruppen und psychosoziale Interventionen hier die Hauptrolle, eine Medikation kann darüber hinaus jedoch hilfreich sein. Zugelassen sind in dieser Indikation in Deutschland gegenwärtig Acamprosat, Naltrexon und Nalmefen. In diesem Kapitel beschreibe ich die abstinenzfördernde Wirkung von Acamprosat.

Pharmakologie

Alkoholkonsum, vor allem jahrelang betriebener täglicher Alkoholkonsum, hemmt den Glutamatstoffwechsel und aktiviert (dämpfend wirkende) GABA-Rezeptoren. Nach Beendigung des Alkoholkonsums kehren sich diese Wirkungen um und verursachen Unruhe. Im akuten Entzug zeigen sich ausgeprägte vegetative Symptome, in der fortgesetzten Abstinenz kann diese Unruhe neben psychologischen Faktoren eine Mitursache für das Craving, das Verlangen nach Alkohol, sein.

Acamprosat hat eine ähnliche chemische Struktur wie die Neurotransmitter GABA, Glutamat und Taurin und wirkt als synthetischer Glutamatantagonist („wie synthetischer Alkohol"), indem es die NMDA-Rezeptor-Aktivität moduliert. Dies kann das Craving reduzieren und die Abstinenz unterstützen [73].

Klinischer Einsatz

Die Behandlung mit Acamprosat kann man beginnen, sobald der Alkoholentzug beendet ist. Gerade in der ersten Zeit der Abstinenz kann Acamprosat gut unterstützend wirken. Die Medikation soll auch fortgesetzt werden, wenn es zu einem Rückfall gekommen ist.

Eine Cochrane-Analyse von 24 kontrollierten, randomisierten Studien mit insgesamt 6915 Teilnehmern im Jahr 2010 kam zu dem Ergebnis, dass die Behandlung mit Acamprosat sicher und wirksam sei. Immer in Kombination mit psychosozialen Interventionen schnitten die Acamprosatgruppen besser ab als die Plazebogruppen. Die NNT (number needed to treat, die Anzahl der Patienten, die behandelt werden müssen, damit einer von der Behandlung einen klaren Vorteil hat), lag bei 9. Auch die Anzahl der abstinenten Tage war in den Acamprosatgruppen um 11 % höher als in den Plazebogruppen [74].

Das Risiko, einen schweren Alkoholrückfall zu erleiden, war allerdings in den Acamprosatgruppen nicht niedriger als in den Plazebogruppen.

Patienten, die trotz einer Monotherapie mit Acamprosat immer wieder rückfällig werden, können die Behandlung mit Naltrexon kombinieren [72].

Es wird eine Behandlungsdauer von einem Jahr empfohlen.

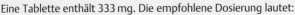

Dosierung

Eine Tablette enthält 333 mg. Die empfohlene Dosierung lautet:
- Menschen unter 60 kg: 2–1–1 Tabletten
- Menschen über 60 kg: 2–2–2 Tabletten
- Acamprosat möglichst frühzeitig nach Erreichen der Abstinenz geben
- Eindosieren ist nicht nötig, man beginnt sofort mit der vollen Dosis

- Auch bei einem Rückfall soll die Medikation weiter eingenommen werden, mit dem Ziel, den Rückfall so schnell wie möglich zu beenden.
- Behandlungsdauer: 1 Jahr
- Acamprosat wird unverändert über die Niere ausgeschieden. Bei schwerer Niereninsuffizienz nicht einsetzen.

9

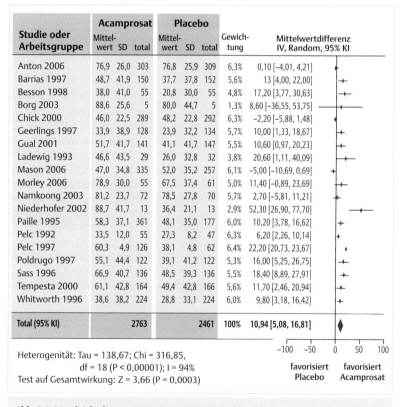

Studie oder Arbeitsgruppe	Acamprosat			Placebo			Gewich-tung	Mittelwertdifferenz IV, Random, 95% KI
	Mittel-wert	SD	total	Mittel-wert	SD	total		
Anton 2006	76,9	26,0	303	76,8	25,9	309	6,3%	0,10 [−4,01, 4,21]
Barrias 1997	48,7	41,9	150	37,7	37,8	152	5,6%	13 [4,00, 22,00]
Besson 1998	38,0	41,0	55	20,8	30,0	55	4,8%	17,20 [3,77, 30,63]
Borg 2003	88,6	25,6	5	80,0	44,7	5	1,3%	8,60 [−36,55, 53,75]
Chick 2000	46,0	22,5	289	48,2	22,8	292	6,3%	−2,20 [−5,88, 1,48]
Geerlings 1997	33,9	38,9	128	23,9	32,2	134	5,7%	10,00 [1,33, 18,67]
Gual 2001	51,7	41,7	141	41,1	41,7	147	5,5%	10,60 [0,97, 20,23]
Ladewig 1993	46,6	43,5	29	26,0	32,8	32	3,8%	20,60 [1,11, 40,09]
Mason 2006	47,0	34,8	335	52,0	35,2	257	6,1%	−5,00 [−10,69, 0,69]
Morley 2006	78,9	30,0	55	67,5	37,4	61	5,0%	11,40 [−0,89, 23,69]
Namkoong 2003	81,2	23,7	72	78,5	27,8	70	5,7%	2,70 [−5,81, 11,21]
Niederhofer 2002	88,7	41,7	13	36,4	21,1	13	2,9%	52,30 [26,90, 77,70]
Paille 1995	58,3	37,1	361	48,1	35,0	177	6,0%	10,20 [3,78, 16,62]
Pelc 1992	33,5	12,0	55	27,3	8,2	47	6,3%	6,20 [2,26, 10,14]
Pelc 1997	60,3	4,9	126	38,1	4,8	62	6,4%	22,20 [20,73, 23,67]
Poldrugo 1997	55,1	44,4	122	39,1	41,2	122	5,3%	16,00 [5,25, 26,75]
Sass 1996	66,9	40,7	136	48,5	39,3	136	5,5%	18,40 [8,89, 27,91]
Tempesta 2000	61,1	42,8	164	49,4	42,8	166	5,6%	11,70 [2,46, 20,94]
Whitworth 1996	38,6	38,2	224	28,8	33,1	224	6,0%	9,80 [3,18, 16,42]
Total (95% KI)			**2763**			**2461**	**100%**	**10,94 [5,08, 16,81]**

Heterogenität: Tau = 138,67; Chi = 316,85, df = 18 (P < 0,00001); I = 94%
Test auf Gesamtwirkung: Z = 3,66 (P = 0,0003)

favorisiert Placebo — favorisiert Acamprosat

Abb. 9.1 Vergleichsdiagramm Acamprosat versus Placebo. Kumulative Dauer der Abstinenz. (Abk: SD = Standardabweichung, KE = Konfidenzintervall) Quelle: [74]

Nebenwirkungen

Die am häufigsten genannte Nebenwirkung von Acamprosat ist Diarrhö, ohne dass dies üblicherweise zu einem Abbruch der Behandlung führt.

In tierexperimentellen Untersuchungen ist kein Hinweis auf eine erhöhte Fehlbildungsrate von Acamprosat gefunden worden (lt. Fachinformation Campral), Untersuchungen an schwangeren Frauen gibt es aber nicht. Daher sollte im Einzelfall abgewogen werden, ob Acamprosat in der Schwangerschaft eingesetzt werden soll. Alkohol verursacht sehr häufig eine fetales Alkoholsyndrom; wenn Acamprosat die Rückfallgefahr senkt, kann es in vielen Fällen mehr Nutzen als Schäden verursachen.

Mein persönliches Fazit

Natürlich sind Selbsthilfegruppen, Psychotherapie und psychosoziale Interventionen die wichtigsten Maßnahmen in der Abstinenzerhaltung. Aber trotz dieser Maßnahmen sind die Rückfallraten hoch. Acamprosat ist ein gut verträgliches Medikament, das mit einer NNT von 9 eine gute Wirksamkeit zeigt, die Abstinenz zu unterstützen. Der pharmakologische Mechanismus ist plausibel. Daher sollte jedem Patienten direkt nach Abklingen des körperlichen Entzugssyndroms eine Behandlung mit Acamprosat angeboten werden. Besonders wirksam ist es bei Patienten, die täglich getrunken haben, weniger passend scheint es bei Patienten mit sporadischem Trinkmuster zu sein.

Literatur

[72] Gahr M, Kölle MA, Schönfeldt-Lecuona C. Relapse prevention in alcohol dependence: Acamprosate and naltrexone as a combined pharmacological strategy. Nervenarzt. 2013; 84: 584–589. doi:10.1007/s00115-012-3633-3. https://pubmed.ncbi.nlm.nih.gov/22892944

[73] Mann K, Kiefer F, Spanagel R et al. Acamprosate: Recent findings and future research directions. Alcohol Clin Exp Res. 2008; 32: 1105–1110. doi:10.1111/j.1530-02772008.00690.x. https://pubmed.ncbi.nlm.nih.gov/18540918

[74] Rösner S, Hackl-Herrwerth A, Leucht S et al. Acamprosate for alcohol dependence. Cochrane Database Syst Rev. 2010; CD004332. doi:10.1002/14651858.CD004332.pub2. https://pubmed.ncbi.nlm.nih.gov/20824837

9

9.2 Nikotin

Nikotin

- wurde früher als Insektizid eingesetzt, bevor es von E605 abgelöst wurde.
- ist dem Azetylcholin ähnlich und aktiviert nikotinische Azetylcholinrezeptoren.
- löst unter anderem die Ausschüttung von Adrenalin, Dopamin und Serotonin aus.
- aktiviert das Belohnungssystem, was die suchterzeugende Wirkung erklärt.
- hat ein äußerst hohes Suchtpotenzial.

Reines Nikotin wurde früher im Pflanzenschutz als Pestizid gegen saugende oder beißende Insekten (unter anderem Blattläuse) eingesetzt. Nikotin ist für Tiere sehr giftig, da es die Ganglien des vegetativen Nervensystems blockiert. Aufgrund der hohen Toxizität besteht für Nikotin jedoch seit den 1970er-Jahren ein Anwendungsverbot. Synthetisch hergestellte Insektizide, wie beispielsweise E605, werden als Ersatz verwendet.

9.2.1 Pharmakologie

Azetylcholin ist einer der wichtigsten Neurotransmitter höherer Lebewesen. An der motorischen Endplatte überträgt er den Nervenimpuls, der eine Bewegung auslöst, an den Muskel. Im vegetativen Nervensystem kommt ihm an vielen Stellen eine steuernde Wirkung zu, so z.B. am Herzen, dessen Frequenz er verlangsamt oder am Darm, dessen Motilität er anregt.

Im Gehirn sind weite Funktionsbereiche, die sich auf Kognition und Wahrnehmung beziehen, von Azetylcholin abhängig. Azetylcholin spielt auch beim Morbus Alzheimer (S. 270) eine Rolle. Hier besteht ein funktioneller Mangel an Azetylcholin, dem mit Azetylcholinesterasehemmern entgegen getreten werden soll.

Die Azetylcholinrezeptoren werden in 2 Untergruppen unterteilt: die muskarinischen und die nikotinischen Azetylcholinrezeptoren. Nikotin wirkt *stimulierend auf nikotinische Azetylcholinrezeptoren*. Dieser Rezeptortyp befindet sich unter anderem an den motorischen Endplatten, in Ganglienzellen, im Nebennierenmark und im Zentralnervensystem.

Nikotin *fördert die Ausschüttung des Hormons Adrenalin sowie der Neurotransmitter Dopamin und Serotonin*. In niedrigen Mengen hat es einen stimulierenden Effekt, vor allem durch eine Steigerung der psychomotorischen Leistungsfähigkeit sowie der Aufmerksamkeits- und Gedächtnisleistungen. Diese Steigerung ist allerdings nur von kurzer Dauer.

9.2.2 Abhängigkeit

Nikotin gehört zu den Substanzen mit dem höchsten Abhängigkeitspotenzial; es konkurriert hier selbst mit illegalen Substanzen wie dem Kokain. Die Abhängigkeit bezieht sich weniger auf die direkte pharmakologische Wirkung des Nikotins am Rezeptor, sondern auf die rasch gelernte und als Belohnung empfundene *Aktivierung der nikotinischen Azetylcholinrezeptoren im Nucleus accumbens,* einem zentralen Teil des Belohnungssystems.

9.2.3 Nikotinentwöhnung

Definition

- Der körperliche Entzug von Nikotin kann mit Nikotinpflastern, Nikotinkaugummis oder Nasensprays gut coupiert werden.
- Nikotinpflaster geben kontinuierlich Nikotin ab. Dies ist insbesondere für starke Raucher, die das Rauchen aufgeben möchten, hilfreich, da es körperliche Entzugserscheinungen lindert.
- Nikotinkaugummis und Nasensprays geben in kurzer Zeit sehr viel mehr Nikotin ab. Dies kann helfen, das akute Verlangen nach Nikotin zu lindern.
- Schwieriger ist es, psychisch vom Rauchen loszukommen. Nikotinentwöhnungsseminare haben sich sehr bewährt.

Vom Rauchen loszukommen, ist nicht einfach. Der körperliche Entzug ist dabei noch das geringste Problem. Nikotinersatzstoffe können einem helfen, über die unangenehmen ersten 14 Tage zu kommen.

Schwieriger ist es, den gewohnten, leicht verfügbaren Kick aufzugeben, den Nikotin im Belohnungssystem auslöst. *Raucherentwöhnungsseminare*[81] haben sich sehr bewährt und gute bis sehr gute Erfolgsquoten.

Eine Behandlung mit *Nikotinersatzstoffen* kann bei der Raucherentwöhnung helfen, da es die körperlichen Entzugserscheinungen lindert. Um einen kontinuierlichen Spiegel zu erzeugen, wählt man Nikotinpflaster. Für kurzfristige Nikotinpeaks wählt man Kaugummis, Lutschtabletten, Inhaler oder Nasensprays. Man kann auch mehrere Applikationsformen kombinieren, z. B. ein Nikotinpflaster für den basalen Spiegel und Nikotinkaugummis für einzelne Nikotinpeaks.

Die Dosierung richtet sich nach Anzahl und Nikotingehalt der zuvor gerauchten Zigaretten, nach der Stärke des körperlichen Entzugs und der Bedeutung, die man einer Linderung der körperlichen Entzugserscheinungen zumisst. Innerhalb von wenigen Wochen sollte man die Dosis schrittweise reduzieren und schließlich ganz absetzen.

In den letzten Jahren zeigt sich ein deutlicher Trend zu elektrisch betriebenen Zigaretten. Zu Beginn betrachteten Suchtmediziner **E-Zigaretten** eher skeptisch, da das Nikotin auch nach Inhalation aus einer E-Zigarette schnell im Gehirn anflutet und die Nikotinsucht bei E-Zigaretten zunächst einmal gleich stark bleibt. Aber der Wegfall der gefäßschädigenden und krebserregenden Rauchinhaltsstoffe führt schon zu einem erheblichen Vorteil gegenüber normalen Zigaretten. Das alleine würde schon den Umstieg rechtfertigen.

In Studien hat sich darüber hinaus gezeigt, dass Raucher, die schon mehrere erfolglose Versuche gemacht hatten, vom Rauchen wegzukommen, mit E-Zigaretten doch noch ihr Ziel erreichten. Wenn man auf E-Zigaretten umsteigt, um über den Verlauf einiger Wochen oder Monate ganz vom Rauchen loszukommen, kann man „Liquids" mit abnehmenden Nikotinkonzentrationen verwenden. Es gibt sogar Liquids, die gar kein Nikotin mehr enthalten.

In Deutschland sind mit **Bupropion** und **Vareniclin** 2 Medikamente zur Unterstützung der Raucherentwöhnung zugelassen.

Bupropion. Bei Bupropion handelt es sich um einen selektiven Noradrenalin- und Dopamin- (geringfügig auch Serotonin-)Wiederaufnahmehemmer (NDRI). Das Noradrenalin-Dopamin-Verhältnis der Wiederaufnahmehemmung beträgt etwa 1 : 2. Bupropion ist seit 2007 in Deutschland unter dem Präparatenamen Elontril zur Behandlung von Depressionen zugelassen. Bupropion hat auch für die *Raucherentwöhnung* eine Zulassung. In dieser Indikation wird es in Deutschland unter dem Namen Zyban vertrieben. In einer Metaanalyse zeigte sich ein erheblicher Vorteil von Bupropion gegenüber Plazebo: Unter Bupropion blieben 19 % der Studienteilnehmer über 6 Monate Nikotin-abstinent, unter Plazebo lediglich 10,3 %. Bupropion ist im direkten Vergleich ebenso wirksam wie Nikotinpflaster. Die Kombination aus Nikotinpflaster und Bupropion verbesserte die Abstinenzrate nicht [79].

Vareniclin. Seit dem 1. März 2007 ist Vareniclin in Deutschland unter dem Namen Champix zur Raucherentwöhnung im Handel. Vareniclin ist ein Partialagonist am Nikotinrezeptor α4β2. Die agonistische Komponente lindert Entzugssymptome, die antagonistische Komponente vermindert die Wirkung extern zugefügten Nikotins. Es gibt Hinweise darauf, dass Vareniclin dem Bupropion überlegen ist [80].

9.3 Koffein

> **Definition**
> - Koffein ist weltweit die am häufigsten konsumierte pharmakologisch aktive Substanz.
> - Eine Tasse Kaffee enthält ca. 100 mg Koffein, eine Tasse Tee ca. 50 mg Koffein, ein Glas Cola (0,3 Liter) ca. 40 mg, eine Tasse Kakao ca. 5 mg. 100 g bittere Schokolade können etwa 80 mg Koffein enthalten.
> - Die Hauptwirkung des Koffeins geht von einer Hemmung des Adenosinrezeptors aus. Adenosin übt im Gehirn an bestimmten Rezeptoren ein hemmendes Feedback-Signal auf stoffwechselaktive Nervenzellen aus. Das unterbindet Koffein teilweise.
> - Koffein hat eine gewisse schmerzlindernde Potenz, die vor allem bei Migräne eingesetzt wird.

Gehört Kaffee zu den Drogen? Haben Sie schon einmal versucht, 2 Wochen lang keinen Kaffee zu trinken? Nein? Nicht versucht, weil es keinen Grund dazu gibt? Versucht, aber nicht geschafft? Versuchen Sie es doch einmal!

Über Kaffee gibt es unglaublich viel zu lesen. Das will ich hier nicht wiederholen. In diesem Buch interessiert uns lediglich die Pharmakologie des Koffeins.

Eine Tasse Kaffee enthält ca. 100 mg Koffein, ein Glas Cola (0,3 Liter) ca. 40 mg Koffein. Der ganze Geschmack drumherum ist nur Beiwerk. Konzentrieren wir uns auf den Wirkstoff.

9.3.1 Pharmakologie

Koffein ist ein Alkaloid aus der Stoffgruppe der Xanthine und gehört zu den psychoaktiven Drogen aus der Gruppe der Stimulanzien. In reiner Form ist es ein weißes, geruchloses, kristallines Pulver mit bitterem Geschmack.

Koffein ist in niedrigen Dosen ein *Adenosinrezeptor-Antagonist.* Adenosin wird bei besonders aktiven Neuronen als natürliches Stoffwechselprodukt der Nervenzellen in erhöhtem Maße freigesetzt und signalisiert so eine hohe Arbeitslast. Adenosin wirkt hier als Rückkopplung: Es signalisiert der Nervenzelle, etwas langsamer zu arbeiten. Durch diese Rückkopplung schützt sich die Nervenzelle vor zu viel Last. Blockiert Koffein nun diesen Feedback-Mechanismus, registriert die Nervenzelle erst etwas später, dass sie schon so viel tut. Das erklärt die aktivierende Wirkung im gewohnten Niedrigdosisbereich.

Auf dem gleichen Mechanismus beruht die schmerzlindernde Wirkung des Koffeins. Adenosin wirkt an den schmerzempfindlichen sensorischen Nervenendungen schmerzerzeugend, indem es direkt auf spezifische A_2-Rezeptoren einwirkt. Eine teilweise Blockade des Rezeptors durch Koffein lindert die Schmerzen.

Die orale LD_{50}

für eine Ratte liegt bei 381 mg/kg Körpergewicht. Bei Menschen liegt die *letale Dosis* (LD_{50}, s. Kap. 18 Glossar) bei ungefähr 10 g Koffein. Dies entspricht etwa 100 Tassen Kaffee.

In niedrigen Dosen (100 mg auf 70 kg Körpergewicht) wirkt Koffein hauptsächlich psychisch anregend. In dieser Dosis drängt es Müdigkeit und Abgeschlagenheit zurück.

Ob es auch morgens wach macht, ist allerdings umstritten. Teilweise wird die Meinung vertreten, dass man am Morgen den Kaffee nur trinke, um die sonst einsetzenden Entzugsbeschwerden zu lindern. Morgens sei man auch ganz ohne Kaffee völlig wach. Auch Nichtkaffeetrinker seien morgens wach.

In *höheren Dosen hemmt Koffein den enzymatischen Abbau von cAMP* (cyclischem Adenosin-3',5'-monophosphat) zu acyclischem AMP. Dieses spielt im menschlichen Organismus als „second messenger" eine wichtige Rolle in der Regulation zellulärer Vorgänge. So kommt es zu einem Anstieg der cAMP-Konzentration in den Zellen. In diesem Dosisbereich verursacht es zunehmend auch vegetative Symptome wie eine Beschleunigung des Herzschlages, eine Erweiterung der Bronchien und eine Verbesserung der Organdurchblutung, auch der Niere. Es verstärkt den Harndrang.

9.3.2 Klinischer Einsatz

Koffein erhöht die analgetische Wirkstärke von **Azetylsalicylsäure** oder **Paracetamol** um den Faktor 1,3–1,7, sodass deren Dosis in Kombinationsarzneimitteln entsprechend reduziert werden kann. Kombinationsschmerzmittel mit Azetylsalicylsäure oder Paracetamol werden vor allem gegen den Migränekopfschmerz eingesetzt. Dies kann auch damit zusammenhängen, dass Koffein zu einer Verengung der Blutgefäße des Gehirns führt, die im Migräneanfall abnorm geweitet sind.

Psychiatrische Patienten konsumieren sehr häufig deutlich mehr als 300 mg Koffein am Tag. Dies verursacht Unruhe und Getriebenheit, sehr häufig auch Schlafstörungen. Bevor man ein sedierendes Medikament oder ein Schlafmittel einsetzt, sollte man immer mit dem Patienten besprechen, wieviel koffeinhaltige Getränke er zu welcher Tageszeit trinkt und vorschlagen, dass er diese bis zu einer Gesamtkoffeindosis von 200 mg/Tag, getrunken vor 15:00 Uhr, reduzieren kann.

9.3.3 Entzugserscheinungen

Da Koffein üblicherweise nicht als Suchtstoff wahrgenommen wird, haben die meisten Menschen keinen Impuls, den Konsum zu reduzieren. Daher sind Beschreibungen von Entzugssymptomen eher selten. Tatsächlich entstehen Entzugssymptome, wenn man nach einem in der Dosis mäßigen, aber regelmäßigen Konsum plötzlich ganz aufhört. Am häufigsten werden *Kopfschmerzen, Erschöpfung, Energieverlust, verminderte Wachsamkeit, Schläfrigkeit, herabgesetzte Zufriedenheit, depressive Stimmung, Konzentrationsstörungen, Reizbarkeit* und das *Gefühl, keine klaren Gedanken fassen zu können,* beschrieben. Die Symptome setzen 12–24 Stunden nach dem letzten Koffeinkonsum ein, erreichen nach 20–51 Stunden das Symptommaximum und dauern etwa 2–9 Tage. Bereits eine geringe Menge Koffein kann zur Rückfälligkeit führen.

9

Literatur

[75] DGPPN, DG-SUCHT e. V., Hrsg. S3-Leitlinie „Screening, Diagnose und Behandlung alkoholbezogener Störungen". Langfassung (12/2020). Im Internet: https://www.awmf.org/uploads/tx_szleitlinien/076-001l_S3-Screening-Diagnose-Behandlung-alkoholbezogene-Stoerungen_2021-01.pdf; Stand: 09.02.2020

[76] Wetterling T, Kanitz RD, Besters B et al. A new rating scale for the assessment of the alcohol-withdrawal syndrome (AWS scale). Alcohol Alcohol 1997; 32: 753–760. doi:10.1093/oxfordjournals.alcalc.a008326

[77] Poehlke T, Flenker T, Reker I, Reker M, Kremer T, Batra A, Hrsg. Alkohol – Tabak – Medikamente. Berlin, Heidelberg: Springer; 2001. doi:10.1007/978-3-642-59535-6

[78] Benkert O, Hippius H, Hrsg. Kompendium der Psychiatrischen Pharmakotherapie. 11. Aufl. Berlin: Springer; 2017. doi:10.1007/978-3-662-50333-1

[79] Hughes JR, Stead LF, Hartmann-Boyce J et al. Antidepressants for smoking cessation. Cochrane Database Syst Rev 2014 (1); 1: CD000031. doi:10.1002/14651858.CD000031.pub4

[80] Cahill K, Stead LF, Lancaster T. Nicotine receptor partial agonists for smoking cessation. Cochrane Database Syst Rev 2012; 4: CD006103

Weiterführende Literatur

[81] Bundeszentrale für gesundheitliche Aufklärung (BZgA). rauchfrei!. Im Internet: www.rauch-frei.info; Stand: 19.11.2020

10 Schmerztherapie

10.1 Überblick

Akute und chronische Schmerzsyndrome sind häufig und so haben auch Psychiater immer wieder mit dieser Symptomatik und mit der Therapie von Schmerzzuständen zu tun. Sei es als Weiterbehandler einer auswärts begonnenen Therapie, als psychiatrischer Mitbehandler bei einer Schmerzerkrankung mit psychischer Komponente oder als alleiniger Initiator einer Schmerztherapie; Grundkenntnisse der Schmerzbehandlung und einen sicheren Umgang mit den gängigsten und wichtigsten Schmerzmedikamenten braucht jeder Psychiater. In der folgenden Box habe ich eine Auswahl der gängigsten Therapien und Medikamente zusammengestellt. Im Weiteren werden wir alle hier aufgeführten Medikamente sowie deren sinnvollen Einsatz im Einzelnen kennenlernen.

Schmerztherapeutische Grundlagen im Rahmen psychiatrischer Behandlungen

Nicht medikamenös

Physikalische Therapien
- Bewegung
- Kälte
- Wärme
- Massage
- Akupunktur
- Transkutane elektrische Nervenstimulation (TENS)

Psychotherapie
- Achtsamkeit
- Entspannung
- Verhaltenstherapie

Nicht-Opioide

Klassische nichtsteroidale Antirheumatika (NSAR)
- Azetylsalicylsäure
- Ibuprofen
- Diclofenac
- Naproxen

Coxibe
- Celecoxib
- Etoricoxib

Andere
- Paracetamol
- Metamizol

Opioide

Schwach potente Opioide, normales Rezept
- Tramadol ret.
- Tilidin ret.

Stark potente Opioide, BtM-Rezept
- Tapentadol
- Morphin
- Oxycodon
- Hydromorphon
- Buprenorphin
- Fentanyl

Andere Medikamente

Antidepressiva
- Amitriptylin
- Mirtazapin
- Duloxetin
- Milnacipran

Antiepileptika
- Gabapentin
- Pregabalin

Triptane
- Sumatriptan
- Almotriptan

10

10.2 Akute versus chronische Schmerzen

Akute Schmerzen und chronische Schmerzen sind zwei komplett unterschiedliche „Biester". Sie haben eine unterschiedliche Pathophysiologie und erfordern unterschiedliche Therapiestrategien. Weil die Symptomatik gleich ist – in beiden Fällen hat der Patient Schmerzen – werden sie viel zu oft gedanklich in die gleiche Schublade geräumt und gleich behandelt. Das führt häufig dazu, dass bei **chronischen** Schmerzen die Bedeutung der Medikation überbewertet wird, dass zu viele Opioide eingesetzt werden und dass hilfreiche begleitende Therapien vernachlässigt werden.

Um hier von Anfang an Klarheit zu halten, beginnen wir das Kapitel mit einer Gegenüberstellung der wesentlichen Grundzüge der Stufentherapie der akuten Schmerzen und anschließend der Grundzüge der multimodalen Schmerztherapie bei chronischen Schmerzen.

10.3 Akute Schmerzen

Die meisten Menschen kennen Schmerzen vor allem als ein Symptom bei akuten Erkrankungen, beispielsweise einem verstauchten Knöchel: Eine Schädigung des Gewebes führt zu akuten Schmerzen. Diese Schmerzen sprechen gut auf Schmerzmittel wie nichtsteroidale Antirheumatika und auch Opioide an. Diese Schmerzen sind normalerweise zeitlich begrenzt und klingen mit der Genesung der Grunderkrankung vollständig wieder ab.

10.3.1 Die Schmerzleiter bei akuten somatischen Schmerzen

In der medizinischen Ausbildung ist die WHO-Schmerzleiter gut bekannt. Sie ist unmittelbar eingängig und beschreibt die Eskalationsstrategie in der Schmerzbehandlung. Man fängt auf Stufe 1 an und wenn die Schmerzen hiervon nicht unter Kontrolle zu bringen sind, arbeitet man sich Schritt für Schritt nach oben. Die Stufen sehen so aus:

• 1. Stufe: Nicht-Opioid-Schmerzmittel
• 2. Stufe: Nicht-Opioid-Schmerzmittel + niedrigpotente Opioid-Schmerzmittel
• 3. Stufe: Nicht-Opioid-Schmerzmittel + hochpotente Opioid-Schmerzmittel

Diese Schmerzleiter ist für die Therapie **akuter körperlich bedingter Schmerzen** gedacht. Hier funktioniert sie gut und sollte so angewendet werden. Bei akuten starken Schmerzen ist der Einsatz von Opioiden gerechtfertigt und meist erfolgreich.

10.4 Chronische Schmerzen

Wenn akute Schmerzen nicht mit der Zeit vergehen, kann sich ein chronisches Schmerzsyndrom entwickeln.

Auch chronische Schmerzen beginnen oft, aber nicht immer, mit einer akuten Schmerzsymptomatik aufgrund einer Gewebeschädigung. So kann der Anfang einer chronischen Schmerzerkrankung sehr wohl in einem schmerzhaften Bandscheibenvorfall, einem Knochenbruch oder einer anderen eindeutigen akuten Erkrankung liegen. Wenn die akute Gewebeschädigung und die daraus entstehende Schmerzsymptomatik in den Hintergrund tritt, aber die Symptomatik des Schmerzes fortbesteht oder sich sogar verschlimmert, kann ein neues, eigenständiges Krankheitsbild hinzutreten: das der **chronischen Schmerzen**.

Chronische Schmerzen

- Nach Angaben der Deutschen Schmerzliga leiden ca. 3,4 Millionen Deutsche an chronischen Schmerzen.
- Als „chronisch" bezeichnet man Schmerzen, die seit mehr als 3 Monaten bestehen und das Leben der Betroffenen stark beeinflussen.
- Chronische Schmerzen haben meist mehrere Ursachen. Ein wesentlicher Faktor ist oft eine Veränderung der Schmerzsensoren, die mehr Rezeptoren ausbilden und empfindlicher auf Schmerzreize reagieren: Dies ist ein Teil des sogenannten Schmerzgedächtnisses.
- Eine moderne Schmerztherapie versucht, bereits die Ausbildung des Schmerzgedächtnisses zu verhindern. Hierfür kann eine bereits früh einsetzende medikamentöse Behandlung hilfreich sein.
- Gegen chronische Schmerzen sind Schmerzmittel, sowohl Nicht-Opioide als auch Opioide, weit weniger wirksam, als gegen akute Schmerzen.

10.4.1 Multimodale Schmerztherapie bei chronischen Schmerzen

Da chronische Schmerzen zumeist mehrere Ursachen haben, sollte hier auch die Therapie multimodal sein. Nichtmedikamentöse Therapien nehmen hier einen wesentlich größeren Stellenwert ein als bei akuten Schmerzen und Opioide sollten nach Möglichkeit vermieden werden. Bei starken tumorbedingten Schmerzen und bei Schmerzen, die von der Gabe von Opioiden erkennbar gelindert werden, sind auch bei chronischen Schmerzen Opioide gerechtfertigt.

Die multimodale Schmerztherapie bei chronischen Schmerzen kann unter anderem diese Komponenten enthalten:

- Bewegungstherapie
- Psychotherapie (kognitiv-behaviorale Therapie, Entspannungsverfahren, Biofeedback, operante Schmerztherapie)
- Antidepressiva vom Typ der selektiven Noradrenalin- und Serotonin-Wiederaufnahmehemmer (SSNRI), wie Venlafaxin, Duloxetin oder Milnacipran
- Amitriptylin 50 mg zur Nacht
- Opioide, wenn sich deren Wirksamkeit im Einzelfall erwiesen hat
- transkutane elektrische Nervenstimulation (TENS)
- Sympathikusblockade
- etc.

10.5 Nicht-Opioid-Schmerzmittel

Ein wesentlicher Schritt in der Entstehung und Aufrechterhaltung von akuten Schmerzen, den man medikamentös beeinflussen kann, ist die Produktion von Prostaglandinen, hauptsächlich Prostaglandin E2.

Ein wichtiges Wirkprinzip der Nicht-Opioid-Schmerzmittel ist die Hemmung der Synthese des Prostaglandins E2. Synthetisiert werden Prostaglandine von Cyclooxygenasen, im Wesentlichen der Cyclooxygenase 1 (COX-1) und der Cyclooxygenase 2 (COX-2). Medikamente, die die Tätigkeit der Cyclooxygenasen hemmen, verhindern damit die Bildung des Schmerzmediators Prostaglandin E2 und wirken so schmerzlindernd.

Die verschiedenen Hemmstoffe der Cyclooxygenase lassen sich in 3 klinisch relevante Gruppen einteilen. Ich habe für jede Gruppe einige wichtige Substanzen ausgewählt; es gibt natürlich noch eine ganze Menge weiterer Nicht-Opioid-Schmerzmittel, die aber den von mir ausgewählten Substanzen ähnlich sind und die ich hier aus didaktischen Gründen nicht alle aufgeführt habe.

Systematik der Nicht-Opioid-Schmerzmittel

klassische nichtsteroidale Antirheumatika (NSAR)
- Azetylsalicylsäure
- Ibuprofen
- Diclofenac
- Naproxen

Neue NSAR: Coxibe
- Celecoxib
- Etoricoxib

Andere
- Paracetamol
- Metamizol

Die klassischen NSAR hemmen sowohl die COX-1 als auch die COX-2. Die schmerzlindernde, fiebersenkende und entzündungshemmende Wirkung geht im Wesentlichen von der Hemmung der COX-2 aus. Dies ist das eigentliche Ziel dieser Gruppe der Schmerzmedikamente.

Eine Hemmung auch der COX-1 ist eigentlich unerwünscht, mit ihr gehen die gefürchteten Nebenwirkungen an der Magenschleimhaut einher. Nach längerer kontinuierlicher Gabe von klassischen NSAR entstehen häufig schmerzhafte Magenschleimhautentzündungen, Magengeschwüre und mitunter Magenblutungen.

Die neueren Coxibe gehören ebenfalls zur Gruppe der NSAR. Aber im Gegensatz zu den klassischen NSAR hemmen sie selektiv die COX-2. Daher sind sie genau so gut wirksam gegen Schmerzen wie die klassischen NSAR, greifen aber den Magen etwas weniger an. Sie sind daher indiziert bei Patienten mit Schmerzzuständen, die ein erhöhtes Risiko für gastrointestinale Blutungen haben.

Auf der anderen Seite haben Studien gezeigt, dass die Einnahme von Coxiben mit einem erhöhten Risiko für **kardiovaskuläre Ereignisse** einhergeht. Dieser Nachteil wiegt den leichten Vorteil aufgrund der besseren Magenverträglichkeit zumindest auf, wenn er nicht sogar überwiegt. Daher wurden einige Coxibe wieder vom Markt genommen.

Merke

- klassische NSAR hemmen COX-1 und COX-2
- Coxibe hemmen selektiv COX-2
- Hemmung der COX-1 greift den Magen an und wirkt thrombozytenaggregationshemmend
- Hemmung der COX-2 lindert Schmerzen und Fieber

Ich stelle Ihnen im Folgenden die einzelnen Substanzen kurz dar, erkläre, in welche Gruppe sie gehören und erläutere die sich hieraus ergebenden Vorteile und Nachteile.

10.5.1 Klassische nichtsteroidale Antirheumatika (NSAR)

Ja was ist das denn für ein Name? Dazu muss man wissen, dass es auch steroidale Antirheumatika gibt, namentlich das Cortison und seine Derivate. Die helfen gut gegen die Entzündung bei Rheuma und damit indirekt auch gegen rheumatisch bedingte Schmerzen. Sie haben allerdings keine eigenständige schmerzlindernde Wirkung.

Bei manchen Patienten führt die dauerhafte Einnahme von NSAR, wie in der Einführung erklärt, aufgrund der Hemmung der COX-1 zu Magengeschwüren oder gar potentiell lebensgefährlichen Blutungen aus Magengeschwüren oder der Schleimhäute von Speiseröhre, Magen oder Dünndarm. Man empfiehlt Patienten, die über eine längere Zeit NSAR einnehmen müssen daher, die Medikamente mit einer Mahlzeit einzunehmen und verschreibt oft einen Protonenpumpenhemmer wie Pantoprazol, um die Säureproduktion der Magenschleimhaut zu verringern.

Bei langem Gebrauch können auch Nierenschädigungen auftreten. Daher sollte man bei Dauerverschreibungen regelmäßig den Kreatininwert prüfen. Dies ist auch der Grund, warum man bei einer dauerhaften Behandlung mit COX-Inhibitoren nicht so gerne das ebenfalls potentiell nierenschädigende Lithium verwendet.

Azetylsalicylsäure

Die Weidenrinde, die Salicin als Wirkstoff enthält, wurde schon in den frühen Hochkulturen zur Schmerzbehandlung eingesetzt. In Deutschland wird die industriell hergestellte Azetylsalicylsäure seit Anfang des 20. Jahrhunderts vertrieben.

ASS wirkt in niedrigen Dosierungen von 30–50 mg hauptsächlich durch Hemmung der Cyclooxygenase COX-1 thrombozytenaggregationshemmend. 500–2000 mg führen zu einer Hemmung, sowohl der COX-1 als auch der COX-2, was durch die verminderte Bildung von Prostaglandinen schmerzlindernd, antirheumatisch und fiebersenkend wirkt. In einer Dosis von 2000–5000 mg wirkt es entzündungshemmend. Bei längerer Gabe kann ASS zu den typischen Nebenwirkungen der klassischen NSAR, wie Magenschleimhautentzündungen und Magenblutungen, führen.

ASS blockiert die Cyclooxygenasen im Gegensatz zu den anderen NSAR **irreversibel**. Daher hält die von ASS verursachte Gerinnungsstörung bis zu 7 Tage lang an. Aufgrund der sich hieraus ergebenden Blutungsgefahr ist ASS zur Behandlung von Wundschmerzen nicht geeignet.

10

Kinder und Jugendliche sollen kein ASS erhalten, da es hier das sehr seltene, aber in bis zu 25 % der Fälle tödliche Reye-Syndrom auslösen kann. Auch Asthmatiker sollen nicht mit ASS behandelt werden.

Ibuprofen

Ibuprofen hemmt reversibel und nichtselektiv die COX-1 und COX-2. Seine Plasmahalbwertszeit beträgt 2–3 Stunden. Es wird zu etwa ⅔ über die Niere und zu ⅓ über die Leber ausgeschieden. Die empfohlene Dosis für gesunde Erwachsene beträgt 400–800 mg bei einer maximalen Tagesdosis von 2400 mg. Eine neuere Studie weist darauf hin, dass bei akuten Schmerzen 400 mg ausreichend sind und höhere Dosierungen von 600 mg und 800 mg keine bessere Schmerzlinderung bewirken [82].

Diclofenac

Auch Diclofenac ist ein reversibler, nichtselektiver COX-1- und COX-2-Inhibitor. Diclofenac scheint ein höheres Risiko für kardiovaskuläre Risiken zu haben als andere NSAR, vergleichbar hoch mit dem der Coxibe [83].

Bei Erwachsenen sind Dosierungen von 50 mg oder 75 mg retard üblich, die Tageshöchstdosis liegt bei 150 mg. Diclofenac wird auch häufig als Salbe oder Gel verordnet.

10

Naproxen

Naproxen hat mit 12–15 Stunden eine lange Halbwertszeit. Es wird besonders häufig gegen Menstruationsbeschwerden oder bei Schmerzen nach Einsetzen einer Spirale verabreicht. Es wirkt wie andere NSAR auch bei rheumatischen Schmerzen oder postoperativen Schmerzen wie Zahnextraktionen. Empfohlen werden 500 mg pro Gabe. Die Tageshöchstdosis beträgt je nach Indikation und Körpergewicht etwa 1000 mg. In Amerika ist Naproxen deutlich weiter verbreitet als in Deutschland.

10.5.2 Coxibe

Coxibe sind anders als andere NSAR in jeder Dosierung verschreibungspflichtig und erheblich teurer. Als eines der ersten wurde Celecoxib am Markt zugelassen – zwischenzeitlich gab es eine Reihe weiterer Coxibe, allerdings sind einige wieder vom Markt verschwunden. Coxibe dürfen nicht gegeben werden bei Herzinsuffizienz (NYHA II-IV), KHK und zerebrovaskulären Erkrankungen.

Celecoxib

Celecoxib hemmt selektiv die COX-2. Sein Name ist von diesem Wirkprinzip abgeleitet (selektiv: „Cele"; COX-Hemmer: „coxib"). Es ist zugelassen zur Behandlung von Symptomen bei Reizzuständen degenerativer Gelenkerkrankungen, rheumatoider Arthritis und Morbus Bechterew bei Erwachsenen. Die empfohlene Tagesdosis beträgt 200 mg bei einer Tageshöchstdosis von 400 mg.

Etoricoxib

Etoricoxib flutet rasch an und hat eine Halbwertszeit von 22 Stunden. Zusätzlich zu den für alle Coxibe geltenden Kontraindikationen ist Etoricoxib nicht für Patienten mit einer nicht ausreichend gut eingestellten arteriellen Hypertonie zugelassen. Die empfohlene Dosis beträgt je nach Krankheitsbild 60–120 mg, bei einer maximalen Tagesdosis von 120 mg.

10.5.3 Andere Nicht-Opioid-Schmerzmittel

Paracetamol

Paracetamol wird oft mit den NSAR in einen Topf geworfen. Das ist nicht ganz korrekt – es nimmt eine Sonderstellung ein – da es, anders als die NSAR, überwiegend zentral und kaum peripher wirkt und daher auch keine entzündungshemmenden Eigenschaften hat.

Paracetamol hemmt im Gehirn die COX-2. Das führt zu einer Minderung von Schmerzen und Fieber, die ja zentral entstehen, nicht aber zu einem Abklingen der Entzündung im Gewebe, die peripher reguliert wird. Da Paracetamol kaum peripher wirkt, verursacht es aber auch die wesentlichen Nebenwirkungen der NSAR nicht: Paracetamol verursacht keine Magenschleimhautentzündung, Magenulzera oder Magenblutungen. Paracetamol steht auch im guten Ruf, keine Nierenschäden zu verursachen und keine Herzinfarkte oder Schlaganfälle zu begünstigen.

Auf der anderen Seite kann Paracetamol Leberschäden verursachen; am bekanntesten ist das komplette Leberversagen nach suizidaler Einnahme von mehr als einer Packung Paracetamol bei Erwachsenen. In der Fachinformation wird gewarnt, dass bei Erwachsenen bereits ab einer Einzeldosis von 6 000 mg irreversible Leberzellnekrosen auftreten können.

Paracetamol wird nach Alter und Gewicht dosiert; sonst gesunden Erwachsenen empfiehlt man in der Regel 500–1000 mg bei einer maximalen Tagesdosis von 4 000 mg. Bei Leber- oder Niereninsuffizienz sowie bei älteren Patienten liegt die maximale Tagesdosis bei 2000 mg.

Acetaminophen

In Amerika ist die übliche Bezeichnung für Paracetamol Acetaminophen. Dies wird in vielen amerikanischen Serien nicht mit „Paracetamol" ins Deutsche übersetzt, ist aber der gleiche Wirkstoff.

Metamizol

Metamizol, das synonym auch Novaminsulfon genannt wird, kann potentiell tödliche Agranulozytosen verursachen, – dies könnte möglicherweise sogar bei jeder 1500. Verordnung geschehen [84] – daher ist es in vielen Ländern nicht mehr zugelassen. Metamizol kann zu schweren Leberfunktionsstörungen führen, die im Extremfall eine Lebertransplantation erforderlich machen können. Daher sind Patienten, die Metamizol erhalten, auf entsprechende Symptome hinzuweisen und zusätzlich angemessene Laborkontrollen durchzuführen [85]. In Deutschland ist sein Einsatz aber noch weit verbreitet, wenngleich es eigentlich auf die Indikationen „starke Schmerzen nach Verletzungen oder Operationen, Koliken, Tumorschmerzen und Schmerzen, die nicht anders behandelbar sind" beschränkt ist. Der genaue Wirkmechanismus ist bislang unklar, es wirkt aber unter anderem auch auf die Cyclooxgenasen.

Während Metamizol in der Behandlung chirurgischer Schmerzen trotz der genannten Einschränkungen einen eigenen Stellenwert hat, ist der Einsatz in der Psychiatrie eingeschränkter. Insbesondere sollte Metamizol nicht mit anderen Medikamenten kombiniert werden, die ebenfalls eine Agranulozytose auslösen können. Dies sind neben Methotrexat unter anderem auch die in der Psychiatrie häufig verwendeten Substanzen Carbamazepin und Clozapin. Einen guten Überblick über den aktuellen Empfehlungsstand gibt der Artikel von Lenzen-Schulte et al. aus dem Deutschen Ärzteblatt [86].

10.5.4 Opioid-Schmerzmittel

Physiologische Wirkungen der Opioide

- **Analgesie**: Der Schmerz lässt nach.
- **Euphorie**: Opioidabhängige kennen diese Euphorie sehr genau und sie ist verknüpft mit dem Abhängigkeitspotenzial von Opioiden. Sie ist auch der Grund, warum die Menschheit für Opioide schon viele Kriege geführt hat und immer noch verzweifelte, vielfach tödliche Kämpfe für den Zugang oder die Abriegelung von Opioiden führt.

10

- **Atemdepression**: Opioide verlangsamen vor allem bei höheren Dosierungen die Atmung. Das Atemzentrum im Hirnstamm wird unter Opioiden weniger sensitiv für Kohlendioxyd, was im Extremfall zur Erstickung durch ausbleibenden Atemanreiz führen kann.
- **Miosis**: Bei schläfrigen Patienten mit verengten, manchmal nur stecknadelkopfgroßen Pupillen, muss man immer die Möglichkeit einer Opioidintoxikation erwägen.
- **Sedierung**: Sedierung ist eine typische Wirkung der Opioide; manchmal ist sie eine erwünschte, manchmal eine unerwünschte Wirkung.
- **Obstipation**: Patienten, die langfristig Opioide einnehmen, leiden oft unter Obstipation und nehmen daher Abführmittel wie Macrogol ein.

Das **Abhängigkeitspotenzial** der Opioide kommt bei selbstlimitierenden Erkrankungen, wie postoperativen Schmerzen oder Schmerzen bei akuten Verletzungen sowie in palliativen Situationen, nicht zum tragen. Bei einer länger dauernden Schmerztherapie zeigt sich jedoch sehr oft eine abnehmende Wirksamkeit der Opioide bei gleichzeitig zunehmender Abhängigkeit.

Die aufgrund der **Toleranzentwicklung** notwendige Dosissteigerung tritt auch im therapeutischen Kontext auf – auch hier muss man manchmal die Dosis steigern, um eine gleichbleibende Schmerzkontrolle zu erwirken.

Systematik der Opioid-Schmerzmittel

Schwach potente Opioide, in der Regel normales Rezept
- Tramadol ret.
- Tilidin ret.
- Codein

Stark potente Opioide, BtM-Rezept
- Tapentadol
- Morphin
- Oxycodon
- Hydromorphon
- Buprenorphin
- Fentanyl

Codein

Codein hat etwa ein Zehntel der Potenz von Morphin. Es kann daher bei milderen Schmerzzuständen eingesetzt werden. Es kann bei Säuglingen und Kindern zu einem Atemstillstand führen und darf daher erst ab dem 12. Lebensjahr angewendet werden. Codein hat selbst eine schmerzlindernde und hustenstillende Wirkung; es ist aber auch ein Prodrug und wird, je nach Metabolisierungstyp des Patienten, zu etwa 10 % in Morphin umgewandelt.

Tramadol

Tramadol ist ein schwach wirksames Opioid. Es bewirkt auch eine Serotonin- und Noradrenalin-Wiederaufnahmehemmung, was ebenso, wie bei dualen Antidepressiva, einen schmerzmodulierenden Effekt haben kann. Zusammen mit anderen serotonergen Wirkstoffen kann es ein serotonerges Syndrom auslösen.

Tramadol ist wie Codein ein Prodrug, das je nach Metabolisierungstyp des Patienten mal mehr und mal weniger in das stärker wirksame O-Desmethyltramadol umgewandelt wird.

Tramadol ist recht beliebt, weil es nicht unter das Betäubungsmittelgesetz fällt, auch nicht in seiner injizierbaren Form. Gegen Tramadol spricht, dass es eine unübersichtliche Kombination an Wirkfaktoren mit einer individuell unterschiedlichen Rate an Metabolisierung des Prodrugs zum wirksamen Opioid verbindet.

10

Tilidin

Tilidin selbst hat kaum eine schmerzstillende Wirkung, es ist ein Prodrug und wird unter anderem zu Nortilidin verstoffwechselt, das eine gute Schmerzstillung verursacht.

Tilidin wird in Fertigarzneimitteln in fixer Kombination mit Naloxon angeboten. Diese Kombination verhindert einen intravenösen Missbrauch und muss in der üblichen Dosierung nicht auf Betäubungsmittelrezepten verschrieben werden.

Tapentadol

Tapentadol ist, wie das verwandte Tramadol, sowohl ein Opioidagonist als auch ein selektiver Noradrenalin-Wiederaufnahmehemmer. Anders als Tramadol hemmt Tapentadol die Serotonin-Wiederaufnahme nicht. Tapentadol wird überwiegend als Retardtablette verordnet, es gibt aber auch Tabletten mit sofortiger Wirkstofffreisetzung. Es wird auf einem Betäubungsmittelrezept verschrieben.

Morphin

Die Bezeichnungen Morphin und Morphium bezeichnen dieselbe Substanz. In der Fachsprache hat sich weitgehend der Name Morphin etabliert. Er stammt von Morpheus, dem Namen des griechischen Gottes der Träume ab. Morphin ist ein Hauptalkaloid des Opiums und kann aus dem Milchsaft des Schlafmohns gewonnen werden. Durch Azetylierung von Morphin wird das stärker wirksame Heroin gewonnen. Morphin hat einen festen Platz in der Behandlung starker und stärkster Schmerzen. In der Palliativmedizin hat Morphin einen festen Platz, da es neben der Schmerzlinderung sedierend, angstmindernd und hustenreizlindernd wirkt. Seit 2015 ist Morphin auch für die Opiatsubstitutionsbehandlung zugelassen.

Oxycodon

Oxycodon ist etwa doppelt so wirkstark wie Morphin und wird in verschiedenen Darreichungsformen im Rahmen der Schmerztherapie eingesetzt. In den USA hat es zuletzt eine zweifelhafte Berühmtheit erlangt, da es zu den besonders häufig verschriebenen Opioiden gehört, die dort die Opioidkrise mitgeprägt haben. In Deutschland gibt es neben vielen Präparaten, die Oxycodon alleine enthalten, auch ein Kombinationspräparat mit Naloxon, das die häufige Opioid-Nebenwirkung Verstopfung lindern soll, zugleich aber auch einem intravenösen Missbrauch vorbeugt.

Methadon

Methadon hat eine stark schmerzstillende Wirkung und wird auch in dieser Indikation verwendet. Bekannter ist es aus der Opioidsubstitutionsbehandlung. Für diese eignet es sich besonders gut aufgrund seiner langen Halbwertszeit, sodass auch bei einer Gabe pro Tag der Wirkstoffspiegel recht konstant bleibt. Dies führt dazu, dass Methadon eher keinen „Kick" verursacht. Außerdem ist es als vollsynthethisch hergestelltes Opioid preisgünstig und lange haltbar. Methadon besteht aus 2 Stereoisomeren, dem linksdrehenden und schmerzstillenden Levomethadon und dem rechtsdrehenden, nicht schmerzstillenden Dextromethadon. Methadon in Dosierungen > 100 mg/Tag kann recht ausgeprägte QTc-Zeit-Verlängerungen verursachen. Diese wird nur vom Dextromethadon verursacht. Daher kann eine unter dem „Gemisch" Methadon verlängerte QTc-Zeit wieder normalisiert werden, indem man auf das „reine" linksdrehende Levomethadon (= L-Polamidon) umstellt [87].

Hydromorphon

Hydromorphon wird aufgrund seiner etwa 5–7,5 mal höheren Potenz im Vergleich zu Morphin gerne in Notfallsituationen gegeben. In der retardierten Form findet es Einsatz in der Palliativmedizin.

Buprenorphin

Buprenorphin hat sowohl in der Schmerztherapie als auch in der Opiatsubstitutionsbehandlung einen festen Platz. Es hat eine partiell opioidantagonistische Wirkkomponente. Eine günstige Folge hiervon ist, dass es bezüglich der Atemdepression einen „Ceiling-Effekt" zeigt. Bei niedrigeren Dosierungen wirkt es zwar atemdepressiv, bei hohen Dosierungen nimmt diese Atemdepression aber aufgrund des partiellen Antagonismus nicht weiter zu, sodass Überdosierungen seltener tödlich wirken sollen als bei anderen Opioiden.

Komplizierend wirkt der partiell opioidantagonistische Effekt bei der Umstellung von einem anderen Opioid auf Buprenorphin. Hier ist unbedingt zu beachten, dass man zumindest zwei Halbwertszeiten des ersten Opioids als Pause vergehen lässt, bevor man Buprenorphin gibt. Andernfalls würde dessen opioidantagonistische Wirkkomponente zu einem „Turbo-Entzug" führen, der sehr unangenehm sein kann. Buprenorphin wirkt weniger sedierend als Methadon und wird daher von Substituierten bevorzugt, die einen „klaren Kopf" haben wollen. Methadon hingegen macht in der Sprache der Patienten „breiter".

10

Fentanyl

Fentanyl ist etwa 50–100 mal potenter als Morphin und damit das stärkste beim Menschen eingesetzte Opiat. Diese hohe Wirksamkeit verdankt es unter anderem seiner hohen Fettlöslichkeit, die es gut die Blut-Hirn-Schranke überwinden lässt. Fentanyl wird gerne als transdermales Pflaster gegeben, was eine über mehrere Tage verteilte Wirkdauer und eine gute und kontinuierliche Schmerzkontrolle möglich macht. In palliativen Situationen kann man es bei Schmerzspitzen mit einem kurzwirksamen Opioid kombinieren. In der Anästhesie wird Fentanyl als Analgetikum bei Narkosen eingesetzt. Auch in der Notfallmedizin ist es zur Bekämpfung stärkster Schmerzen geschätzt; die i. v. Gabe setzt allerdings aufgrund der Atemdepression eine künstliche Beatmung oder zumindest Intubationsbereitschaft voraus.

10.5.5 Opioid-Umrechnungstabelle

Es gibt eine Reihe von Opioid-Umrechnungstabellen, die sich im Einzelnen durchaus unterscheiden. Man muss sich klar machen, dass eine rein mathematische Umrechnung nicht möglich ist – beim einzelnen Patienten kann eine als äquivalent angegebene Dosis im Einzelfall eine andere Wirkstärke zeigen. Die Nebenwirkungen variieren noch stärker. Die Deutsche Schmerzgesellschaft stellt z. B. eine Tabelle als Konsensus-Tabelle zur Verfügung. Für Ärzte gibt es einen Opioid-Rechner als Web-App und als mobile App hier: www.opioid-rechner.de.

Die Angaben in ▶ Abb. 10.1 habe ich sehr gewissenhaft aus mehreren Quellen zusammengetragen, kann aber dennoch keine Garantie für die hier aufgeschriebenen Dosierungen übernehmen. Diese müssen in der Fachinfo des jeweiligen Medikamentes nachgesehen und individuell eingestellt werden.

- Lang wirksame Opioide können mit bedarfsweise zu gebenden kurz wirksamen Opioiden kombiniert werden, um Schmerzspitzen zu kontrollieren. Diese Bedarfsmedikation sollte ca. ⅙ der Gesamtdosis entsprechen.
- Bei der Umstellung von einem Opioid auf ein anderes sollte mit ca. 50 % der äquivalenten Dosis begonnen werden und je nach Wirkung und Verträglichkeit gegebenenfalls gesteigert werden.
- Spätestens alle 6 Monate sollte eine Reevaluierung der Dosis durchgeführt werden, indem man die Dosis versuchsweise reduziert.
- Die Patienten müssen über die Einschränkung der Fahrtüchtigkeit durch das Opioid aufgeklärt werden.

Opioid-Umrechnungstabelle

Medikament	Potenz	Spalten zeigen Äquivalenzdosierungen								
Tramadol p.o.	0,1–0,2	37,5 mg	75 mg	150 mg	300 mg	450 mg				
Tilidin + Naloxon p.o.	0,1–0,2	37,5 mg	75 mg	150 mg	300 mg	450 mg				
Tapentadol p.o.	0,4		50 mg	100 mg	150 mg	200 mg	200 mg	300 mg	300 mg	400 mg
Morphin p.o.	1	7,5 mg	15 mg	30 mg	60 mg	90 mg	120 mg	150 mg	180 mg	210 mg
Oxycodon p.o.	2	5 mg	10 mg	15 mg	30 mg	45 mg	60 mg	75 mg	90 mg	105 mg
Hydromorphon p.o.	5–7,5			4 mg	8 mg	12 mg	16 mg	20 mg	24 mg	28 mg
Buprenorphin p.o.	60–100			0,4 mg	0,8 mg	1,2 mg	1,6 mg	2,0 mg	2,4 mg	2,8 mg
Fentanyl Pflaster	70–100			12,5 µg/h	25 µg/h	37,5 µg/h	50 µg/h	62,5 µg/h	75 µg/h	87,5 µg/h

Abb. 10.1 Opioid-Umrechnungstabelle.

10.5.6 Andere Medikamente in der Schmerztherapie

Die Behandlung von Schmerzen ähnelt in einigen Punkten der Behandlung der Angst: Es gibt auf der einen Seite milde, langsam wirksame Substanzen (SSNRI bei Ängsten, Nicht-Opiat-Schmerzmittel bei Schmerzen), die langfristig zu bevorzugen sind, und auf der anderen Seite stark und schnell wirksame Substanzen (Benzodiazepine bei Angst, Opioide bei Schmerzen), die langfristig selbst problematisch werden können.

Systematik anderer Schmerzmittel

Antidepressiva
- Amitriptylin
- Mirtazapin
- Duloxetin
- Milnacipran

Antiepileptika
- Gabapentin
- Pregabalin

Triptane
- Sumatriptan
- Almotriptan

Antidepressiva

Antidepressiva wie Amitriptylin, Venlafaxin oder Duloxetin können in der Behandlung chronischer Schmerzen sehr hilfreich sein. Ihr Einsatz ist bei chronifizierten körperlich verursachten Schmerzen und bei der Fibromyalgie weit verbreitet. Auch bei prämenstruellen Schmerzen können Antidepressiva hilfreich sein.

Der Wirkmechanismus der Antidepressiva setzt nicht an einem akut geschädigten Gewebe an, sondern in der zentralen Wahrnehmung und Verarbeitung des Schmerzes. Es wird davon gesprochen, dass Antidepressiva helfen können, das „Schmerzgedächtnis" wieder zu normalisieren. Dies könnte möglicherweise über eine Normalisierung der Schmerzwahrnehmung im Thalamus erfolgen.

In der Praxis werden sehr häufig 50 mg Amitriptylin zur Nacht verordnet. Besteht zusätzlich zur Schmerzstörung noch eine depressive Episode, ist es üblich, SSNRI wie Duloxetin, Venlafaxin oder Milnacipran in den üblichen antide-

10

pressiven Dosierungen einzusetzen. Diese Medikationen können einen deutlichen positiven Effekt auch auf die Schmerzwahrnehmung haben.

Antiepileptika

Gabapentin und Pregabalin haben sich einen festen Stellenwert, insbesondere in der Behandlung neuropathischer Schmerzen, erkämpft. Symptome wie „Brennen an den Füßen und Händen", „Ameisenlaufen", „Schmerzen wie kleine Nadelstiche" bei Patienten mit einer peripheren Neuropathie wie bei Diabetes, lassen sich hiermit oft besser behandeln als mit klassischen Schmerzmitteln.

Triptane

Triptane sind in der Behandlung der echten Migräne eine sehr gut wirksame Behandlungsmöglichkeit. In der Praxis sieht man häufig, dass Triptane auch bei Druckkopfschmerzen und Schmerzen anderer Ursachen eingesetzt werden. Hier nutzen sie in der Regel nichts, haben auf der anderen Seite aber eine Reihe von Nebenwirkungen, darunter eine mögliche Verengung der Herzkranzgefäße. Der Einsatz sollte daher auf die Indikation Migräne begrenzt bleiben. Hier wirken sie schneller und besser als NSAR. Als Präparate seien beispielhaft das gut wirksame Eletriptan und das nicht rezeptpflichtige und gut verträgliche Almotriptan genannt.

Patienten, die sehr häufig unter Migräneanfällen leiden, profitieren zusätzlich oft noch von einer Migränephrophylaxe, etwa mit Propanolol, Metoprolol, Valproat oder Amitriptylin [88].

Literatur

[82] Motov S, Masoudi A, Drapkin J et al. Comparison of Oral Ibuprofen at Three Single-Dose Regimens for Treating Acute Pain in the Emergency Department: A Randomized Controlled Trial. Ann Emerg Med 2019; 74(4): 530–537. doi:10.1016/j.annemergmed.2019.05.037

[83] Coxib and traditional NSAID Trialists' (CNT) Collaboration, Bhala N, Emberson J et al. Vascular and upper gastrointestinal effects of non-steroidal anti-inflammatory drugs: meta-analyses of individual participant data from randomised trials. Lancet 2013; 382(9894): 769–779. doi:10.1016/S0140-6736(13)60900-9

[84] Hedenmalm K, Spigset O. Agranulocytosis and other blood dyscrasias associated with dipyrone (metamizole). Eur J Clin Pharmacol 2002; 58(4): 265–274. doi:10.1007/s00228-002-0465-2

[85] Bundesinstitut für Arzneimittel und Medizinprodukte (BfArM). Rote-Hand-Brief zu Metamizol: Risiko für arzneimittelbedingten Leberschaden (15.12.2020). Im Internet: https://www.bfarm.de/SharedDocs/Risikoinformationen/Pharmakovigilanz/DE/RHB/2020/rhb-metamizol.html/; Stand: 08.01.2021

[86] Lenzen-Schulte M. Schmerztherapie: Metamizol und Agranulozytose. Dtsch Arztebl 2020; 117(4): A-142. Im Internet: https://www.aerzteblatt.de/archiv/212098; Stand: 25.02.2020

[87] Ansermot N, Albayrak O, Schläpfer J et al. Substitution of (R,S)-methadone by (R)-methadone: Impact on QTc interval. Arch Intern Med 2010; 170(6): 529–536. doi:10.1001/archinternmed.2010.26

[88] Diener HC, Nägel S, Gaul C et al. Migräne: Prophylaxe und Therapie. Dtsch Arztebl 2018; 115(37): 16. doi:10.3238/PersNeuro.2018.09.14.03

Weiterführende Literatur

[89] Häuser W, Petzke F, Radbruch L. Opioidrotation (16.11.2019). Im Internet: https://www.schmerz-gesellschaft.de/fileadmin/2019/lonts/Praxiswerkzeug_-_Opioidrotation.pdf; Stand: 01.02.2020

10

11 Illegale Drogen

Illegale Rauschdrogen spielen eine große Rolle in der Psychiatrie. Zum einen bedarf es oft ärztlicher und pharmakologischer Unterstützung bei der Entgiftung und Entwöhnung. Zum anderen verursacht der dauerhafte Konsum bestimmter Drogen oftmals psychiatrische Krankheitsbilder wie Psychosen oder Depressionen. Früher stand **Heroin** als bedrohliche illegale Droge prototypisch für die Drogenproblematik mit all ihren persönlichen und gesellschaftlichen Folgen. Auch heute noch ist Heroinabhängigkeit ein Problem, und es gibt viele Betroffene. Jedoch sind sehr viele der Opiatabhängigen nun schon seit vielen Jahren im Betreuungssystem; viele Patienten werden schon seit Jahrzehnten mit Methadon substituiert und leben irgendwie mit ihrer Krankheit. Natürlich gibt es auch neue Heroinabhängigkeiten, aber zahlenmäßig steht diese, verglichen mit den anderen Drogen, eher im Hintergrund.

Die **legalen Drogen,** also *Alkohol* und *Nikotin,* stehen bezüglich der Häufigkeit ganz im Vordergrund. Auch **Cannabis** wird häufig konsumiert.

Aktuell sehr problematisch, vor allem bei jungen Menschen, die die damit einhergehenden Risiken völlig unterschätzen, ist der Konsum von **Amphetaminen, Methamphetamin** und anderen **synthetischen Drogen. LSD** spielt nur noch eine untergeordnete Rolle.

Welche Droge für einen Menschen zum Problem wird, hängt teilweise von seinem sozialen Umfeld, auch von seinen finanziellen Möglichkeiten ab. So kann man mit dem wenig sauberen Liquid Ecstasy schon für 8 Cent einen Rausch bewirken, bei Kokain kostet eine hierfür ausreichende Konsumeinheit etwa 30–60 Euro (▶ Tab. 11.1). Natürlich kann man die Kosten nicht wirklich vergleichen, da gerade bei Heroin und Kokain eine deutliche Gewöhnung und Dosissteigerung im Verlauf der Abhängigkeit eintritt. Dennoch ist der Bedarf an Geld zur Finanzierung der Sucht unterschiedlich. Eine längere Opiat- und/oder Kokainabhängigkeit geht sehr oft mit Kriminalität und/oder Prostitution einher.

Tab. 11.1 Circa-Preise für legale und illegale Drogen im Vergleich [90].

Substanz	typische Straßenpreise pro Konsumeinheit	Kosten Reinsubstanz	typischer Wirkstoffgehalt
GHB (Liquid Ecstasy)	0,1€ (1 ml Liquid Ecstacy)	80€ pro Liter	hoch
Alkohol	2€ (1 Liter Bier)	<1€ pro Liter	5–70%
THC (Cannabis)	3€ (Joint mit 0,3 g THC)	10€ pro Gramm	15–22% im Harz
Amphetamin (Speed)	3€ (1 Tablette)	7–13€ pro Gramm	20–30%
MDMA (Ecstasy)	3–5€ (1 Tablette)	6–10€ pro Gramm	80–160 mg pro Tablette
Methamphetamin (Crystal Meth)	3–5€ (1 Tablette)	12–80€ pro Gramm	20–70%
Kokain	10€ (1 „line" mit 0,08 g Kokain)	55–80€ pro Gramm	50–90%
Heroin	10€ (1 „bubble" mit 0,3 g Heroin)	30–60€ pro Gramm	15–30%

11.1 Heroin

Heroin

- wirkt 6-mal stärker schmerzlindernd als Morphium.
- wurde in Deutschland erst 1971 verboten.
- ist seit 2009 im Rahmen des Diamorphin-Substitutionsprogramms wieder legal anwendbar.
- wird auf der Straße oft in „bubbles" zu etwa 0,3 g gehandelt. Aufgrund der Reinheit von oft nur ca. 20% enthält ein „bubble" ca. 60 mg reines Heroin und kostet gegenwärtig ungefähr 15 Euro.

Heroin, chemisch Diacetylmorphin oder kurz Diamorphin, ist ein *halbsynthetisches, stark analgetisches Opioid* mit maximalem Abhängigkeitspotenzial. Es wirkt 6-fach stärker schmerzstillend als Morphium, wird aber therapeutisch aufgrund seines Abhängigkeitspotenzials im Rahmen der Schmerztherapie nicht mehr verwendet.

Es gibt die Legende,

dass der Name Heroin vom griechischen Wort ἡρωίνη – Heros – „der Held" kommt. Dies bezieht sich darauf, dass Soldaten nach Injektion von Heroin kampffähig „gefixt" werden konnten.

Die Firma Bayer vermarktete Heroin ab 1898 als Schmerz- und Hustenmittel. Da es oral verabreicht wurde, fiel die stark abhängig machende Potenz erst verspätet auf. Ab etwa 1910 verbreitete sich die Erkenntnis, dass gerauchtes, geschnupftes und vor allem intravenös gespritztes Heroin eine starke opiumartige Wirkung hat, sodass viele Opiumkonsumenten auf Heroin umstiegen. Die Zahl der Heroinabhängigen stieg rasch an. Ab 1912 wurde ein staatenübergreifendes Verbot diskutiert, aber erst 1931 stellte Bayer die Produktion ein und konzentrierte sich auf die Vermarktung ihres 2. Kassenschlagers, der Azetylsalicylsäure. In Deutschland wurde Heroin noch bis 1958 verkauft, das Verbot folgte erst am 6. April 1971.

Seit 2009 gibt es in Deutschland mit der Diamorphinsubstitution wieder ein legales therapeutisches Anwendungsgebiet.

11.1.1 Pharmakologie

Heroin wird halbsynthetisch aus Morphium hergestellt. Es wird im Körper rasch, mit einer Plasmahalbwertszeit von 3 Minuten, zu 6-Monoacetylmorphin umgewandelt, das seinerseits mit einer Halbwertszeit von 20 Minuten zu Morphin umgewandelt wird. Heroin passiert die Blut-Hirn-Schranke sehr schnell und führt kurz nach der Injektion zu einem „kick".

Fallbeispiel

Eine typische Konsummenge ist ein „bubble", das 0,2–0,4 g Straßenheroin entspricht. Ein langjährig Heroinabhängiger verbraucht mehrere „bubbles" am Tag, für einen Menschen, der noch keine oder wenig Vorerfahrungen mit Heroin hat, kann ein „bubble" schon tödlich sein. Rechnen wir mal mit 0,3 g Heroin pro „bubble". Die Reinheit von „braunem" Straßenheroin beträgt ungefähr 20 %, sodass 0,3 g Straßenheroin 0,06 g reinem Heroin entsprechen, also 60 mg reinem Heroin. Ein „bubble" kostet etwa 15 Euro, ein Gramm „braunes" Heroin kostet zwischen 30 und 45 Euro.

Bei langjährigen Konsumenten reicht die Wirkung des Heroins etwa 6–8 Stunden, dann setzen erste Entzugserscheinungen ein.

Da die in Europa verbreitete Heroinbase nicht wasserlöslich ist, wird sie typischerweise auf einem Löffel mit Säure aufgekocht (meist Ascorbinsäure, also Vitamin C oder Zitronensaft), um ein wasserlösliches Heroinsalz zu bilden. Die Lösung wird durch einen Filter aufgezogen und danach *intravenös* gespritzt. Diese Selbstinjektionen gehen mit einem hohen Risiko an Infektionen einher. Gerade das Zittern im Entzug führt oft dazu, dass die Vene verfehlt wird, was zusammen mit den oft unsterilen Bedingungen zu Abszessen führen kann; ganz zu schweigen von den Gefahren der Verwendung der gleichen Spritze durch mehrere Personen.

Beim *Rauchen* wird das Heroin auf einer Alufolie verdampft und durch ein Aluröhrchen inhaliert. Dadurch kommt etwas weniger Heroin im Gehirn an als beim intravenösen Gebrauch. Der Vorteil ist aber eine bessere Steuerbarkeit und damit auch ein deutlich besserer Schutz vor einer unbeabsichtigten Überdosierung des Heroins. Dies gelingt beim Injizieren und Sniefen nicht, da die volle Heroindosis appliziert wird, bevor sie wirkt. Zum „*Sniefen*" durch die Nase wird das Heroin zu feinem Pulver zermahlen. Genau wie Kokain wird es mit einem Schnupfröhrchen durch die Nase eingesogen und gelangt so auf die Nasenschleimhaut, von der es zügig in die Blutbahn übergeht.

11.1.2 Opiatsubstitution

Indikationen der Opiatsubstitution

- *ambulant:* Langzeitsubstitution
- *stationär:*
  - Totalentgiftung
  - Beikonsumentgiftung
  - Einstellung auf eine Substitutionsbehandlung
  - kurzfristige Substitution, z. B. im Rahmen einer Operation

Ambulante Methadonsubstitution

Die ambulante Methadonsubstitution ist unzweifelhaft eine *wirksame und sinnvolle Behandlung* von zuvor langjährig opiatabhängigen Menschen, die ohne Substitution immer wieder rückfällig geworden sind. Dies belegt eine Cochrane-Analyse aus dem Jahr 2009, die zum Ergebnis kommt, dass die Mehrzahl der Patienten mit Methadon sehr viel besser in Behandlung bleibt und sehr viel weniger Heroin konsumiert als ohne Methadontherapie [91]. Es ist belegt, dass die Häufigkeit und Schwere kriminellen Verhaltens sowie die Häufigkeit und Schwere von unerwünschten Begleiteffekten des intravenösen Heroinkonsums wie Infektionskrankheiten, Abszessen und Thrombosen unter Therapie mit Methadon wesentlich geringer ausgeprägt sind.

Typische Methadondosierungen für die Langzeittherapie sind 30–80 mg, wobei manche Patienten auch 120 mg brauchen. Dabei kann man nicht zwingend aus der Angabe, wie viel Gramm Heroin jemand zuletzt konsumiert hat, umrechnen, wie viel Methadon er brauchen wird. Zu berücksichtigen sind hier mehrere weitere Faktoren, z. B.

• Dauer des bisherigen Konsums
• Applikationsart (i. v. oder geraucht)
• Metabolisierungsgeschwindigkeit des Methadons

Vorsicht

Manche Patienten sind bezüglich des Methadons „fast metabolizer" oder „ultra-rapid metabolizer". Diese Patienten brauchen manchmal eine auf 2 Gaben am Tag verteilte, recht hohe Gesamtdosis Methadon. In der Einstellungsphase sollten unbedingt Blutspiegelkontrollen durchgeführt werden! Eine genetische Untersuchung des Metabolisierungsstatus kann auch nicht schaden und erklärt für alle Zukunft nachvollziehbar, warum eine so hohe Dosis erforderlich ist.

11

Ambulante Heroinsubstitution

Es gibt eine Gruppe von langzeit-heroinabhängigen Patienten, bei denen die Methadonsubstitution nicht funktioniert. Vielleicht fehlt ihnen der „kick", vielleicht wirkt das Methadon aus einem anderen Grund nicht befriedigend: Jedenfalls gibt es einige Patienten, die mit Methadon allein nicht ausreichend behandelt werden können.

Aus diesem Grund wurde nach dem Vorbild anderer Staaten (Schweiz, Niederlande) unter Aufsicht der Bundesopiumstelle von 2002–2006 das Modellprojekt „heroingestützte Behandlung" durchgeführt, an dem die Städte Hamburg, Karlsruhe, Bonn, Hannover, Köln, München und Frankfurt am Main teilnahmen. Die Ergebnisse [92] wurden im Juli 2007 vorgelegt: Der Gesundheitszustand der etwa 500 mit Diamorphin (Heroin) Substituierten war deutlich besser als in der mit Methadon substituierten Vergleichsgruppe, der illegale Beikonsum sowie die Beschaffungskriminalität geringer. Aufgrund dieser Ergebnisse wurde die Diamorphin-gestützte Behandlung im Rahmen des Substitutionsprogramms mit einer Sondergenehmigung des Bundes fortgesetzt. Für die Heroinsubstitution kommen nur Abhängige in Betracht, die älter als 23 Jahre und seit mindestens 5 Jahren abhängig sind.

Patienten in Heroinprogrammen neigen mehr als Teilnehmer im Methadonprogramm dazu, um eine Erhöhung der Dosierung zu bitten. Es wird empfohlen, in solchen Fällen darauf hinzuweisen, dass eben deshalb generell nicht Heroin, sondern Methadon als Substitutionsmittel empfohlen wird, da mit Methadon die Dosierung jahrelang stabil gehalten werden kann.

Stationäre Methadonsubstitution

Stationär gibt man derzeit in der Regel Methadon, um die Entzugsbeschwerden zu lindern. Es gibt 4 immer wiederkehrende Situationen, in denen Methadon stationär im Rahmen einer Opiatabhängigkeit gegeben wird:
- Opiatentzugsbehandlung
- Beikonsumentgiftung
- Einstellung zur Substitution
- kurzfristige Substitution, z. B. während einer notwendigen stationären Behandlung in der Chirurgie, Inneren Medizin usw. zur Verhinderung akuter Entzugserscheinungen

11.1.3 Opiatentzugsbehandlung

11

Patienten, die über eine längere Zeit Opiate konsumiert haben, können in der Regel nach Vorgespräch, Anmeldung und Wartezeit auf einer entsprechend qualifizierten Station eine Methadon-gestützte Opiatentzugsbehandlung durchführen.

Die Dosisfindung wird in jeder Klinik etwas unterschiedlich gehandhabt. Ein bewährtes Vorgehen sieht so aus:
- Aufnahme nach *Vorgespräch,* ggf. Wartezeit und Terminvergabe.
- Zunächst *ärztliche Untersuchung,* Alkohol in der Atemluft bestimmen, Urin für das Drogenscreening gewinnen. Zu Beginn der Behandlung ist auch ein EKG sinnvoll, da Methadon die QTc-Zeit verlängern kann. Bei den Blutuntersuchungen ist zu besprechen, ob auch ein HIV-Test oder eine Untersuchung auf Hepatitis erfolgen soll.
- Bei *Alkoholbeikonsum* soll die 1. Methadon-Gabe frühestens bei unter 0,5 ‰ erfolgen. Bei starken alkoholbedingten vegetativen Entzugserscheinungen sollte man Clonazepam als Bedarfsmedikation verordnen.
- Am *1.* und *2. Tag* wird bei *vegetativen Entzugsbeschwerden,* die auf den Opiatentzug zurückzuführen sind, Methadon gegeben, wobei der Patient die Einstellung selbst bestimmt. Alle 2 Stunden können 10 mg Methadon gegeben werden, maximal 60 mg/Tag; in der Zeit von 8–24 Uhr.

- Am *3. Tag* wird die Dosis, die am 2. Tag insgesamt notwendig war, auf 2 Dosierungen verteilt gegeben.
- Ab dem *5. Tag* wird die Dosis reduziert. Ein erprobtes Reduktionsschema findet sich in ▸ Tab. 11.2.

Tab. 11.2 Methadon-Reduktionsschema.

Tag	Bedarf				
1. Tag	bei Bedarf 10 mg, maximal 60 mg/Tag				
2. Tag	bei Bedarf 10 mg, maximal 60 mg/Tag				
Bedarf am Tag 2:	60 mg	50 mg	40 mg	30 mg	20 mg
3. Tag	35–0–0–25 mg	30–0–0–20 mg	25–0–0–15 mg	20–0–0–10 mg	10–0–0–10 mg
4. Tag	35–0–0–25 mg	30–0–0–20 mg	25–0–0–15 mg	20–0–0–10 mg	10–0–0–10 mg
5. Tag	30–0–0–25 mg	25–0–0–20 mg	20–0–0–15 mg	15–0–0–10 mg	10–0–0–10 mg
6. Tag	30–0–0–20 mg	25–0–0–15 mg	20–0–0–10 mg	15–0–0–10 mg	10–0–0–5 mg
7. Tag	25–0–0–20 mg	20–0–0–15 mg	15–0–0–10 mg	15–0–0–5 mg	10–0–0–5 mg
8. Tag	25–0–0–15 mg	20–0–0–10 mg	15–0–0–5 mg	15–0–0–5 mg	5–0–0–5 mg
9. Tag	20–0–0–15 mg	15–0–0–10 mg	10–0–0–5 mg	10–0–0–5 mg	5–0–0–5 mg
10. Tag	20–0–0–10 mg	15–0–0–5 mg	5–0–0–5 mg	5–0–0–5 mg	5–0–0–0 mg
11. Tag	15–0–0–10 mg	10–0–0–5 mg	5–0–0–0 mg	5–0–0–0 mg	5–0–0–0 mg
12. Tag	15–0–0–5 mg	5–0–0–5 mg			
13. Tag	10–0–0–5 mg	5–0–0–0 mg			
14. Tag	5–0–0–5 mg				
15. Tag	5–0–0–0 mg				

An den ersten beiden Tagen gibt man Methadon alle 2 Stunden bei Bedarf, maximal 60 mg/Tag. Je nachdem, wie viel Methadon der Patient am 2. Tag benötigte, ergeben sich die in der entsprechenden Spalte aufgeführten Reduktionsschritte.

11

- In bestimmten Situationen kann es sinnvoll sein, die Reduktion von Methadon zu verlangsamen und an 2 Tagen hintereinander die gleiche Dosis zu geben. Das heißt, der Patient bekommt einen Tag lang die Dosis vom Vortag (Patienten nennen das einen „*Stop-Tag*"). Am nächsten Tag wird wieder regulär reduziert.
- Subjektiv am Schlimmsten sind der 2. und der 3. Methadon-freie Tag (Patienten nennen Methadon-freie Tage „Nulltage").
- Erfahrungsgemäß sind die Entzugssymptome etwa ab dem 5. Methadon-freien Tag so weit abgeklungen, dass eine *Entlassung* möglich ist.
- Als Bedarfsarznei haben sich niederpotente Neuroleptika bewährt.

L-Polamidon

Methadon ist das Racemat aus D- und L-Methadon. L-Polamidon ist das wirksame Enantiomer. Unter anderem bei objektiver Unverträglichkeit von Methadon kann die Opiatentzugsbehandlung auch mit L-Polamidon durchgeführt werden, es gelten die entsprechenden Umrechnungswerte (▶ Tab. 11.3).

Buprenorphin

Der Wirkstoff Buprenorphin ist ein Agonist, aber auch ein partieller Antagonist am Opiatrezeptor. Die partielle antagonistische Wirkung führt dazu, dass es nicht wirksam mit Heroin kombiniert werden kann, da das Heroin kaum noch

11

Tab. 11.3 Umrechnungtabelle Methadon, L-Polamidon und das umgangssprachliche „Meter".

D,L-Methadon	L-Polamidon	„Meter"
1 ml = 10 mg	1 ml = 5 mg	1 Meter
2 ml = 20 mg	2 ml = 10 mg	2 Meter
3 ml = 30 mg	3 ml = 15 mg	3 Meter
4 ml = 40 mg	4 ml = 20 mg	4 Meter
5 ml = 50 mg	5 ml = 25 mg	5 Meter
6 ml = 60 mg	6 ml = 30 mg	6 Meter
7 ml = 70 mg	7 ml = 35 mg	7 Meter
8 ml = 80 mg	8 ml = 40 mg	8 Meter
9 ml = 90 mg	9 ml = 45 mg	9 Meter
10 ml = 100 mg	10 ml = 50 mg	10 Meter

In den Zeilen finden sich Äquivalenzdosierungen von Methadon, L-Polamidon und die umgangssprachliche Angabe „Meter". Der Begriff „Meter" wird in der Szene für je 10 mg Methadon/Tag verwendet.

wirkt, wenn der Patient mit Buprenorphin substituiert wird. Man muss aber wissen, dass die Einnahme von Buprenorphin zu einem *akuten Entzugssyndrom* führen kann, wenn der Patient kurz zuvor Heroin konsumiert hat. Dies kann sehr unangenehm sein.

> ### Merke
>
> Wenn ein Patient noch unter der Wirkung von Methadon oder Heroin steht, und dann Buprenorphin einnimmt, kann es zu einem akuten Entzugssyndrom kommen, da die opiatantagonistische Wirkkomponente des Buprenorphins das zuvor aktive Opiat sofort vom Rezeptor verdrängt. Dies nennen Patienten einen „Turboentzug". Daher sollte vor der Gabe von Buprenorphin der letzte Heroinkonsum zumindest 12 Stunden, die letzte Methadon-Einnahme mindestens 24 Stunden zurückliegen.

Auch mit Buprenorphin ist eine Opiatentzugsbehandlung möglich.
  Hier hat sich folgendes Vorgehen bewährt:
- Nach dem letzten Heroinkonsum soll mindestens eine Wartezeit von 12 Stunden liegen, sonst droht ein akutes Entzugssyndrom.
- Nach der letzten Methadon-Einnahme soll eine Wartezeit von mindestens 24 Stunden, besser 30 (oder mehr) Stunden liegen, sonst droht ein akutes Entzugssyndrom.
- Die 1. Gabe Buprenorphin erfolgt mit 4 mg in der Regel ab 13 Uhr.
- Danach werden bei vegetativem Entzug auf Wunsch des Patienten jeweils 2 mg stündlich gegeben, maximal 12 mg/Tag.
- In begründeten Ausnahmen ist auch eine höhere Dosis möglich, maximal 24 mg/Tag.
- Am 2. Tag wird die Dosis, die am 1. Tag insgesamt notwendig war, als Einmalgabe morgens eingenommen.
- Ab dem 3. Tag kann man sich z. B. an ▶ Tab. 11.4 orientieren.

11

Tab. 11.4 Totalentgiftung mit Buprenorphin.

Tag	Bedarf				
1. Tag	Einmalig 4 mg, danach bei Bedarf stündlich jeweils 2 mg, maximal 12 mg/Tag. Am so ermittelten Bedarf orientiert sich die weitere Dosierung.				
Bedarf an Tag 1:	12 mg	10 mg	8 mg	6 mg	4 mg
2. Tag	12 mg	10 mg	8 mg	6 mg	4 mg
3. Tag	10 mg	8 mg	6,8 mg	4,8 mg	3,2 mg
4. Tag	8 mg	6,4 mg	5,6 mg	3,6 mg	2,4 mg
5. Tag	6,4 mg	5,2 mg	4,4 mg	2,8 mg	1,6 mg
6. Tag	4,8 mg	4 mg	3,2 mg	2 mg	0,8 mg
7. Tag	3,6 mg	2,8 mg	2 mg	1,2 mg	0,4 mg
8. Tag	2,4 mg	1,6 mg	0,8 mg	0,4 mg	
9. Tag	1,6 mg	0,8 mg			
10. Tag	0,8 mg				

Am 1. Tag gibt man als 1. Gabe 4 mg Buprenorphin, danach stündlich bei Bedarf je 2 mg, maximal 12 mg/Tag. Je nachdem, wie viel Buprenorphin der Patient am 1. Tag benötigte, ergeben sich die in der entsprechenden Spalte aufgeführten Reduktionsschritte.

Wirkstoffumstellung

11

Wenn ein Patient bislang mit D,L-Methadon oder L-Polamidon substituiert worden ist und eine Umstellung auf Buprenorphin indiziert ist, geht man so vor:

Methadon wird auf 15 mg abdosiert, dann wartet man mindestens 24 Stunden, besser 30 Stunden, bevor man zum 1. Mal Buprenorphin gibt. Eine zu frühe Gabe von Buprenorphin kann plötzliche Entzugserscheinungen auslösen. Nach der Pause kann man Buprenorphin aufdosieren.

Buprenorphin-Depot. Buprenorphin steht inzwischen auch als Depot zur Verfügung, das einmal wöchentlich oder einmal monatlich subkutan verabreicht wird. Da die Injektion in der Vergabestelle erfolgt, unterliegt sie nicht der Regelung der „take-home-Vergabe", sondern der der normalen Substitution. Durch die Depot-Form ist es nicht möglich, den Wirkstoff auf dem Schwarzmarkt zu verkaufen. Die regelmäßige Einnahme über die Dauer des Depot-Intervalls ist gesichert.

11.1.4 Beikonsum-Entzugsbehandlung

Ein beträchtlicher Teil der Patienten, die in ambulanter Methadonsubstitution sind, betreibt zu irgendeinem Zeitpunkt einen problematischen Beikonsum. Das ist kein Grund, sofort die Substitution abzubrechen. Es ist aber eine Indikation zur Beikonsum-Entzugsbehandlung. Auch soll man sich fragen, ob die übliche Methadondosis für diesen Patienten angemessen und ausreichend ist.

Viele opiatsubstituierte Patienten trinken regelmäßig **Alkohol**. Das ist auch der Grund, warum man vor manchen substituierenden Praxen mittags direkt nach der Vergabe oft kleine Grüppchen von Substituierten mit Bierflaschen sieht. Spätestens am nächsten Morgen muss der Patient wieder 0,0 ‰ haben, sonst bekäme er kein Methadon. Gerät der Alkoholkonsum allerdings aus dem Ruder, ist eine Beikonsum-Entzugsbehandlung von Alkohol sinnvoll. Das Gleiche gilt, wenn ein problematischer regelmäßiger Beikonsum von **Benzodiazepinen, Kokain** oder **Heroin** besteht. Nicht selten erteilt die Substitutionspraxis dem Patienten eine stationäre Beikonsum-Entzugsbehandlung als Auflage – anderenfalls würde die Substitution nicht fortgesetzt werden.

Heroin

Zuerst versichert sich der stationär behandelnde Arzt bei der Substitutionspraxis, ob noch eine Substitution besteht und fortgesetzt werden soll. Er informiert sich über den Verlauf und über die weitere Planung der Substitution. Er fragt nach, wann zuletzt Methadon gegeben wurde und welche Dosis aktuell ist. Diese Dosis wird in der Regel unverändert fortgesetzt. Zusätzlich kann man im Bedarfsfall bei erheblichem zusätzlichem Heroinkonsum eine geringere Dosis Methadon ergänzen. Hier muss eine individuelle Dosis gefunden werden, die dann langsam reduziert wird. Die angegebene Konsummenge kann als Anhaltspunkt dienen. Wenn ein Patient also z. B. mit 60 mg Methadon substituiert wird und zusätzlich mäßig viel Heroin konsumiert, kann man z. B. mit 60 mg Methadon fest plus 10–20 mg Methadon bei Bedarf starten und die Dosis dann wieder schrittweise auf 60 mg reduzieren.

Alkohol und/oder Benzodiazepine

Auch in diesem Fall telefoniert man als erstes mit der Substitutionspraxis. Die Beikonsum-Entzugsbehandlung von Alkohol wird üblicherweise mit **Clonazepam** (z. B. Rivotril), **Diazepam** (z. B. Valium) oder mit **Clomethiazol** (z. B. Distraneurin) durchgeführt.

Beim Benzodiazepin-Beikonsum liegen auf dem Schwarzmarkt die Substanzen Clonazepam und Diazepam ganz vorne, Flunitrazepam ist selten geworden, seit es als Betäubungsmittel auf einem entsprechenden BtM-Rezept verschrie-

Tab. 11.5 Clonazepam-Schema zur Benzodiazepin-Beikonsum-Entzugsbehandlung.

Tag	großes Clonazepam-Schema	kleines Clonazepam-Schema
1.-5. Tag	1–1–1–1 mg	0,5–0,5–0,5–0,5 mg
6.-7. Tag	1–0,5–1–1 mg	0,5–0–0,5–0,5 mg
8.-9. Tag	1–0,5–0,5–1 mg	0,5–0–0–0,5 mg
10.-11. Tag	0,5–0,5–0,5–1 mg	0–0–0–0,5 mg
12.-13. Tag	0,5–0,5–0,5–0,5 mg	0 mg
14.-15. Tag	0,5–0–0,5–0,5 mg	
16–17. Tag	0,5–0–0–0,5 mg	
18.-19. Tag	0–0–0–0,5 mg	
ab 20. Tag	0 mg	

ben werden muss. Je nach Menge des Beikonsums werden oft das „Große Clonazepam-Schema" oder das „Kleine Clonazepam-Schema" angeordnet (▶ Tab. 11.5).

11.1.5 Dosisfindung zu Beginn einer Substitution

Ein Patient, der sich substituieren lässt, hat in nahezu jedem Fall zuvor täglich Heroin konsumiert. Sehr oft besteht darüber hinaus ein Beikonsum anderer Substanzen. Die Eindosierung der späteren Substitutionsdosis erfolgt daher sehr ähnlich wie der Beginn der Opiatentzugsbehandlung, lediglich mit dem Unterschied, dass bei der Methadondosis, die eben gerade dazu führt, dass keine Entzugsbeschwerden mehr vorliegen, angehalten und diese Dosis weiter gegeben wird. Versuche mit einer etwas niedrigeren oder etwas höheren Dosis sind möglich. Die Erfahrung einer spezialisierten Station ist sehr hilfreich, um die richtige Zieldosis zu finden.

11.1.6 Kurzfristige Substitution

Opiatabhängige Patienten, die beispielsweise zur operativen Spaltung eines Abszesses einige Tage im Krankenhaus verbringen müssen, sollten **Methadon** oder **L-Polamidon** erhalten, um *keinen Entzug* zu erleiden.

In Allgemeinkrankenhäusern wird eher L-Polamidon eingesetzt, da es deutlich länger haltbar ist als Methadon. Verschreiben kann es jeder Arzt, der stationär tätig ist. Es ist nicht einfach, die richtige Dosis zu bestimmen. Der Patient wird sagen, wie viel Heroin er konsumiert, wobei man nicht weiß, ob er nicht lieber etwas übertreibt, um genug Methadon bzw. L-Polamidon zu erhalten.

Nicht nur deswegen gibt es hier keine einfache Umrechnungstabelle. Es ist vielmehr notwendig, die tatsächlich erforderliche Dosis zu finden, indem man wie bei der Einstellung zur Substitution zunächst einmal eine sinnvolle, aber im Zweifel zu niedrige Dosis verabreicht, dann beobachtet, ob vegetative Entzugserscheinungen auftreten und dann beispielsweise in 5-mg-Schritten L-Polamidon oder in 10-mg-Schritten Methadon steigert.

Fallbeispiel

Kurzfristige Opiatsubstitution bei stationärer Behandlung
Der 38-jährige Herr M. berichtet, seit 20 Jahren heroinabhängig zu sein. Er sei bis letztes Jahr mit 60 mg Methadon substituiert worden, habe die Substitution aber selbst abgebrochen. Seither spritze er wieder etwa 1,5 g Heroin/Tag. Aufgrund einer fieberhaften Entzündung eines Leistenabszesses wird er auf eine chirurgische Station aufgenommen. Am Aufnahmetag berichtet er, im Laufe des Tages schon 1 g Heroin gespritzt zu haben. Der Stationsarzt verordnet an diesem Tag kein Methadon, da der Patient bereits Heroin gespritzt hat. Am nächsten Morgen verordnet er um 9 Uhr 40 mg Methadon. Aufgrund deutlicher Entzugsbeschwerden erhält Herr M. um 11 Uhr noch einmal 20 mg Methadon. Hiermit kommt er aus. Am Nachmittag wird der Abszess gespalten. An den folgenden Tagen erhält er 60 mg Methadon als Einmalgabe morgens.

11.2 Kokain

Kokain

- ist ein Dopamin-, Noradrenalin- und Serotonin-Wiederaufnahmehemmer.
- macht über eine Aktivierung der dopaminergen Bahnen des mesolimbischen Belohnungssystems stark süchtig.
- wird in der klassischen Form als Cocainhydrochlorid über ein Ziehröhrchen geschnupft.
- kann mit Natriumhydrogencarbonat zu einer Mischung aus Cocainhydrogencarbonat und Kochsalz umgewandelt werden. Diese Mischung heißt Crack und wird üblicherweise geraucht. Der Konsum von Crack macht zumeist sofort stark süchtig und führt in aller Regel ungebremst in den Abgrund.

Kokain ist als stimulierende Droge weltweit verbreitet. Es wird aus den Sträuchern der Cocapflanze gewonnen. Diese wächst in Südamerika, hauptsächlich in Bolivien, Peru und Kolumbien. Die ersten Cocasträucher kamen 1750 nach Europa. Zur Kokaingewinnung werden ihre Blätter zerkleinert und eingeweicht. Die enthaltenen Alkaloide werden mit Lösungsmitteln extrahiert (erstmals 1859) und chemisch weiter zur Cocapaste aufbereitet, die einen Kokaingehalt von 60–80 % hat. Hieraus kann das übliche Cocainhydrochlorid gewonnen werden. Dies oder eine gut schmuggelbare Vorstufe macht sich unter Kontrolle der örtlichen Drogenkartelle – ohne Rücksicht auf Verluste irgendwelcher Art – auf den Weg rund um die Welt.

Ab 1879 wurde Kokain zur Behandlung der Morphinabhängigkeit verwendet. 1884 wurde es aufgrund seiner guten lokalanästhetischen Eigenschaften auch bei Operationen eingesetzt. Noch heute wird Kokain bei Operationen an Nase, Rachen und Auge verwendet, da es stark anästhetisch und gut gefäßverengend wirkt.

Sigmund Freud

beschäftigte sich bekanntermaßen mit der medizinischen Nutzung von Kokain. 1884 schrieb er: „Die psychische Wirkung des Cocainum mur. in Dosen von 0,05–0,10 g besteht in einer Aufheiterung und anhaltenden Euphorie, die sich von der normalen Euphorie des gesunden Menschen in gar nichts unterscheidet. Es fehlt gänzlich das Alterationsgefühl, das die Aufheiterung durch Alkohol begleitet, es fehlt auch der für die Alkoholwirkung charakteristische Drang zur sofortigen Betätigung. Man fühlt eine Zunahme der Selbstbeherrschung, fühlt sich lebenskräftiger und arbeitsfähiger; aber wenn man arbeitet, vermisst man auch die durch Alkohol, Tee oder Kaffee hervorgerufene edle Excitation und Steigerung der geistigen Kräfte. Man ist eben einfach normal und hat bald Mühe, sich zu glauben, dass man unter irgendwelcher Einwirkung steht." [93]

Die erste Rezeptur von Coca-Cola enthielt 1906 einen Extrakt aus Cocablättern, sodass ein Liter Coca-Cola etwa 250 mg Kokain enthielt.

11.2.1 Pharmakologie

Kokain ist ein Dopamin-, Noradrenalin- und Serotonin-Wiederaufnahmehemmer. Dies wird auch als *Triple-Reuptake-Inhibitor* oder TRI bezeichnet. Es macht abhängig, weil es eine starke Wirkung auf das mesolimbische dopaminerge Belohnungssystem entfaltet.

Cocain(hydrochlorid)

Kokain wird üblicherweise als Cocainhydrochlorid durch ein Ziehrohr *gesnieft*. Die Wirkung tritt etwa 2–3 Minuten nach dem Sniefen ein. Wenn man Kokain einfach *isst*, tritt die Wirkung nach 10–30 Minuten ein. *Gerauchtes* Kokain wirkt nach etwa 8–10 Sekunden für etwa 5–10 Minuten. Bei *intravenöser Injektion* kommt es nach 30–45 Sekunden zu einer Wirkung, die etwa 10–20 Minuten anhält.

Beschrieben wird eine *Stimmungsaufhellung,* ein Gefühl *gesteigerter Leistungsfähigkeit und Aktivität* sowie das *Verschwinden von Hunger und Müdigkeit.*

Crack

Durch Aufkochen von Cocainhydrochlorid mit Natriumhydrogencarbonat entsteht ein Gemisch aus Cocainhydrogencarbonat und Kochsalz, das Crack genannt wird.

Es wird über einer Flamme verdampft und dann geraucht. Dabei macht es typische knisternde und knackende Geräusche; daher kommt der Name Crack.

Es gilt als die Droge mit dem *höchsten psychischen Abhängigkeitspotenzial.*

11   **In den USA**   ⓘ

ist Backpulver typischerweise reines Natriumhydrogencarbonat. In Deutschland sind dem Backpulver noch weitere Substanzen zugesetzt, die es zum Verkochen mit Kokain ungeeignet machen. Hier ist Hydrogencarbonat unter dem Namen Natron frei verkäuflich. Natron wird ebenfalls als Backpulver sowie als Mittel gegen Sodbrennen verwendet.

Die Wirkung von Crack ist ähnlich wie die von normalem Kokain, nur deutlich stärker. Die Rauschwirkung hält nur 5–15 Minuten an. Kurz danach kommt es häufig zu einem heftigen Verlangen nach einem erneuten Rausch. Das Verlangen, Crack erneut zu konsumieren, soll deutlich stärker sein als beim normalen Kokain, was häufig in sog. „Binges" münde, also Episoden, in denen ein „rock" nach dem anderen geraucht wird, bis zur völligen körperlichen oder finanziellen Erschöpfung. Dabei ist eine Dosissteigerung aufgrund von *Tachyphylaxie* (s. Kap. 18 Glossar) erforderlich.

Über Crack wird oft geschrieben, dass es bereits beim ersten Konsum abhängig macht. Nach dem Konsum treten sehr ausgeprägte, sehr unangenehme Entzugserscheinungen auf.

Für den fortgesetzten Konsum ist eine typische Nebenwirkung das Auftreten eines *Dermatozoenwahns* (s. Kap. 18 Glossar), aber auch alle anderen Formen drogeninduzierter Psychosen sind häufig.

Gehandelt wird Crack in Form kleiner Klumpen („rocks"), 0,1 g kosten etwa 5 Euro. Damit scheint eine Konsumeinheit relativ billig, aufgrund der oft exorbitanten Konsumdosen steigt der Geldbedarf aber rasch in Bereiche, die legal nicht mehr zu bewältigen sind.

11.3 Amphetamine

Definition

- Zur Gruppe der Amphetamine gehören mehrere Derivate, die in ihrer Wirkung ähnlich sind, jedoch hat jede einzelne Substanz besondere Eigenarten.
- „Speed" und „Pep" bezeichnen in der Regel Amphetamin, die Stammsubstanz der Wirkstoffklasse der Amphetamine.
- „Ecstasy" ist MDMA (3,4-Methylendioxy-N-methylamphetamin), es wird meist in Tablettenform gehandelt und konsumiert.
- Bei „Meth" oder „Crystal" handelt es sich um Methylamphetamin, dies kann im Unterschied zu Amphetamin auch geraucht werden.
- Amphetamine lösen häufig drogeninduzierte Psychosen aus.

11

Dieser Abschnitt beschreibt zunächst das, was die Gruppe der Amphetamine verbindet. Danach folgt für jede einzelne Substanz ein gesonderter Abschnitt.

11.3.1 Geschichte

Erstmalig wurde Amphetamin 1887 vom rumänischen Chemiker Lazar Edeleanu an der Humboldt-Universität zu Berlin synthetisiert. Ursprünglich wurde es als Bronchospasmolytikum und zur Gewichtskontrolle verwendet.

1937 wurde das Amphetaminderivat Methamphetamin als Pervitin in Deutschland patentiert, auf den Markt gebracht und bis 1988 hergestellt. Schnell zeigte sich, dass es effektiv Müdigkeit verdrängt, das Selbstbewusstsein stärkt und euphorisiert.

Im Zweiten Weltkrieg wurde es von Soldaten aller beteiligten Armeen eingesetzt, um die Soldaten wach, motiviert und aggressiv zu halten. 1941 wurde Pervitin in Deutschland unter die Regelungen des „Reichsopiumgesetzes" genommen.

1948 brachte Glaxo-Wellcome in den USA das zentral wirksame D-Enantiomer des Amphetamins (Dextroamphetamin; Dexedrine) als Mittel gegen ADHS in den Handel.

In den 1950er-Jahren erreichte der Amphetaminmissbrauch in Japan enorme Ausmaße, es wurde von über 2 Millionen Konsumenten ausgegangen. Auch in Europa (dort vor allem in Schweden) und den USA stieg die Zahl von Missbrauchsfällen rapide an. 1959 gab es erste Berichte über Konsumenten, die Amphetamine intravenös injizierten. Medikamente, die injizierbare Darreichungsformen enthielten, wurden vom Markt genommen. Erste Fälle von illegal synthetisiertem Amphetamin wurden bekannt.

1970 wurde Amphetamin in den USA, außer für den therapeutischen Gebrauch, verboten; dies betraf Handel, Besitz und Herstellung.

1981 wurden auch in Deutschland Handel, Besitz und Herstellung ohne Genehmigung verboten.

1994 brachte Shire Pharmaceuticals in den USA Adderall (Amphetaminsalzgemisch) als Mittel gegen ADHS auf den Markt.

Heute wird Amphetamin aufgrund seines Suchtpotenzials weltweit nur noch zur Behandlung der Narkolepsie und der Aufmerksamkeitsdefizit-/Hyperaktivitätsstörung (ADHS) eingesetzt. In Deutschland wird zumeist nicht das Amphetamin selbst rezeptiert, sondern im Falle der Narkolepsie das wirkungsähnliche, aber chemisch nicht amphetaminartige Modafinil, bei ADHS das wirkungsähnliche Methylphenidat.

Seit 2011 ist in Deutschland mit Dexamfetamin (Attentin) allerdings auch wieder ein D-Amphetamin zur Behandlung der ADHS bei Kindern und Jugendlichen verschreibungsfähig. Alle genannten Substanzen werden auf speziell kontrollierten Betäubungsmittelrezepten verordnet.

Darüber hinaus spielen Amphetamine schon länger eine Rolle als Dopingmittel.

11.3.2 Illegale Synthese

Früher wurden Amphetamin und Methylamphetamin aus frei verkäuflichen Grundchemikalien synthetisiert. Diese unterliegen inzwischen weltweit einer erhöhten Beobachtung. Daher wird inzwischen eher auf Ausgangssubstanzen zurückgegriffen, die weiterhin frei verkäuflich sind, wie bestimmte Nasentropfen oder Substanzen, deren Handel nicht wirksam kontrollierbar ist, wie bestimmte Industriereiniger oder Autozubehörteile, die Vorstufen der Amphetamine enthalten.

Die Synthesewege wechseln immer wieder, sie gelten aber allesamt nicht als besonders hohe Kunst. Aufgrund der hohen Gewinnspannen versuchen sich zahllose Garagenlabors in der Herstellung. Qualität, Reinheit und Sicherheit der Produkte sind entsprechend unterschiedlich.

11.3.3 Pharmakologie

Der wesentliche *pharmakodynamische* (s. Kap. 18 Glossar) Effekt, der allen Amphetaminen gemeinsam ist, ist eine *erhöhte Freisetzung von Noradrenalin und Dopamin*. Diese Wirkung erklärt sich durch die chemische und pharmakologische Ähnlichkeit der Amphetamine mit dem Adrenalin. Das Verhältnis liegt bei etwa 3,5 Teilen Noradrenalin zu einem Teil Dopamin. Zu einer wesentlichen Ausschüttung von Serotonin kommt es nicht.

Amphetamine werden über einen aktiven Transporter in die präsynaptische Zelle aufgenommen. Dort verursachen sie die Freisetzung der Transmitter Noradrenalin und Dopamin in den synaptischen Spalt mittels einer Richtungsumkehr des membranständigen Transporters (Inversion). Diese Transmitterfreisetzung erfolgt, im Gegensatz zum Prinzip der Wiederaufnahmehemmung bestimmter antidepressiver Medikamente, unabhängig von einem Signalimpuls der Zelle.

Wiederholte Aufnahme von Amphetaminen in kurzer Zeit führt zu einer deutlichen Toleranzentwicklung durch Tachyphylaxie. Die Speichervesikel in den Neuronen erschöpfen sich nach mehrmaliger Stimulation, sodass nach Eintritt der Tachyphylaxie kein Noradrenalin und Dopamin mehr zur Verfügung steht. Die Tachyphylaxie endet erst einige Stunden später, wenn sich die Neurotransmittervesikel wieder mit Neurotransmittern gefüllt haben.

11.3.4 Verwendung als Droge

Amphetamine erlebten während der Blütezeit der Techno-Szene eine Renaissance. Doch ihre Verbreitung ging nicht mit der Acid- und House-Musik gemeinsam weitgehend unter, sondern erlebte eher eine weitere Ausdehnung. Immer noch ist ein Schwerpunkt der illegalen Verwendung die Party- und Disco-Szene, inzwischen allerdings mit anderer Musik.

Dazu ist Berichten zufolge auch die häufigere Verwendung zur Leistungssteigerung gekommen, etwa bei Studenten, Schichtarbeitern oder in Berufen, in denen es auf eine hohe Leistung ankommt. Meiner eigenen Beobachtung nach ist diese Gruppe aber weiterhin wesentlich kleiner als die Szene der überwiegend *polytoxikomanen* (s. Kap. 18 Glossar) Konsumenten der Party-Szene. Vielleicht findet diese Gruppe aber auch eher ins psychiatrische Krankenhaus, auf das sich meine eigenen Beobachtungen beschränken.

In das medizinische System gelangen Substanzen aus der Gruppe der Amphetamine aus unterschiedlichen Gründen wie z. B.:

11

- *Erschöpfungszustände und Dehydratationen* nach langen Partynächten (früher sehr häufig)
- *drogeninduzierte Psychosen* (sehr häufig)
- *Mischintoxikationen* mit Alkohol und anderen Substanzen
- drogeninduzierte *Erregungszustände* mit Eigen- oder Fremdgefährdung
- *Herzrhythmusstörungen*
- *schwere Herzerkrankungen* (inzwischen sind mehrere Fälle bei jungen Konsumenten bekannt, einige davon brauchen eine Herztransplantation oder ein künstliches Herz)
- zum geplanten *Entzug* von Amphetaminen (oft in Kombination mit anderen Substanzen)

Amphetamin: Speed, Pep

Das eigentliche Ur-Amphetamin ist das *α-Methylphenethylamin*, das auf dem illegalen Markt unter den klassischen Namen „Speed" oder „Pep" firmiert. Das klassische Amphetamin wird am häufigsten als *Pulver* konsumiert. Es wird im Allgemeinen mit einem zu einem Ziehröhrchen geformten Geldschein oder ähnlichem durch die Nase *gesnieft*. Dies führt zu einer schnellen Anflutung und einem Kick. Alternativ kann Amphetamin auch in *Tablettenform* konsumiert werden. Das führt zu einer langsameren Anflutung und einer längeren Wirkdauer. Die Bioverfügbarkeit bei oraler Aufnahme liegt bei etwa 25 %. Es ist auch möglich, Amphetamin *intravenös* zu injizieren, dies ist in dieser Szene aber eher ungewöhnlich. Es ist nicht möglich, Amphetamin zu *rauchen*, da sein Siedepunkt so hoch liegt, dass die Substanz zuvor durch die Hitze zerstört würde.

Der Preis liegt in Europa zwischen 5 und 30 Euro/Gramm, was einem Preis pro Konsumeinheit von vielleicht 2–15 Euro entspricht. Da die Wirkung von Amphetaminen lange anhalten kann, ist es verbreitet, am Morgen, wenn man schlafen möchte, sedierende Medikamente wie Diazepam oder sedierende Drogen wie THC zu konsumieren („herunterrauchen"). Gerade die Mischung aus aufputschenden Amphetaminen und sedierenden Benzodiazepinen, ggf. zusätzlich noch THC und Alkohol, kann gefährlich werden.

MDMA

Ecstasy ist der gängige Name für MDMA (3,4-Methylendioxy-N-methylamphetamin). Es gibt eine Reihe von weiteren Namen für MDMA, etwa „EVE", „ADAM", „Paradise" und etliche andere. Typischerweise enthält „Ecstasy" MDMA, es können aber auch eine ganze Reihe anderer chemisch verwandter Substanzen darin sein, etwa Koffein, Amphetamin oder andere.

Ecstasy verbreitete sich rapide mit den House-, Acid- und Technopartys. Es wird als *Tablette* verkauft und oral eingenommen.

Der Preis liegt üblicherweise bei 5–10 Euro/Tablette. In über 90 % wird MDMA als Tablette geschluckt, es kann aber auch *gesnieft, geraucht* oder *injiziert* werden. Form und Farbe der Tabletten sind Schmuckwerk und geben keine Information über den genauen Inhalt.

Methamphetamin

Die Substanz Methamphetamin ist chemisch N-Methylamphetamin. In Deutschland ist es unter den Namen „**Meth**", „**Crystal**" oder „**Crystal Meth**" bekannt. Es macht einen großen Unterschied, ob man Methamphetamin oral in Tablettenform zu sich nimmt oder die kristalline Form raucht.

Im Zweiten Weltkrieg wurde es in Deutschland unter dem Präparatenamen Pervitin verwendet („Panzerschokolade, Hermann-Göring-Pillen").

Inzwischen hat das kristalline Methamphetamin die größte Bedeutung. Es kann *geschluckt, geschnupft, geraucht* oder *intravenös injiziert* werden, mit zunehmendem Abhängigkeitspotenzial.

In Deutschland wird Methamphetamin meist gesnieft oder in einer Pfeife („Icepipe") geraucht. Geraucht gelangt die Droge schnell in den Blutkreislauf und ruft hier einen stärkeren Kick mit kürzerer Dauer als bei nasaler Einnahme hervor. Methamphetamin wirkt geschnupft innerhalb von 10, geschluckt nach ca. 30 Minuten.

Das Injizieren von Methamphetamin ist mit einem extrem starken Abhängigkeitsrisiko verbunden. Hinzu kommen die Risiken möglicher Infektionen und Verunreinigungen.

Auf dem europäischen illegalen Markt wird Methamphetamin oft unter dem Namen „*Crystal*" oder „*Crystal Speed*" angeboten. In den USA wird die Droge zumeist als „*Crank*", „*Meth*" oder „*Crystal Meth*" bezeichnet. In Neuseeland ist die Droge als „*Pee*" bekannt. In Thailand wird es als „*Yabaa*" oder „*Jaba*" bezeichnet und hat Heroin als meist benutzte Droge abgelöst. In Südafrika wird Methamphetamin als „*TIK*" bezeichnet, Grund ist das „Tick"-Geräusch, das entsteht, wenn die Droge in einer Glaspfeife geraucht wird.

Wer eine Ahnung

davon bekommen möchte, wie die Uhren in der Dealer-Szene für Crystal Meth ticken, der sollte sich die großartige amerikanische Fernsehserie „Breaking Bad" nicht entgehen lassen. Die ist natürlich keine realistische Reportage, aber sie erweitert den Horizont schon mal in die richtige Richtung.

Fallbeispiel

Es gibt ein Buch über die Krankheiten Adolf Hitlers. Dieser hatte zum einen vermutlich einen Morbus Parkinson, zum anderen war er mit einiger Wahrscheinlichkeit abhängig von Methamphetamin. Das Buch „Medical Casebook of Adolf Hitler" [94] von Leonard und Renate Heston vertritt sehr nachvollziehbar die Theorie, dass Hitler zunächst immer häufiger Pervitin-Tabletten konsumierte. Spätestens ab 1942 soll er Methamphetamin von seinem Leibarzt jeden Morgen, später sogar mehrfach täglich, intravenös gespritzt bekommen haben. Dazu passen die Beschreibungen, dass Hitler sich sofort nach den Spritzen „frisch" und sehr wach gefühlt habe und nachts am ehesten mit Barbituraten schlafen konnte. Außerdem wurde beobachtet, dass er sehr häufig große Mengen von in Goldfolie verpackten Tabletten zu sich genommen habe, und anschließend Verhaltensauffälligkeiten wie Größenwahn, paranoides Denken und engstirnige, unverrückbare Aggressivität in Erscheinung traten.

11.4 Cannabis

Definition

- Cannabis ist in den harzigen Blüten und den blütennahen Blättern weiblicher Hanfpflanzen enthalten. Die getrockneten und zerkleinerten Blüten und Blätter heißen Marihuana oder umgangssprachlich „Gras". Das extrahierte und gepresste Harz heißt Haschisch, es kann zu Haschischöl weiterverarbeitet werden.
- Delta-9-Tetrahydrocannabinol (THC), der Hauptwirkstoff der Cannabinoide, ist ein Agonist an den endogenen Cannabinoidrezeptoren.
- Cannabinoidrezeptoren vermitteln eine Schmerzlinderung, Abnahme von Übelkeit, Angstlinderung, vermehrten Appetit u. Ä.
- Regelmäßiger Cannabiskonsum begünstigt das Entstehen von Psychosen.

Cannabis war schon vor mehreren 1000 Jahren in China und in Indien bekannt. In Europa spielte es im Mittelalter eine prominente Rolle in der pflanzlichen Heilkunde. Ab dem 16. Jahrhundert wurde es in vielen Kräuterbüchern gegen Rheuma, Atemwegserkrankungen und andere Leiden empfohlen. Es spielte eine Rolle als Opiumersatz. Im 19. Jahrhundert wurde es auch gegen Migräne, Schlafstörungen und Krämpfe eingesetzt. Zwischen 1842 und 1900 war Cannabis in Amerika das am häufigsten verwendete Schmerzmittel und machte damals die Hälfte aller verkauften Medikamente aus. Erst als 1898 Azetylsalicylsäure (Aspirin) und im Folgenden weitere nebenwirkungsärmere Schmerzmittel auf den Markt kamen, ging die Bedeutung von Cannabis für diese Indikation zurück. Ab etwa 1950 wurde Cannabis weltweit verboten.

11.4.1 Pharmakologie

Das menschliche Gehirn verfügt über Cannabinoidrezeptoren. Das bedeutet, dass es auch endogene Cannabinoide gibt. Der Cannabinoidrezeptor ist ein transmembranöser G-Protein-gekoppelter Rezeptor, der die intrazelluläre Adenylatcyclaseaktivität hemmt. Endogene Cannabinoide wie z. B. Anandamid werden beispielsweise bei Stress vermehrt im Mittelhirn ausgeschüttet und bewirken eine opiatunabhängige, stressinduzierte Schmerzhemmung. Ferner werden über endogene Cannabinoide folgende *Wirkungen* vermittelt: Hypothermie, motivationale Wirkungen (Suchtverhalten), vermehrter Appetit, verminderte Übelkeit, Angstminderung und eine Verminderung der Knochenmasse.

11.4.2 Klinischer Einsatz

Inzwischen gibt es in vielen Ländern eine medizinische Ausnahmegenehmigung bei sehr speziellen Krankheitsbildern. In Deutschland ist seit 2011 mit Sativex ein Fertigarzneimittel zur Behandlung nicht anders beherrschbarer *Spastiken im Rahmen einer Multiplen Sklerose* zugelassen. Darüber hinaus ist seit 2017 Nabilon als Fertigarzneimittel verfügbar, das zur Therapie von chemotherapiebedingter Übelkeit zugelassen ist.

Seit dem 10. März 2017 können Ärzte jetzt auch Medizinal-Cannabisblüten oder -Cannabisextrakt in pharmazeutischer Qualität zulasten der gesetzlichen Krankenversicherung auf einem Betäubungsmittelrezept verschreiben. Sie müssen dabei die arznei- und betäubungsmittelrechtlichen Vorgaben einhalten. Für Sativex und Canemes sowie das Rezepturarzneimittel Dronabinol bleiben die bisherigen Therapie- und Verschreibungsmöglichkeiten bestehen. Durch diese Gesetzesänderung können jetzt mehr Patienten von dieser Behandlung profitieren, und es können so auch weitere Erfahrungen mit Medizinal-Cannabis gesammelt werden.

11

> **Merke**
>
> Medizinisches Cannabis ist bei Patienten mit Psychosen oder anderen schwerwiegenden psychiatrischen Krankheiten (Ausnahme: Reaktive Depression) kontraindiziert.

11.4.3 Illegaler Konsum

Cannabis wird überwiegend *geraucht*. Die Wirkung kann je nach Konsument, Situation, emotionaler Ausgangslage und Reinheit des Stoffes sehr unterschiedlich sein. Überwiegend wird eine beruhigende, entspannende Wirkung angestrebt. Oft wird eine Öffnung der Sinne und Bewusstseinserweiterung beschrieben. Von außen betrachtet handelt es sich hierbei allerdings eher um pseudophilosophische Scheintiefen und Störungen des formalen Gedankenganges.

11.4.4 Unerwünschte Wirkungen

Es ist unstrittig, dass der regelmäßige Konsum von Cannabis das *Auftreten von Psychosen* begünstigen kann. Diese sehr ernsthafte Wirkung wird unter Konsumenten allerdings wenig problematisiert, hier gilt Cannabis eher als natürliche und schonende Droge.

Körperliche Entzugsbeschwerden sind oft gar nicht vorhanden, allenfalls milde ausgeprägt und würden es kaum jemandem erschweren, mit dem Konsum aufzuhören. Aber auch von Cannabis gibt es eine deutliche psychische Abhängigkeit, die weitaus problematischer ist.

Der dauerhafte Konsum von Cannabis kann das sog. „Amotivationale Syndrom" auslösen. Unter dem Amotivationalen Syndrom versteht man eine typische Folgestörung von chronischem Cannabiskonsum. Der Betroffene entwickelt ein allgemeines Desinteresse, zieht sich mehr und mehr in seine Innenwelt zurück und lässt die Anforderungen des Alltages, des Berufes und der sozialen Verpflichtungen immer mehr „schleifen". In Gesprächen tritt typischerweise eine Art „Scheintiefsinn" auf; die Sorgfalt und Zielstrebigkeit des Gedankenganges nehmen ab.

Spice

> **Definition**
> - Unter dem Namen „Spice" werden üblicherweise synthetische Cannabinoide, die auf getrockneten Pflanzenteilen aufgebracht wurden, verkauft.
> - Früher waren einzelne neue synthethische Cannabinoide aufgrund einer Gesetzeslücke oft für einige Zeit legal; seit einer Gesetzesänderung im Jahr 2016 ist aber die gesamte Substanzgruppe der synthetischen Cannabinoide explizit verboten. Seither scheint die Verbreitung von Spice wieder etwas rückläufig.
> - Synthetische Cannabinoide bleiben für bestimmte Gruppen dennoch interessant, weil sie eine starke Wirkung entfalten, gut zu schmuggeln sind und im üblichen Drogenscreening nicht auffallen.

Vor einigen Jahren kam in der Drogenszene ein neues Produkt in Mode, das „spice" (Englisch für Gewürz) genannt wurde. Wenn man Spice online bestellte, bekam man Pflanzenteile, die entfernt an die getrockneten Blätter der Cannabispflanze erinnerten.

Zunächst lautete die Vermarktung, dass es sich hierbei um exotische Gewürze handele, die psychogene Wirkungen entfalteten und völlig legal seien. Die chemische Analyse zeigte aber, dass die tatsächliche Wirkung nicht von exotischen orientalischen Kräutern, sondern von unterschiedlichen synthetischen Cannabinoiden, insbesondere dem Cannabicyclohexanol, verursacht wird.

11

Pharmakologie

Die im Spice typischerweise enthaltenen synthetischen Cannabinoide binden an Cannabinoidrezeptoren und lösen einen Rausch aus, wie man ihn vom Konsum von Cannabis kennt. Allerdings haben die synthetischen Cannabinoide eine bis zu 400-mal höhere pharmakologische Potenz. Dies führt oft zu Überdosierungen mit erheblichen Komplikationen wie Krampfanfällen oder vital bedrohlichen Zuständen, die unter normalem Tetrahydrocannabinol-(THC-)Konsum praktisch nicht auftreten.

Illegaler Konsum

Spice wird wie Marihuana (Gras) geraucht. Eine orale Aufnahme ist unüblich und aufgrund der noch schlechteren Dosierbarkeit nicht ratsam.

Spice fällt bei den üblichen Drogentests nicht auf, da die enthaltenen synthetischen Cannabinoide chemisch geringfüge Abweichungen zum THC aufweisen. Dies macht Spice für Gefängnisinsassen und andere Menschen, die negative Konsequenzen bei einem positiven Drogenscreening befürchten müssen, besonders interessant.

Rechtliche Lage

Früher gab es eine Lücke im Betäubungsmittelgesetz, da nur solche Substanzen verboten waren, die vom Gesetz explizit genannt waren. Findige Chemiker konnten so bestimmte Moleküle, insbesondere die Grundstruktur der Amphetamine und die der Cannabinoide, jeweils geringfügig modifizieren. Somit hatten sie für einige Monate, bis zum expliziten Verbot, sog. „legal highs", also noch erlaubte Substanzen mit Wirkungen, die dem Betäubungsmittel, von dem sie abgeleitet worden sind, entsprachen. Seit dem 26.11.2016 gilt in Deutschland das „Neue-psychoaktive-Stoffe-Gesetz (NpSG)" [95]. Herstellung, Handel, Umgang und Besitz stehen seither jeweils für die gesamte Stoffgruppe unter Strafe. Hierunter fallen auch alle synthetischen Cannabinoide, wie sie in Spice enthalten sind.

11.5 Gamma-Hydroxybuttersäure

Gamma-Hydroxybuttersäure (GHB)

- oft irreführend als „Liquid Ecstasy" bezeichnet, ist eine Droge, die billig und unkompliziert über das Internet bestellt werden kann.
- wirkt dosisabhängig erst berauschend, bei höherer Dosierung sedierend.
- ist als „date rape drug" („Vergewaltigungsdroge") bekannt geworden, da es zusätzlich zu einer tiefen Sedierung angeblich eine Erinnerungslücke verursachen kann.
- hat ein hohes Abhängigkeitspotenzial.
- verursacht Psychosen sowie mögliche Entzugsdelirien, die typischerweise durch sehr schwere Krankheitssymptome gekennzeichnet sind.

„Liquid Ecstasy" ist weder chemisch noch pharmakologisch mit Ecstasy verwandt, auch die Wirkung ist ganz anders. Die Namensgleichheit ist ausschließlich ein Verkaufsargument.

11

11.5.1 Pharmakologie

In niedrigeren Dosen wirkt es zunächst etwa wie Alkohol, was nicht verwundert, da es chemisch ganz ähnlich wie Alkohol die Wirkung am GABA-Rezeptor verstärkt. Beschrieben werden eine *Euphorisierung, soziale Öffnung* bis hin zur *Enthemmung*. Manchmal wird auch eine *aphrodisierende Wirkung* beschrieben. In höheren Dosen kommt dann eine starke *Sedierung* hinzu. Bei zu hoher Dosierung kann es zu einem komatösen Zustand kommen, aus dem die Betroffenen teilweise kaum erweckbar sind. Für diese Zeit kann eine Erinnerungslücke (*anterograde Amnesie*, s. Kap. 18 Glossar) bestehen.

11.5.2 Klinischer Einsatz

Liquid Ecstasy oder chemisch korrekt Gamma-Hydroxybuttersäure (GHB) wurde besonders in den 1960er- und 1970er-Jahren als Narkotikum verwendet. Auch heute noch wird es bei Kaiserschnittentbindungen eingesetzt, da es nicht plazentagängig ist. Auch ist es noch verschreibungsfähig zur Behandlung der Narkolepsie. Die Verwendung in der Medizin ist in den letzten Jahren aber sehr stark rückläufig.

11.5.3 Illegaler Konsum

11

GHB ist aufgrund seiner sedierenden Eigenschaften als „date rape drug" in die Presse gekommen. Es hat bewiesene Fälle gegeben, in denen Opfer nach Verabreichung von GHB sexuell missbraucht worden sind.

Da Gamma-Butyrolacton (GBL), das im Körper zu GHB umgewandelt wird, ein in der Industrie häufig verwendetes und offenbar unabkömmliches Reinigungsmittel ist, das im Internet sehr preiswert zu beziehen ist, hat es mittlerweile eine große Bedeutung auf dem Drogenmarkt. Man muss nicht lange googeln, um einen Anbieter zu finden. So kostet bei einer Firma, die es aus Holland verkauft, ein Liter 80 Euro. 1000 ml ergeben 500–1000 Dosen, macht einen Preis von 8–16 Cent/Dosis.

Literatur

[90] Europäische Beobachtungsstelle für Drogen und Drogensucht. Europäischer Drogenbericht 2019: Trends und Entwicklungen. Luxemburg: Amt für Veröffentlichungen der Europäischen Union; 2019. doi:10.2810/8693

[91] Mattick RP, Breen C, Kimber J et al. Methadone maintenance therapy versus no opioid replacement therapy for opioid dependence. Cochrane Database Syst Rev 2009; 3: CD002209. doi:10.1002/14651858.CD002209.pub2

[92] Haasen C, Verthein U, Degkwitz P et al. Heroin-assisted treatment for opioid dependence: randomised controlled trial. Br J Psychiatry 2007; 191: 55–62. doi:10.1192/bjp.bp.106026112

[93] Freud S, zit. nach Wikipedia. Kokain (23.12.2020). Im Internet: https://de.wikipedia.org/wiki/Kokain#cite_note-17; Stand: 08.01.2021

[94] Heston LL, Heston R, Speer A. The Medical Casebook of Adolf Hitler: His Illnesses, Doctors and Drugs. New York: Cooper Square Pub; 2000

[95] Neue-psychoaktive-Stoffe-Gesetz (NpSG) vom 21.11.2016 (BGBl. I S.2615). Zuletzt geändert durch Artikel 1 der Verordnung vom 03.07.2020. Im Internet: https://www.gesetze-im-internet.de/npsg/BJNR261510016.html; Stand: 17.11.2020

Weiterführende Literatur

[96] DBDD. Jahresbericht Situation illegaler Drogen in Deutschland (2020). Im Internet: https://www.dbdd.de/publikationen/jahresbericht-situation-illegaler-drogen-in-deutschland/; Stand: 17.11.2020

[97] Friedrich M, Tönsmeise C, Neumeier E et al. Deutschland. Bericht 2019 des nationales REITOX-Knotenpunkts an die EBDD (Datenjahr 2018/2019). Im Internet: https://www.dbdd.de/fileadmin/user_upload_dbdd/05_Publikationen/PDFs/REITOX_BERICHT_2019/WB_04_Praevention_2019.pdf; Stand: 11.03.2020

[98] Tretter F. Suchtmedizin kompakt. 3. Aufl. Stuttgart: Schattauer; 2017

[99] mindzone. Ecstasy/ MDMA (o.A.). Im Internet: https://mindzone.info/drogen/ecstasy/; Stand: 17.11.2020

11

12 Gerontopsychiatrie

In der Kinderheilkunde wird oft gesagt, dass Kinder keine kleinen Erwachsenen sind. Man kann nicht einfach die Dosierungen reduzieren und ansonsten so verfahren wie bei Erwachsenen. Das gilt auch für alte Menschen: Sie sind nicht einfach nur alte Erwachsene. Sie haben andere Erkrankungen, andere Stoffwechselgeschwindigkeiten und andere Bedürfnisse.

12.1 Wasser

Definition

- Das wichtigste Medikament in der Gerontopsychiatrie ist Wasser.
- Ein wesentlicher Anteil der unklaren Verwirrtheitszustände im Alter ist auf einen Flüssigkeitsmangel zurückzuführen.
- Ursachen für einen Flüssigkeitsmangel können z. B. ein vermindertes Durstgefühl, verminderte Flüssigkeitsaufnahme trotz Durstgefühl, Fieber oder Durchfall sein.
- Bei der Flüssigkeitssubstitution sind die Laborwerte der Blutsalze im Auge zu behalten.

Alte Menschen werden oft aufgrund eines „Verwirrtheitszustandes" in die Gerontopsychiatrie aufgenommen. Dieser kann Menschen betreffen, die zuvor – zumindest im gewohnten Lebensumfeld – gut zurechtgekommen sind, oder Menschen, die bereits vor der Krankenhausaufnahme eine mehr oder weniger ausgeprägte Demenz hatten, die sich nun akut verschlechtert hat. Manchmal geht so ein Verwirrtheitszustand auch mit psychotischem Erleben einher, z. B. der irrealen Angst, bestohlen worden zu sein. Bisweilen ergibt sich auch ein fremdaggressives Verhalten.

Die Aufgabe des Arztes ist es nun, die **Ursachen** dieser plötzlichen Verschlechterung herauszufinden und nach Möglichkeit zu behandeln.

Häufig besteht bei Patienten mit dieser Symptomatik eine *Exsikkose*. Es ist allgemein bekannt, dass bei alten Menschen das Durstempfinden abnehmen kann – eine häufige Ursache hierfür. Ein weiterer häufiger Grund ist, dass bei vorhandenem Durstempfinden zu wenig Flüssigkeit aufgenommen wird, z. B. bei eingeschränkter Beweglichkeit. Durchfallerkrankungen, große Hitze oder ein unbehandelter Diabetes sind andere häufige Gründe.

Zudem gibt es eine *sekundäre Exsikkose*. Wenn jemand aus anderen Gründen, z. B. einem fieberhaften Infekt, verwirrt ist, dann ist es sehr wahrschein-

12

lich, dass er spätestens jetzt nicht mehr genug trinkt; bei sogar noch gesteigertem Flüssigkeitsbedarf.

Die **Therapie** besteht zum einen darin, den Körper unter kontrollierten Bedingungen wieder mit genügend Flüssigkeit zu versorgen. Dafür empfiehlt man in jedem Falle, dass der Betroffene genug trinken solle und dass Angehörige und Pflegende häufig etwas zu trinken anbieten. Das allein reicht manchmal, aber es ist kein verlässlicher Weg. Der einzig sichere Weg besteht im Legen einer *Infusion* und in der *bilanzierten Flüssigkeitszufuhr*. Hierfür ist allerdings eine *Laboruntersuchung* erforderlich. Liegt eine ausgeprägte Hyponatriämie vor, kann eine zu schnelle Infusionstherapie mit natriumhaltigen Infusionslösungen Komplikationen bis hin zum Hirnödem verursachen. Auch eine Hypokaliämie muss kontrolliert ausgeglichen werden.

Zum anderen sind natürlich **ursächliche Behandlungen**zusätzlich bestehender Krankheiten oder Komplikationen erforderlich. Finden sich Zeichen eines fieberhaften bakteriellen Infektes, ist eine Antibiotikatherapie erforderlich. Besteht eine wahnhafte Symptomatik, gibt man ein niedrig dosiertes Neuroleptikum. Eine gründliche körperliche Untersuchung, eine solide Laboruntersuchung sowie die Bestimmung von Blutdruck und Puls gehören selbstverständlich zu den notwendigen Untersuchungen am Aufnahmetag, auch am Wochenende. Ein EKG sollte spätestens am 1. Werktag folgen; besteht klinisch der Verdacht auf eine Herzerkrankung, ist das EKG sofort erforderlich.

12.2 Eindosierung von Medikamenten

> **Merke**
>
> Eine der einfachsten und zugleich wichtigsten Regeln in der Gerontopsychiatrie lautet: „Start low and go slow!"

Diese Regel besagt, dass man alle Medikamente in der Gerontopsychiatrie *langsam und vorsichtig eindosieren* soll. Das kann manchmal eine Umstellung sein. Einem jungen Erwachsenen kann man manchen Wirkstoff ab dem 1. Tag in einer wirksamen Dosis geben und er verträgt ihn problemlos. Derselbe Wirkstoff kann in einer weit niedrigeren Dosis für einen alten Menschen schon zu hoch dosiert sein, und der Patient reagiert mit ausgeprägten Nebenwirkungen.

Oft hilft es, wirklich sehr niedrige Dosen zu verordnen und täglich um winzige Schritte zu steigern, bis eine ausreichende Wirkung zu verzeichnen ist.

Die Ursache liegt zum einen in der *größeren Empfindlichkeit* älterer Menschen gegenüber Medikamenten, zum anderen in der *geringeren Metabolisierungs- und Ausscheidungsrate* der eingesetzten Substanzen.

Ältere Menschen haben auch häufiger eine oder mehrere *Begleiterkrankungen,* die relative oder absolute Kontraindikationen sind. Damit einher gehen auch Wechselwirkungen der Psychopharmaka mit den Medikamenten, die bereits wegen der bestehenden körperlichen Erkrankungen eingenommen werden.

Psychiater müssen deshalb 2 verschiedene Dosisbereiche für jedes Medikament im Kopf haben. Einen für junge, gesunde Erwachsene und einen für geriatrische Patienten.

Ich selbst verwende z. B. Risperidon in der Erwachsenenpsychiatrie in Dosierungen zwischen 2 und 4 mg, manchmal sogar bis zu 6 mg am Tag. In der Gerontopsychiatrie verwende ich 0,25–2 mg/Tag, eine besonders hohe Dosis sind hier 3 mg/Tag.

Fallbeispiel

Wahnhafte Symptomatik bei Demenz

Der 81-jährige Herr T. kommt unter dem Bild einer beginnenden Demenz mit wahnhaften Symptomen zur Aufnahme. Er sei seit Monaten vergesslicher, komme aber in seiner Wohnung mit einigen Hilfen noch gut zurecht. Zuletzt habe er aber zunehmend behauptet, fremde Menschen seien in seiner Wohnung und er werde bestohlen. Neben der Diagnostik der Demenz wird Risperidon in der relativ niedrigen Dosis von 0,5–0–0,5 mg verordnet. Bereits nach wenigen Tagen zeigt der Patient einen ausgeprägten Parkinsonismus, depressive Gedanken und eine deutliche Verschlechterung des Allgemeinzustandes. Risperidon wird abgesetzt und durch Olanzapin in einer Dosis von 5 mg/Tag ersetzt. Dies verträgt Herr T. gut, die Nebenwirkungen klingen rasch ab, die psychotischen Symptome hören nach etwa 10 Tagen auf, sodass Herr T. mit einer etwas intensivierten ambulanten Betreuung wieder in seine eigene Wohnung entlassen werden kann.

Sehr hilfreich

ist die PRISCUS-Liste mit typischerweise in der Gerontopsychiatrie problematischen Substanzen und möglichen unproblematischeren Austauschsubstanzen [100].

12.3 Antidementiva

Antidementiva

- mit nachgewiesener Wirkung sind die 3 Azetylcholinesterasehemmer
  - Galantamin (z. B. Reminyl),
  - Donepezil (z. B. Aricept) und
  - Rivastigmin (z. B. Exelon)
- sowie der NMDA-Antagonist
  - Memantin (z. B. Axura).
- wirken durch eine Veränderung der Neurotransmission und können so im günstigsten Fall die Symptomatik lindern.
- können das Fortschreiten der Krankheitsschwere für eine gewisse Zeit hinauszögern.
- wirken nicht ursächlich und verhindern nicht die der Krankheit zugrunde liegende Neurodegeneration.

12.3.1 Einteilung

Die drei Substanzen Galantamin, Donepezil und Rivastigmin gehören in die Gruppe der **Azetylcholinesterasehemmer**. Memantin hingegen ist ein *NMDA-Antagonist*.

12

12.3.2 Wirkprinzipien

Die 4 oben genannten Wirkstoffe wirken nachweislich auf die Kernsymptomatik bestimmter Demenzformen (Demenz vom Alzheimer-Typ, Parkinson-Demenz, Lewy-Körperchen-Demenz) positiv.

Es gibt bislang keine ursächlich wirksamen Medikamente, die den degenerativen Krankheitsprozess aufhalten oder verändern. Solche Medikamente mögen sich in der Entwicklung befinden, die aktuell zur Verfügung stehenden Medikamente sind es nicht.

Azetylcholinesterasehemmer

Die 3 Azetylcholinesterasehemmer (Galantamin, z. B. Reminyl; Donepezil, z. B. Aricept; Rivastigmin, z. B. Exelon) helfen, mit dem wenigen Azetylcholin, das bei der Demenz vom Alzheimer-Typ noch vorhanden ist, etwas länger und besser auszukommen. Sie sind zur Behandlung der *leichten bis mittelschweren Alzheimer-Demenz* zugelassen und in Gebrauch.

Die Wirkung der Azetylcholinesterasehemmer ist dosisabhängig. In Abhängigkeit von der Verträglichkeit sollte die Aufdosierung bis zur zugelassenen Maximaldosis erfolgen.

Höchstdosierung:
- Donepezil: 10 mg/Tag
- Rivastigmin: 12 mg/Tag oder 13,3 mg/Tag als Pflasterapplikation
- Galantamin: 24 mg/Tag

Es wurde nachgewiesen, dass in einer Dosierung unterhalb der Maximaldosis Donepezil ab 5 mg, Galantamin ab 16 mg und Rivastigmin ab 6 mg oral wirksam ist.

NMDA-Antagonist

Auch der NMDA-Antagonist (Memantin, z. B. Axura) setzt ausschließlich bei der Neurotransmission an. Es ist für *moderate bis schwere Demenzen* zugelassen.

Dosierung: Wöchentliche Steigerung um 5 mg bis zu einer maximalen Erhaltungsdosis von 20 mg/Tag.

12.3.3 Therapie

Die Indikationen und Wirkweise der Antidementiva erscheinen einem zunächst einmal kompliziert und unklar: Wann soll ich denn nun was geben und wirkt das überhaupt?

Ziemlich viel Klarheit bringt die S3-Leitlinie „Demenzen" aus dem Jahr 2016 [101].

Die Kurzform lautet in etwa so: Die pharmakologische Behandlung einer Demenz unterscheidet sich ganz wesentlich in Abhängigkeit davon, um welche Form der Demenz es sich handelt.

Zur Rekapitulation, es gibt die
- Alzheimer-Demenz (mit 60 % am häufigsten),
- gemischte Demenz (die vaskulär bedingte und Alzheimer-typische Merkmale aufweist),
- vaskuläre Demenz (in Reinform, ohne Alzheimer-Anteile),
- frontotemporale Demenz (Morbus Pick),
- Parkinson-Demenz sowie
- Lewy-Körperchen-Demenz,
- andere Demenzen.

Morbus Alzheimer

Der Morbus Alzheimer ist mit 60 % *die häufigste Demenzform*. Ab dem 60. Lebensjahr steigt die Prävalenz über alle Altersstufen kontinuierlich an, von den 85-Jährigen sind bereits 20 % betroffen. Im Krankheitsverlauf atrophiert die Hirnmasse zunehmend durch das Absterben von Neuronen. Dies zeigt sich betont am medialen Temporallappen und am Hippocampus. Es kommt zu einer Erweiterung der Seitenventrikel. Im histologischen Präparat, das aber naturgemäß erst nach dem Tod zur Diagnostik herangezogen werden kann, zeigen sich die für den Morbus Alzheimer typischen und pathognomonischen *senilen Plaques* und *fibrillären Ablagerungen*. Die Proteinablagerungen der Plaques bestehen im Wesentlichen aus β-Amyloid. Die intrazellulär gelegenen Neurofibrillenbündel bestehen aus dem Tau-Protein. Dieses aggregiert zu Fibrillen, wenn es besonders stark phosphoryliert ist.

Donepezil, Galantamin und **Rivastigmin** sind Azetylcholinesterasehemmer. Daher verwundert es nicht, dass diese beim Morbus Alzheimer wirken, denn durch die Hemmung des Abbaus von Azetylcholin steigt dessen zerebrale Verfügbarkeit. Auch der NMDA-Antagonist **Memantin** ist beim Morbus Alzheimer wirksam.

Differenzialindikation

Es gibt im Rahmen der Behandlung der leichten bis mittelschweren Alzheimer-Demenz keine ausreichende Evidenz für die Überlegenheit einer antidementiven Substanz gegenüber einer anderen. Daher gibt es keine Kriterien für einen differenziellen Einsatz dieser Substanzen. Die Auswahl richtet sich nach Applikationsart, individueller Verträglichkeit und Kosten.

Alle 4 verfügbaren Antidementiva können die Symptomatik lindern und etwas verzögern. Dies kann in vielen Situationen bereits ein großer Gewinn sein.

Gemischte Demenz

Die gemischte Demenz ist eine Mischung aus Alzheimer-Demenz und vaskulärer Demenz. Daher wirken auch hier alle 4 vorgestellten Antidementiva, die auch beim Morbus Alzheimer wirken.

Vaskuläre Demenz

Bei der Therapie der reinen vaskulären Demenz stehen gefäßprotektive Ansätze im Vordergrund.

Die Leitlinie empfiehlt daher nicht den Einsatz von Antidementiva, die bei der rein vaskulären Demenz auch nicht indiziert sind. Oft kann man aber gerade bei der vaskulären Demenz die Grenze zu einer gemischten Demenz nicht ganz sicher ziehen. Daher unternehmen viele Ärzte einen Therapieversuch mit einem Antidementivum, auch wenn der *Off-Label-Gebrauch* (s. Kap. 18 Glossar) verschiedene Probleme mit sich bringt.

Frontotemporale Demenz

Auch für Patienten mit einer frontotemporalen Demenz (Morbus Pick) spricht die Leitlinie keine Empfehlung für ein Antidementivum aus.

Bei diesem Krankheitsbild spielen *verhaltensmodulierende Interventionen* eine besondere Rolle, daher werden im Rahmen einer frontotemporalen Demenz häufig **Sedativa** und **Neuroleptika** eingesetzt.

Parkinson-Demenz

Die Parkinson-Demenz ist ebenso wie die Demenz vom Alzheimer-Typ durch einen funktionellen Mangel an Azetylcholin gekennzeichnet. Für die Behandlung der Parkinson-Demenz im leichten bis mittleren Stadium ist **Rivastigmin** zugelassen und zu empfehlen.

Lewy-Körperchen-Demenz

Es liegen keine evidenzbasierten Empfehlungen für den Einsatz eines Antidementivums vor.

Wichtig in der Behandlung der Lewy-Körperchen-Demenz ist, *keine* **typischen Neuroleptika** zu verordnen und auch **atypische Neuroleptika** nur mit großer Vorsicht einzusetzen, da beide mit einer deutlich erhöhten Wahrscheinlichkeit zu EMPS führen können.

12.3.4 Wirkstoffe

Galantamin

> **Galantamin**
>
> - ist ein Antidementivum aus der Klasse der Azetylcholinesterasehemmer.
> - wurde unter dem Namen Reminyl auf den Markt gebracht.
> - ist zugelassen für die Behandlung der leichten bis mittelgradigen Demenz vom Alzheimer-Typ.

12

Galantamin ist ein Pflanzenalkaloid, das aus dem Kleinen Schneeglöckchen, dem Kaukasischen Schneeglöckchen sowie einigen Narzissenarten, wie der Gelben Narzisse (Osterglocke), gewonnen werden kann.

Erstmals isoliert wurde es 1953 aus den Zwiebeln des Kaukasischen Schneeglöckchens. Heutzutage wird der Wirkstoff synthetisch hergestellt.

Dosierung

- *Beginn der Behandlung:* 8 mg Galantamin retard einmal täglich morgens zum Essen
- *nach 4 Wochen (bei guter Verträglichkeit):* 16 mg
- *nach weiteren 4 Wochen:* Steigerung auf 24 mg möglich

Nebenwirkungen

Azetylcholinesterasehemmer wie Galantamin werden bei langsamer Aufdosierung in der Regel recht gut vertragen. Die häufigsten Nebenwirkungen sind *Erbrechen, Übelkeit, Schwindel, Appetitlosigkeit, Diarrhoe, Kopfschmerzen* und *Bradykardien.* Galantamin kann in Einzelfällen eine schwere Hautreaktion, das *Stevens-Johnson-Syndrom,* hervorrufen. Auch eine *Verlängerung der QTc-Zeit,* die in eine lebensbedrohliche Herzrhythmusstörung übergehen kann, wird beschrieben.

12

Mein persönliches Fazit

Bei der Alzheimer-Demenz verwende ich Galantamin gerne, weil es leicht zu dosieren ist. Außerdem habe ich die Erfahrung gemacht, dass es gut verträglich ist.

Donepezil

Donepezil

- ist ein Antidementivum aus der Klasse der Azetylcholinesterasehemmer.
- wurde unter dem Namen Aricept auf den Markt gebracht.
- ist zugelassen für die Behandlung der leichten bis mittelgradigen Demenz vom Alzheimer-Typ.

Es gibt Hinweise auf die Wirksamkeit von Donepezil auch in fortgeschritteneren Krankheitsstadien. Der Einsatz in diesen Krankheitsphasen ist aber dennoch eine Off-Label-Verordnung.

Dosierung

- *Beginn der Behandlung:* im 1. Monat 5 mg/Tag abends
- *nach mindestens 1-monatiger Behandlung:* Erhöhung auf 10 mg/Tag möglich

Nebenwirkungen

Die häufigsten Nebenwirkungen unter Donepezil sind *Durchfall, Übelkeit, Schwindel, Obstipation* oder *Kopfschmerzen*.

Mein persönliches Fazit

Donepezil verwende ich insbesondere bei schweren Krankheitsverläufen.

Rivastigmin

Rivastigmin

- ist ein Antidementivum aus der Klasse der Azetylcholinesterasehemmer.
- wurde als Exelon patentiert und eingeführt.
- ist als Kapsel, Lösung oder Pflaster erhältlich.
- ist neben der Behandlung des Morbus Alzheimer auch für die Behandlung von Demenzen im Rahmen einer Parkinson-Erkrankung geeignet.

12

Rivastigmin stand lange Zeit ausschließlich in Kapselform zur Verfügung. Inzwischen gibt es auch ein Pflaster, das den Wirkstoff durch die Haut abgibt. Das Pflaster gilt als gleich wirksam, aber besser verträglich.

Dosierung

Kapseln
- *in den ersten 2 Wochen:* 1,5–0–1,5 mg
- *3. und 4. Woche (bei guter Verträglichkeit):* 3–0–3 mg
- *alle 2 Wochen:* Steigerung jeweils um 2 × 1,5 mg möglich
- *wirksame Zieldosis:* zwischen 3–0–3 mg und 6–0–6 mg

Wenn die Behandlung länger als 3 Tage unterbrochen wurde, ist der Wiederbeginn mit 1,5–0–1,5 mg und anschließender Dosistitration notwendig.

Pflaster
- Im 1. Monat verschreibt man die Pflaster zu 4,6 mg/Tag.
- Bei guter Verträglichkeit kann man ab dem 2. Monat die Pflaster zu 13,3 mg/Tag verschreiben. Dabei bleibt man dann.

Nebenwirkungen

Unter Rivastigmin-Therapie sind auch *gastrointestinale Nebenwirkungen* wie Übelkeit oder Diarrhoe häufig. Bei Verwendung von Pflastern kommt es seltener zu diesen Nebenwirkungen als bei Verabreichung von Kapseln.

Mein persönliches Fazit

Die Applikationsart als Pflaster stellt ein Alleinstellungsmerkmal gegenüber den anderen Antidementiva dar. Die Pflaster können gerade bei Patienten mit Schluckbeschwerden sehr praktisch sein. Darüber hinaus ist es aufgrund seiner Zulassung das Medikament der 1. Wahl zur Therapie der Parkinson-Demenz.

Memantin

Memantin
- ist das einzige Antidementivum aus der Klasse der NMDA-Antagonisten.
- wurde unter dem Namen Axura auf den Markt gebracht.
- ist in Deutschland zugelassen für die Behandlung der mittelgradigen bis schweren Demenz vom Alzheimer-Typ.

Eine Zulassung für die leichte Demenz besteht für Memantin nicht. Insgesamt ist die Wirksamkeit von Memantin bei der moderaten bis schweren Alzheimer-Demenz gering, aber nachweisbar. Aufgrund der fehlenden zugelassenen pharmakologischen Alternativen und der besonderen Schwere der Betreuungssituation von Patienten mit moderater bis schwerer Alzheimer-Demenz kommt der Behandlung mit Memantin bei diesen Patienten jedoch eine Bedeutung zu.

Dosierung

Die Dosierung ist einfach und durch die speziellen Starterpakete unmissverständlich:

- *1. Woche:* 5–0–0 mg
- *2. Woche:* 10–0–0 mg
- *3. Woche:* 15–0–0 mg
- *ab der 4. Woche:* 20–0–0 mg

Bei schlechter Verträglichkeit kann die Aufdosierung langsamer erfolgen. Die Zieldosis beträgt 20 mg/Tag.

Nebenwirkungen

Wie die anderen Azetylcholinesterasehemmer kann Memantin *Durchfall, Übelkeit, Schwindel, Obstipation* oder *Kopfschmerzen* verursachen.

Mein persönliches Fazit

Memantin ist nicht für leichte Demenzformen, aber für mittelgradige bis schwere Demenzen zugelassen. Da diese gerade in der Klinik besonders häufig vorkommen, hat es für mich einen besonderen Stellenwert.

12

Literatur

[100] Holt S, Schmiedl S, Thürmann PA. Potenziell inadäquate Medikation für ältere Menschen. Die PRISCUS-Liste. Dtsch Arztebl Int 2010; 107 (31-32): 543–5510. doi:10.3238/arztebl.20100543

[101] DGPPN, DGN et al., Hrsg. S3-Leitlinie „Demenzen". Langversion – Januar 2016 (01/2016). Im Internet: https://www.awmf.org/uploads/tx_szleitlinien/038-013l_S3-Demenzen-2016-07.pdf; Stand: 09.02.2020

13 Notfälle

Eine zügige und wirksame Behandlung eines psychiatrischen Notfalls wendet Gefahren für Patienten und Behandlungsteam ab. Voraussetzung dafür ist eine möglichst treffsichere diagnostische Zuordnung.

Dieses Kapitel beschreibt einfache medikamentöse Interventionen in häufig auftretenden Notfallsituationen.

13.1 Pharmakotherapie des Erregungszustandes

Generelle Empfehlungen

- Zunächst sollten nichtpharmakologische Interventionen (beruhigendes Gespräch, Reizabschirmung usw.) versucht werden.
- Auch im Notfall sollte immer eine möglichst spezifische, ursächliche Behandlung der verursachenden Krankheit angestrebt werden.
- Der Patient soll soweit als möglich in die Wahl des Präparates und die Wahl des Applikationsweges einbezogen werden.
- Eine orale Einnahme ist einer intramuskulären Injektion zu bevorzugen.
- Eine sedierende Medikation soll gegeben werden, um den Patienten zu beruhigen, nicht um Schlaf auszulösen.

13

Eben war alles noch ganz ruhig: Plötzlich steht ein Patient auf dem Flur, schreit jemanden an, wirkt bedrohlich und gefährlich. Das ist in jeder allgemeinmedizinischen Notaufnahme häufig, ein immer wieder vorkommender Grund für Einsätze des Rettungsdienstes, und auch in der psychiatrischen Behandlung kommt er regelmäßig vor: der Erregungszustand. Ein kompetenter Umgang hiermit ist erforderlich für eine möglichst große Sicherheit für Personal und Patienten.

Das leitende Prinzip in allen diesen Situationen sollte stets die *Deeskalation* sein. Was auch immer geeignet ist, die Situation zu entschärfen, soll versucht werden. Das kann oft ein *ruhiges Gespräch* sein, um zu erfahren, warum der Patient so angespannt ist. Manchmal kann es reichen, den Patienten eine Zigarette rauchen zu lassen und ihm etwas Luft zu lassen.

Ist all dies nicht ausreichend, kann es notwendig sein, auch ein Medikament zu geben. Allerdings ist nicht in jeder Situation, die mit äußerer Erregung einhergeht, die gleiche Medikation angemessen: Ein Patient in einer akuten Psychose, der von großer Angst getrieben ist, beruhigt sich vielleicht am ehesten mit einer Kombination aus Haloperidol und Diazepam. Ein Parkinson-Patient mit einer psychotischen Krise unter Dopaminagonisten würde von Haloperidol in eine schwere Bewegungskrise getrieben werden. Bei einem postoperativen Delir sollte man möglichst wenig Benzodiazepine geben.

Ist eine Hypoglykämie die Ursache für einen Verwirrtheitszustand, der in eine Agitation mündet, würde jede Sedierung ohne gleichzeitige ursächliche Therapie die Gefahr nur verdecken und könnte schlimmstenfalls zum Tod aufgrund der Hypoglykämie führen. Daher ist es erforderlich, sich eine möglichst gute Grundlage für eine *Arbeitsdiagnose* zu schaffen.

Häufig kann man jedoch die Ursache für den Erregungszustand nicht eindeutig diagnostizieren. Dann muss man aus dem Gesamtzusammenhang heraus die wahrscheinlichste aller Ursachen als Arbeitsgrundlage nehmen. Einige Kennzeichen wie ein Geruch nach Alkohol oder ein wirrer Gedankengang sind oft richtungsweisend.

Manchmal kann man erst nach einer beruhigenden Medikation eine vollständige Untersuchung des körperlichen und des psychopathologischen Befundes durchführen.

In der Regel ist die beste Therapie eines Erregungszustandes die *ursächliche Behandlung der zugrunde liegenden Erkrankung*. In diesem Kapitel kann nicht auf alle spezifischen Erkrankungen eingegangen werden. Es soll ein Überblick über die typischen Möglichkeiten in der Akutsituation gegeben werden.

Entscheidend für die Wahl einer Medikation kann unter anderem auch sein, welche Applikationsform in der aktuellen Situation möglich ist. Nimmt der Patient die angebotene Medizin freiwillig ein, stehen alle Optionen zur Verfügung. Ist eine Zwangsmedikation erforderlich, fallen viele Optionen weg.

Im psychiatrischen Notfall wird meist ein Medikament aus einer der 3 folgenden Medikamentengruppen verordnet:
- klassische Neuroleptika
- atypische Neuroleptika
- Benzodiazepine

Als **Applikationsformen** kommen in Betracht:
- peroral (Tabletten, Schmelztabletten, Tropfen)
- intramuskulär
- intravenös

Die amerikanische Gesellschaft für Notfallpsychiatrie hat ein *Konsensuspapier* vorgestellt, das sehr praxisnah das Vorgehen in Abhängigkeit von der vorläufigen diagnostischen Einschätzung beschreibt und wirklich lesenswert ist

13

[102]. Auch der deutschsprachige Artikel von Messer et al. [103] ist sehr empfehlenswert.

Im Folgenden beschreibe ich einige typische Situationen und mögliche Handlungswege.

13.1.1 Agitation durch Drogenintoxikation

Vor allem bei *Intoxikationen mit Amphetaminen und anderen Stimulanzien* sind Benzodiazepine das Mittel der Wahl. 1–2,5 mg **Lorazepam,** ggf. nach 20 Minuten eine 2. Dosis, helfen zuverlässig. Sind *psychotische Symptome* vorhanden, sollte man ein atypisches Antipsychotikum ergänzen, z. B. 200–400 mg **Amisulprid** oder 10 mg **Olanzapin.**

13.1.2 Agitation im Rahmen eines Delirs

Ein Delir ist durch eine fluktuierende Orientierungsstörung, die sich innerhalb von wenigen Stunden bis Tagen entwickelt, gekennzeichnet. Die Vigilanz kann im Delir reduziert sein, das Bewusstsein bleibt erhalten. Manchmal treten optische Halluzinationen hinzu. Ein Delir kann unterschiedliche Ursachen haben.

Am häufigsten dürften die *Entzugsdelirien* sein, z. B. Alkohol- oder Benzodiazepin-Entzugsdelirien. In diesen Fällen hilft die Gabe von **Benzodiazepinen** oder **Clomethiazol.**

Delirien können auch infolge einer *Intoxikation* auftreten. Diese Delirien sind oft selbstlimitierend. Erforderlichenfalls kann **Haloperidol** in niedriger Dosis gegeben werden.

Delirien können aufgrund *einer akuten körperlichen Erkrankung* auftreten, beispielsweise aufgrund von Luftnot, Hypoglykämie, Elektrolytverschiebungen, fieberhaften Infekten, Medikamentennebenwirkungen. In diesen Fällen kann nur eine zügige, entschiedene, ursächliche Therapie weiterhelfen.

13.1.3 Agitation im Rahmen eines Alkoholrausches

Handelt es sich um eine Erregung aufgrund einer *Alkoholintoxikation,* sollte man mit sedierenden Medikamenten sehr zurückhaltend sein, da sie in Kombination mit Alkohol eine atemdepressive Wirkung verursachen können. Vor allem Benzodiazepine und Clomethiazol sind hier gefährlich.

Wenn die Situation eine *Sedierung* erforderlich macht, ist **Haloperidol** geeignet, z. B. wirken 5–10 mg oral schnell und sind recht sicher verträglich. Aufgrund von vital bedrohlichen Herzrhythmusstörungen darf Haloperidol nicht mehr intravenös verabreicht werden. Alternativ ist Benperidol i. v. verfügbar, hier werden 2–4 mg verabreicht. Aus der Tatsache, dass es zu Benperidol i. v.

noch keine Warnmeldung gibt, kann allerdings nicht geschlossen werden, dass es nicht auch mit einer erhöhten Gefahr einhergeht. Bei der Gefahr gehäufter Herzrhythmusstörungen könnte es sich um einen Klasseneffekt der Butyrophenone handeln.

13.1.4 Der psychotische Erregungszustand

Auch beim psychotischen Erregungszustand steht zunächst die Sedierung im Vordergrund. Diese führt zu einer zügigen Reduktion der Gefahr für Patienten und Mitarbeiter. Üblich ist die Gabe von 1–2,5 mg Lorazepam als Schmelztablette. Dieses löst sich in der Mundhöhle auf, wird dort aber entgegen der allgemeinen Vorstellung nicht resorbiert, sondern geschluckt und erst im Magen oder nach der Magenpassage resorbiert. Der Wirkungseintritt ist daher erst nach 30–60 Minuten zu erwarten. Der Vorteil gegenüber der normalen Tablette ist lediglich, das man besser kontrollieren kann, dass die Tablette eingenommen wurde. Bei intravenöser Gabe wirkt Lorazepam ebenso wie Diazepam bereits nach ca. 2 Minuten. Auch andere Benzodiazepine können zur Sedierung eingesetzt werden. Im Kapitel „Midazolam" (S. 183) beschreibe ich, wie im Notfall Midazolam nasal gegeben werden kann.

Im psychotisch bedingten Erregungszustand kann man zusätzlich zu einer ausreichenden Sedierung auch eine ursächliche Therapie mit einem Antipsychotikum durchführen. Allerdings wirkt diese erst nach mehreren Tagen. Das häufig gegebene Haloperidol, das inzwischen in dieser Indikation nur noch oral gegeben werden darf, hat auch eine deutlich sedierende Eigenschaft und ist daher in Kombination mit einem Benzodiazepin bewährt. Inzwischen setzt es sich immer mehr durch, auch bei Erregungszuständen das Benzodiazepin mit einem atypischen Antipsychotikum zu kombinieren. Olanzapin, Ziprasidon und Aripiprazol können sowohl oral als auch intramuskulär gegeben werden.

13.1.5 Agitation unklarer Ursache

Bei allem Bemühen um eine frühe diagnostische Zuordnung gibt es Situationen, in denen eine sichere diagnostische Zuordnung nicht sofort möglich ist, und die dennoch eine zügige Intervention erfordern. Hier sind **Benzodiazepine** die Mittel der 1. Wahl. Gibt es Hinweise auf *psychotische Symptome,* sollte ein **Neuroleptikum** ergänzt werden.

13

13.2 Suizidalität

Definition

- Suizidalität kann bei vielen psychiatrischen Erkrankungen auftreten.
- Die Behandlung der Suizidalität ist nicht primär medikamentös. Wichtig sind geeignete und sichere stationäre Rahmenbedingungen der Behandlung, eine engmaschige persönliche Betreuung, menschliche Zuwendung und eine sofortige Behandlung der Grunderkrankung.
- Die Gabe eines sedierenden Medikaments wie Lorazepam oder Diazepam kann helfen, die Zeit einer suizidalen Krise zu überbrücken.

Gerade bei depressiven Patienten sind Suizidgedanken sehr häufig und gefährlich. Der Einsatz von Antidepressiva kann diese Gedanken sogar noch verstärken. Es gilt als eine klassische Beobachtung, dass etwa 2 Wochen nach dem Beginn einer Behandlung mit antidepressiven Medikamenten einige Patienten eine deutliche Zunahme der inneren Unruhe verspüren und in dieser Phase besonders starke Suizidgedanken haben. Gleichzeitig ist die depressive Symptomatik oft noch nicht wirksam abgeklungen, weil die stimmungsaufhellende Wirkung des Antidepressivums noch nicht eingesetzt hat.

Eine Vielzahl von Maßnahmen ist hier zu beachten. Pharmakopsychiatrisch hat es sich bewährt, den Einsatz von Benzodiazepinen zu erwägen. Die begleitende Gabe von Lorazepam oder Diazepam kann die von den Antidepressiva verursachte innere Unruhe mildern und so etwas dazu beitragen, die Zwischenzeit, bis sich die Stimmung aufhellt, besser zu überstehen. Auch gehen mit der Einnahme von Benzodiazepinen oft eine Angstlinderung sowie eine gewisse Distanzierung von den Sorgen einher. Beides kann helfen, die Krise besser zu überstehen. Eine ursächliche Therapie ist die Verordnung von Benzodiazepinen natürlich nicht.

Fallbeispiel

Suizidale Gedanken bei Therapie mit SSRI

Die 45-jährige Frau S. leidet seit 5 Jahren an einer rezidivierenden Depression. Sie wird stationär behandelt, macht Einzelpsychotherapie, nimmt an einer Depressionsgruppe, an Sport- und Ergotherapie teil. Medikamentös erhält sie 40 mg Citalopram/Tag. Es kommt 2 Wochen nach Beginn der Medikation zu einer starken inneren Unruhe. Sie berichtet, dass sie kaum wisse, „wohin mit sich", sie sei rastlos und getrieben. Zusätzlich drängten sich ihr immer öfter Gedanken an den Tod auf, auch wenn diese ihr „eigentlich ganz fremd" seien. Vorübergehend wird Lorazepam 0,5–0,5–0,5–1 mg verordnet, was Frau S. hilft, wieder etwas besser zur Ruhe zu kommen. Nach 4 Wochen zeigt sich eine durchgreifende Stimmungsverbesserung, Lorazepam wird täglich um 0,5 mg reduziert. Nach 6 Wochen geht sie frei von Benzodiazepinen in wesentlich gebessertem Befinden nach Hause, kurz darauf nimmt sie ihre Arbeit wieder auf.

Literatur

[102] Wilson MP, Pepper D, Curriert GW et al. The psychopharmacology of agitation: consensus statement of the american association for emergency psychiatry Project Beta psychopharmacology workgroup. West Emerg Med 2012; 13: 26–34. doi:10.5811/westjem.2011.9.6866

[103] Messer T, Pajonk FG, Müller M. Pharmakotherapie von psychiatrischen Akut- und Notfallsituationen. Nervenarzt 2015; 86: 1097–1110. doi:10.1007/s00115-014-4148-x

13

14 Psychopharmaka und Schwangerschaft

Die Frage, wie gut verträglich ein Medikament in der Schwangerschaft ist, löst auch bei Ärzten und Pharmakologen immer wieder Kopfzerbrechen aus. Psychopharmaka sind für den Einsatz bei Schwangeren in aller Regel nicht zugelassen. Es bedarf jeweils einer individuellen Nutzen-Risiko-Abwägung, um gemeinsam mit der Patientin zu entscheiden, wie im individuellen Fall vorgegangen werden soll.

Merke

Alle Psychopharmaka passieren aufgrund ihrer lipophilen Eigenschaften und ihrer typischen Molekülmasse die Blut-Hirn-Schranke, sonst könnten sie keine Wirkung im Gehirn entfalten. Aufgrund derselben Eigenschaften passieren sie in aller Regel auch die Blut-Plazenta-Schranke und gehen in die Muttermilch über.

So ist z. B. zu erklären, dass Babys von Müttern, die in den letzten Tagen ihrer Schwangerschaft Benzodiazepine konsumiert haben, nach der Geburt einen regelrechten Benzodiazepinentzug mit Zittern, Unruhe und Schlafstörungen entwickeln.

Noch gefürchteter sind allerdings mögliche fetale Fehlbildungen durch ein der Mutter verordnetes Medikament. Die Gefahr solcher Fehlbildungen ist im 1. Trimenon besonders hoch, kann aber auch später noch auftreten.

Fallbeispiel

Teratogenität unter Valproat

Die 25-jährige Frau P. leidet seit 7 Jahren unter einer Bipolaren Störung. Seither nimmt sie Valproat als Phasenprophylaktikum ein. Hierunter erlebt sie nur noch ganz selten hypomane Krankheitsphasen und lediglich selten milde depressive Phasen. Obwohl im Jahr 2014 ein Rote-Hand-Brief zur Gefahr von Fehlbildungen unter Valproattherapie (S. 167) erschien, wurde Frau P. nicht auf ein anderes Präparat umgestellt. Sie wird schwanger und bemerkt dies selbst erst in der 11. Schwangerschaftswoche. Zu diesem Zeitpunkt wird Valproat abgesetzt. Das Kind wird mit einen Neuralrohrdefekt geboren. Frau P. verklagt daraufhin ihren behandelnden Arzt, da er sie über die Gefahren der Valproattherapie bei einer

Frau im gebärfähigen Alter nicht aufgeklärt hat, obwohl seit dem Jahr 2014 eine entsprechende Informationspflicht des Arztes besteht.

Ein ungemein hilfreicher deutschsprachiger Dienst bei Fragen zur Behandlung von Frauen im gebärfähigen Alter oder Schwangeren ist die Website des *Pharmakovigilanz- und Beratungszentrum für Embryonaltoxikologie* der Berliner Charité [104]. Hier kann man sich umfassend informieren und sogar per Online-Formular Anfragen an die dort tätigen Ärzte richten.

Embryotox hat auch eine App, die, einmal geladen, online und offline alle relevanten Informationen zur Verträglichkeit der wichtigsten Medikamente in Schwangerschaft und Stillzeit zur Verfügung stellt.

Weiterführende Literatur

[104] Embryotox. Arzneimitteltherapie in Schwangerschaft und Stillzeit (o.A.) Im Internet: www.embryotox.de (auch als App verfügbar); Stand: 09.02.2020

[105] Universitätsklinikum Ulm. Beratungsstelle für Medikamente in Schwangerschaft und Stillzeit. Wissenschaftlicher Schwerpunkt Reproduktionstoxikologie (2020). Im Internet: https://www.uniklinik-ulm.de/frauenheilkunde-und-geburtshilfe/schwerpunkte/geburtsmedizin/medikamentenberatung.html; Stand: 09.02.2020

14

15 Medikamentenwechselwirkungen

Erstaunlich wenige Patienten erhalten nur ein einziges Medikament in Monotherapie. Eine Vielzahl von Patienten erhält eine Kombination aus mehreren psychiatrischen und nichtpsychiatrischen Medikamenten. Diese Polypharmazie begünstigt das Auftreten von Nebenwirkungen und Wechselwirkungen.

Es ist erforderlich, wichtige und häufig vorkommende Wechselwirkungen zu kennen und zu berücksichtigen. Manches erlernt man am ehesten durch jahrelange Erfahrung und gute oberärztliche Supervision. Auch klinische Visiten durch Apotheker haben sich bewährt. Darüber hinaus ist es hilfreich, sich eine App oder einen Online-Service auszusuchen, der Interaktionschecks durchführt [106], [107].

Die Pharmakologie kann einem helfen, sich selbst schnell zu orientieren, mit welchen Wechselwirkungen zu rechnen ist, bevor man in einer Datenbank nachschaut.

Grundsätzlich wird in der Pharmakologie zwischen **pharmakokinetischen** und **pharmakodynamischen** Wechselwirkungen unterschieden.

Definition

Die Pharmakokinetik beschreibt, was der Körper mit dem Medikament macht.

Die **Pharmakokinetik** wird unterteilt in die Bereiche *Aufnahme (Resorption), Verteilung (Distribution), Abbau (Metabolismus)* und *Ausscheidung (Elimination).*

Definition

15

Die *Pharmakodynamik* (s. Kap. 18 Glossar) beschreibt, was das Medikament mit dem Körper macht.

Die **Pharmakodynamik** umfasst die Bereiche der pharmakologischen und klinischen Wirkung eines Medikaments sowie seine Nebenwirkungen und toxischen Effekte.

15.1 Pharmakokinetische Wechselwirkungen

Pharmakokinetische Wechselwirkungen entstehen durch Wechselwirkungen in Bezug auf die Aufnahme, die Verteilung, den Abbau oder die Ausscheidung eines Medikaments durch eine andere Substanz. Jede dieser Phasen kann durch eine Wechselwirkung entweder beschleunigt oder verlangsamt werden.

15.1.1 Beschleunigter Abbau eines Medikaments durch ein anderes Medikament

Fallbeispiel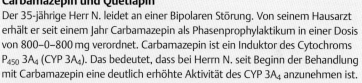

Carbamazepin und Quetiapin

Der 35-jährige Herr N. leidet an einer Bipolaren Störung. Von seinem Hausarzt erhält er seit einem Jahr Carbamazepin als Phasenprophylaktikum in einer Dosis von 800–0–800 mg verordnet. Carbamazepin ist ein Induktor des Cytochroms P_{450} $3A_4$ (CYP $3A_4$). Das bedeutet, dass bei Herrn N. seit Beginn der Behandlung mit Carbamazepin eine deutlich erhöhte Aktivität des CYP $3A_4$ anzunehmen ist. Dieses Enzym ist unter anderem dafür da, Medikamente schnell abzubauen und so unwirksam zu machen. Eines dieser Medikamente, das vom CYP $3A_4$ abgebaut wird, ist Quetiapin.

Herr N. wird aufgrund einer beginnenden manischen Episode ins Krankenhaus aufgenommen. Der behandelnde Psychiater verordnet zusätzlich zur Vormedikation mit Carbamazepin nun Quetiapin retard in einer Dosis von 200–0–200 mg zur Therapie der beginnenden manischen Episode. Da Herr N. – induziert durch das Carbamazepin – eine deutlich erhöhte Aktivität des abbauenden Enzyms CYP $3A_4$ hat, baut er das Quetiapin so schnell ab, dass kein ausreichender Wirkspiegel aufgebaut wird. In Monotherapie hätte eine Tagesdosis von 400 mg Quetiapin vielleicht gereicht, zusammen mit dem Carbamazepin ist sie aber zu niedrig.

Im weiteren Verlauf entwickelt Herr N. eine ausgeprägte manische Episode. Es werden die Blutspiegel der verabreichten Medikamente bestimmt. Der Blutspiegel von Carbamazepin ist etwas angestiegen, der Blutspiegel von Quetiapin ist sehr viel niedriger, als die verordnete Dosis erwarten lassen würde.

Da Carbamazepin bei Herrn N. die erneute Krankheitsphase nicht hat verhindern können, wird aufgrund der unerwünschten Wechselwirkung Carbamazepin abgesetzt, Lithium angesetzt und Quetiapin in der gleichen Dosis weitergegeben. Eine Blutspiegelkontrolle nach 2 Wochen zeigt, dass der Quetiapinspiegel bei gleicher Dosis nun in den therapeutischen Bereich angestiegen ist. Die manische Episode klingt ab und Herr N. wird mit der Lithium-Quetiapin-Kombinationstherapie nach Hause entlassen.

15

Andere typische Enzyminduktoren neben Carbamazepin sind das Rauchen, Rifampicin und auch das sonst so unverdächtige Johanniskraut. Es ist wichtig, diesen Mechanismus zu kennen, um scheinbar unzureichende Wirkungen anderer Medikamente zu verstehen.

15.1.2 Verlangsamter Abbau eines Medikaments durch ein anderes Medikament

Ⓑ

Fallbeispiel

Fluvoxamin und Clozapin

Die 52-jährige Frau L. leidet seit ihrem 20. Lebensjahr an einer chronisch produktiven paranoid halluzinatorischen Psychose. Seit langem erhält sie Clozapin in einer eher hohen Dosis von 300–0–400 mg, das eben gerade ausreichend ist, den Ausbruch einer erneuten psychotischen Episode zu verhindern. Nach dem Tod ihrer Mutter entwickelt Frau L. eine depressive Episode. Ihr Arzt verordnet ihr zusätzlich zum in der Dosis unveränderten Clozapin das Antidepressivum Fluvoxamin in einer Dosis von 40 mg täglich. Fluvoxamin ist ein Inhibitor des CYP $1A_2$. Dieses Enzym ist maßgeblich am Abbau des Clozapins beteiligt. Aufgrund der Hemmung des abbauenden Enzyms durch das neu verordnete Fluvoxamin baut Frau L. das Clozapin nun sehr viel langsamer ab als zuvor. Bei unveränderter Tagesdosis steigt der Clozapin-Blutspiegel innerhalb von wenigen Tagen an. Frau L. wird notfallmäßig ins Krankenhaus aufgenommen, da sie Verwirrtheit und Schläfrigkeit entwickelt. Dort diagnostiziert man ein Clozapin-bedingtes Delir, das man durch Bestimmung des deutlich erhöhten Clozapin-Blutspiegels bestätigt. Therapeutisch wird Fluvoxamin abgesetzt, die Clozapin-Gabe für 2 Tage pausiert, dann zunächst mit der halben Dosis, nach einigen Tagen wieder der üblichen Dosis fortgeführt. Es wäre möglich, antidepressiv das nicht mit Wechselwirkungen belastete Citalopram zu verordnen, dies wünscht Frau L. aber nicht; die depressive Episode klingt auch ohne Antidepressivum nach einiger Zeit ab.

15

Nicht nur die „Oldtimer" unter den Psychopharmaka wie das Fluvoxamin hemmen bestimmte Cytochrome. Auch neuere Substanzen wie Duloxetin und Omeprazol sowie der gewöhnliche Grapefruitsaft und schwer ersetzbare internistische Medikamente wie die Antibiotika Ciprofloxacin und Ketoconazol sind Inhibitoren bestimmter Cytochrome.

15.2 Pharmakodynamische Wechselwirkungen

Pharmakodynamische Wechselwirkungen sind Wechselwirkungen, bei denen sich die Wirkungen zweier Medikamente auf den Körper gegenseitig verstärken, abschwächen oder auf eine andere Art bedenklich zusammenwirken.

15.2.1 Sich gegenseitig verstärkende Wirkungen zweier Medikamente

Fallbeispiel Ⓑ

Citalopram und Tramadol
Die 55-jährige Frau B. erhält aufgrund einer generalisierten Angststörung seit 2 Jahren von ihrem Psychiater das serotonerge Antidepressivum Citalopram in einer Dosis von 40 mg/Tag. Nach einer Bandscheibenoperation leidet Frau B. an postoperativen Schmerzen und erhält zur Entlassung Tramadol-Tropfen, die sie nach Bedarf dosieren soll. Nach einer Woche zu Hause, in der Frau B. an einigen Tagen die Höchstdosis an Tramadol eingenommen hat, wird sie eines Abends nervös, fahrig, zittrig und beginnend verwirrt, notfallmäßig in die Klinik eingewiesen. Der behandelnde Arzt diagnostiziert einSerotoninsyndrom (S. 67). Citalopram wird für 3 Tage pausiert, Tramadol wird abgesetzt. Die Schmerzen der Patientin werden in der Zwischenzeit mit Novaminsulfon behandelt und klingen weiter ab. Die Medikation mit Citalopram, das gut gegen die generalisierte Angststörung wirkt, kann fortgesetzt werden. Die Patientin wird sensibilisiert, dass starke Schmerzmittel in Kombination mit ihrem Antidepressivum bei ihr das Serotoninsyndrom auslösen können und gemieden werden sollten.

Ein 2. Beispiel einer additiven pharmakodynamischen Nebenwirkung ist die Gabe von 2 potenziell das Blutbild schädigenden Substanzen wie Carbamazepin und Clozapin. In dieser Kombination ist die Gefahr einer klinisch relevanten Blubildschädigung deutlich größer.

Ein 3. Beispiel einer additiven pharmakodynamischen Nebenwirkung ist die gleichzeitige Gabe von 2 Medikamenten, die die QTc-Zeit verlängern, wie bei Sertindol und Thioridazin. In dieser Kombination steigt die Wahrscheinlichkeit einer klinisch relevanten Herzrhythmusstörung deutlich an.

15

15.2.2 Sich gegenseitig abschwächende pharmakodynamische Wechselwirkungen

Fallbeispiel Ⓑ

Benserazid/Levodopa und Haloperidol

Der 72-jährige Herr P. leidet seit 10 Jahren an Morbus Parkinson. Eine Dauerbehandlung mit Levodopa plus dem Decarboxylaseblocker Benserazid führt zu einer guten Linderung der motorischen Symptome. An einem Freitagmittag stellt sich Herr P. seinem Hausarzt vor und berichtet über akustische und optische Halluzinationen, wie sie als Nebenwirkung unter Dopaminagonisten vorkommen können. Der Hausarzt verordnet ihm Haloperidol 5–0–5 mg. Hierunter klingen zwar die Halluzinationen rasch ab, Herr P. gerät jedoch in eine hypokinetische Krise und muss stationär aufgenommen werden. Das Haloperidol hat die Dopaminwirkung der Wirkstoffkombination Benserazid/Levodopa blockiert und so eine sich gegenseitig abschwächende pharmakodynamische Wechselwirkung hervorgerufen.

15.2.3 Andere pharmakodynamische Wechselwirkungen

Neben der Möglichkeit, dass sich die Wirkung zweier Medikamente gegenseitig verstärkt oder abschwächt, gibt es seltener auch die Möglichkeit, dass sich 2 unterschiedliche Wirkungen in einer anderen bedenklichen Art zusammenfinden. Ein Beispiel ist die gleichzeitige Gabe einer hohen Dosis Insulin mit einem β-Rezeptoren-Blocker. Sollte das hoch dosierte Insulin zu einer Hypoglykämie führen, würde der β-Rezeptoren-Blocker verhindern, dass der Körper durch eine Stressreaktion Glykogen freisetzt, und die Hypoglykämie würde möglicherweise eher ins Koma führen als ohne β-Rezeptoren-Blocker.

15.3 Mein persönliches Fazit

Es ist nicht erforderlich zu denken, dass Medikamentenwechselwirkungen zu kompliziert sind, um darüber im Einzelfall nachzudenken. Man muss sich bei der Kombination mehrerer Medikamente einfach fragen, ob diese gegenseitig ihren Blutspiegel beeinflussen (pharmakokinetische Wechselwirkung) oder sie sich in ihrer Wirkung beeinflussen (pharmakodynamische Wechselwirkung). Bei beiden Hauptgruppen gibt es sich gegenseitig verstärkende oder sich ge-

15

genseitig abschwächende Wirkungen. Einzelne Interaktionen gehören in die Sonderkategorie „andere".

Weiterführende Literatur

[106] ifap. Arznei Aktuell – die App für mehr Sicherheit (o.A.). Im Internet: www.ifap.de/mobile-loesungen (App verfügbar, einmalig 8,99€); Stand: 17.11.2020

[107] PSIAC. Entscheidungshilfe bei Mehrfachmedikation (2020). Im Internet: https://www.psiac.de/ (Online-Datenbank und App verfügbar, jährlich 140€); Stand: 17.11.2020

15

16 Therapeutisches Drug Monitoring

Sowohl der Arzt als auch der Patient hat zunächst einmal im Kopf, dass es einen Zusammenhang zwischen der Dosis eines Medikamentes und dessen Wirkungen und Nebenwirkungen gibt – und das ist auch richtig. Man kennt das vom Alkohol: Wenn ich ein Glas Wein trinke, entspannt mich das, wenn ich 5 Gläser Wein trinke, wird die Zunge schwer und der Gang unsicher.

Was aber viel besser mit Wirkungen und Nebenwirkungen zusammenhängt als die Dosis, ist der Blutspiegel; auch das kennt man vom Alkohol. Der schwere Bayer braucht mehr Gläser Bier, um auf einen Blutspiegel von 0,8 Promille zu kommen, die leichte Hamburgerin braucht weniger. Wenn man die beiden nach 3 Maß Bier untersucht, findet man sehr unterschiedliche Nebenwirkungen. Wenn man aber beide bei 0,8 Promille untersucht (dafür muss der schwere Bayer mehr Bier trinken als die Hamburgerin), sind die Nebenwirkungen vergleichbarer. Gut, es gibt auch noch den Gewöhnungseffekt, den lasse ich hier mal außen vor. Die Wirkungen und Nebenwirkungen des Alkohols lassen sich also besser mit dessen Blutspiegel ins Verhältnis setzen als mit der Menge der getrunkenen Gläser. Deswegen gibt es in der Straßenverkehrsordnung auch keine Begrenzung der getrunkenen Alkohol-Menge, sondern Grenzen des erreichten Alkohol-Blutspiegels.

Auch bei Medikamenten und Psychopharmaka ist es so, dass eine bestimmte Dosis bei unterschiedlichen Menschen zu sehr unterschiedlichen Blutspiegeln führen kann, und dieser Effekt ist sogar weit ausgeprägter, als wir es vom Alkohol kennen. Es ist sehr wohl möglich, dass ein Patient bei der Standarddosis eines Medikamentes nur die Hälfte des üblichen Blutspiegels aufbaut und die erwünschte Medikamentenwirkung ausbleibt. Ein anderer Patient dagegen, baut bei der gleichen Dosis das Doppelte des normalen Wirkspiegels auf und leidet unter starken Nebenwirkungen. Daher ist es auch in der Psychopharmakologie sinnvoll, in bestimmten Situationen den Blutspiegel zu messen.

16.1 Medikamentenspiegel

16.1.1 In welchen Situationen bestimmen?

Es gibt 4 klassische Situationen, in denen ich den Medikamentenspiegel messen sollte:
- Wenn ich wissen möchte, ob der Patient sein Medikament überhaupt einnimmt, also mit der Frage, ob der Medikamentenspiegel Null ist.
- Wenn die erwartete Wirkung ausbleibt, also mit der Frage, ob der Medikamentenspiegel zu niedrig ist.

- Wenn ungewöhnlich starke Nebenwirkungen auftreten, also mit der Frage, ob der Medikamentenspiegel zu hoch ist.
- Bei Medikamenten mit einem engen therapeutischen Fenster, wie z. B. Lithium, also mit der Frage, ob ich die richtige Dosis verordne und einen sicheren Spiegel erreiche.

16.1.2 Zu welchem Zeitpunkt?

In der Regel messe ich den Talspiegel im „steady state". Der Talspiegel ist der niedrigste Spiegel der Schwankung über den Tag. Den „steady state" erreicht ein Medikament ungefähr nach 5 Halbwertszeiten.

Nehmen wir als Beispiel eine Medikation mit Citalopram 10 mg morgens um 08:00 Uhr. Citalopram hat eine Halbwertszeit von knapp 2 Tagen. Wenn ich also am Montag, den 1. Januar mit dieser Dosis anfange und der Patient im Folgenden jeden Tag morgens eine Tablette Citalopram 10 mg einnimmt, dann erreicht er nach etwa 10 Tagen den „steady state". Ein geeigneter Tag für die Messung wäre also Donnerstag der 10. Januar. Der Talspiegel wird am Morgen vor der geplanten Tabletteneinnahme erreicht, im Abstand von 23 Stunden und 55 Minuten zur letzten Tablette. Ich nehme also am Donnerstag, den 10. Januar um 07:55 vor der Tabletteneinnahme den Blutspiegel ab.

Es gibt einige **Ausnahmen**: So ist es üblich, den Lithium-Spiegel morgens vor der Morgenmedikation zu bestimmen, auch wenn die Hauptdosis des Lithiums abends verabreicht wird; die Referenzbereiche sind auf diese häufige Praxis ausgerichtet. Auch gibt es Medikamente mit einer so kurzen Halbwertszeit, dass der Talspiegel sehr niedrig ist, wie Agomelatin oder ADHS-Therapeutika. Bei diesen Medikamenten misst man den Maximalspiegel 1 Stunde nach der Einnahme; diese Bestimmungen werden in der Praxis aber selten durchgeführt.

16.1.3 Daumenregel

Gibt es eine Daumenregel für die Korrektur eines zu niedrigen oder zu hohen Spiegels? Also das ist jetzt sehr vereinfacht, aber bei vielen Psychopharmaka gibt es einen halbwegs linearen Zusammenhang zwischen Dosis und Blutspiegel. Das heißt, wenn der Blutspiegel nur halb so hoch ist, wie ich anstrebe, dann erwarte ich, dass ich die Dosis in etwa verdoppeln muss, um mein Ziel zu erreichen. Das mache ich natürlich dennoch in kleinen Schritten unter zwischenzeitlicher Spiegelkontrolle. Bei Lithium funktioniert diese Daumenregel oft ganz gut. Wenn ein Spiegel andererseits doppelt so hoch ist, wie ich es anstrebe, dann lege ich 2 Halbwertszeiten Pause ein und taste mich danach erst

16

mal an die Hälfte der früheren Dosis heran – wieder unter zwischenzeitlichen Spiegelkontrollen.

Diese Daumenregel gilt wirklich nicht für alle Medikamente und sie gilt auch nur, wenn ich nur ein Medikament in Monotherapie gebe. Sobald ich mehrere Medikamente kombiniere, die eine pharmakokinetische Wechselwirkung miteinander eingehen, gilt diese Daumenregel gerade eben nicht mehr. Wenn ich z. B. ein Medikament gebe, das den Abbau eines anderen Medikamentes bremst, kann eine Dosissteigerung dieses Medikamentes um 10 % leicht zu einer Blutspiegelsteigerung von 50 % führen.

16.2 Expertenempfehlung zum therapeutischen Drug Monitoring

Es gibt seit langem eine Arbeitsgruppe, die Konsensus-Leitlinien für das therapeutische Drug Monitoring in der Neuropsychopharmakologie herausgibt. Aktuell koordiniert der Deutsche Psychopharmakologe Prof. Hiemke diese Gruppe. Im Update 2017 wird sehr ausführlich der aktuelle Stand sowie das „best-practise"-Vorgehen zur Bestimmung und Interpretation der wichtigsten Neuropsychopharmaka dargestellt [108]. In der Zeitschrift Psychopharmakotherapie gibt es eine sehr gute deutsche Übersetzung und Zusammenfassung, allerdings setzt der Zugang zum Volltext ein Abonnement der Zeitschrift voraus [109].

16.3 Therapeutische Referenzbereiche der wichtigsten Medikamente

Ich habe in diesem Kapitel die therapeutischen Referenzbereiche nur der Medikamente zusammen gestellt, die ich in meinem Buch „Psychopharmakotherapie griffbereit" behandele. Diese sind in den folgenden Tabellen aufgeführt (► Tab. 16.1, ► Tab. 16.2, ► Tab. 16.3, ► Tab. 16.4, ► Tab. 16.5).

16

Tab. 16.1 Antidepressiva.

Medikament	therapeutischer Referenzbereich	Halbwertszeit (HWZ)	Anmerkung
Citalopram	50–110 ng/ml	38–48h	
Escitalopram	15–80 ng/ml	27–32h	
Sertralin	10–150 ng/ml	22–36h	
Venlafaxin + O-Desmethyl-venlafaxin	100–400 ng/ml	14–18h, 10–17h (Retardformulierung)	
Duloxetin	30–120 ng/ml	9–19h	
Milnacipran	100–150 ng/ml	20–40h	Eine 80%-ige Besetzung der 5HT- und NA-Transporter wird erst bei Konzentrationen ab 200 ng/ml erzielt
Mirtazapin	30–80 ng/ml	20–40h	
Agomelatin	7–300 ng/ml	1–2h	Wegen der kurzen HWZ wird hier der Maximalspiegel bestimmt
Amitriptylin + Nortriptylin	80–200 ng/ml	10–28h, 18–44h	
Moclobemid	300–1000 ng/ml	2–7h	

Tab. 16.2 Antipsychotika.

Medikament	therapeutischer Referenzbereich	Halbwertszeit (HWZ)	Anmerkung
Haloperidol	1–10 ng/ml	12–36h	
Risperidon + 9-Hydroxyrisperidon	20–60 ng/ml	2–4h, 17–23h	ab 40 ng/ml erhöhte Nebenwirkungsrate
Olanzapin	20–80 ng/ml	30–60h	
Aripiprazol	100–350 ng/ml	60–80h	
Cariprazin	10–20 ng/ml	48–120h	
Amisulprid	100–320 ng/ml	12–20h	
Quetiapin, N-Desalkyl-quetiapin	100–500 ng/ml 100–250 ng/ml	6–11h 10–13h	nach abendlicher Retardgabe sind die morgendlichen Spiegel doppelt so hoch wie die abendlichen Talspiegel

16

Tab. 16.2 Fortsetzung

Medikament	therapeutischer Referenzbereich	Halbwertszeit (HWZ)	Anmerkung
Ziprasidon	50–200 ng/ml	4–8h	ausreichende Blutspiegel nur bei Einnahme mit einer Mahlzeit
Sertindol	50–100 ng/ml	55–90h	
Clozapin	350–600 ng/ml	12–16h	

Tab. 16.3 Phasenprophylaktika.

Medikament	therapeutischer Referenzbereich	Halbwertszeit (HWZ)	Anmerkung
Lithium	Rezidivprophylaxe: 0,5–0,7 mmol/l Therapie der akuten Manie: 0,7–1,2 mmol/l	14–30h	
Valproinsäure	50–100 µg/ml	11–17h	in der Behandlung der akuten Manie bis zu 120 µg/ml
Carbamazepin	44–10 µg/ml	10–20h	der aktive Metabolit Carbamazepin-10,11-epoxid vermittelt ebenfalls Wirkungen und Nebenwirkungen
Lamotrigin	11–6 µg/ml	14–104h	pharmakokinetische Wechselwirkungen mit Carbamazepin und Valproat

Tab. 16.4 Anxiolytika.

Medikament	therapeutischer Referenzbereich	Halbwertszeit (HWZ)	Anmerkung
Diazepam + Metabolite	100–2500 ng/ml	4–103h	
Lorazepam	30–100 ng/ml	12–16h	

Tab. 16.5 Substitutionsstoffe.

Medikament	therapeutischer Referenzbereich	Halbwertszeit (HWZ)	Anmerkung
Methadon	400–600 ng/ml	24–48h	für nicht opiatgewöhnte Patienten gelten deutlich niedrigere Spiegel

16

Weiterführende Literatur

[108] Hiemke C, Bergemann N, Clement HW et al. Consensus Guidelines for Therapeutic Drug Monitoring in Neuropsychopharmacology: Update 2017. Pharmacopsychiatry 2018; 51(1–02): 9–62. doi:10.1055/s-0043-116492

[109] Hefner G, Laux G, Baumann P et al. Konsensus-Leitlinien für therapeutisches Drug-Monitoring in der Neuropsychopharmakologie: Update 2017. Psychopharmakotherapie 2018; 25: 92–140

16

17 Sinnvolle Kontrolluntersuchungen

Die Frage, welche Kontrolluntersuchungen man bei welchem Medikament durchführen sollte, kann man nicht so einfach beantworten. Grund dafür ist, dass sich individuelle Bedingungen des Patienten wie körperliche Erkrankungen, weitere Medikamente und die aktuelle Situation einschließlich des klinischen Befundes in jedem einzelnen Fall unterscheiden, und dies über die jeweiligen Hinweise der Hersteller hinaus ganz unterschiedliche Vorgehensweisen erforderlich macht.

- **Wie oft soll man beispielsweise bei einer Behandlung mit Carbamazepin das Blutbild bestimmen, um zu kontrollieren, ob Blutbildschäden auftreten?**

Carbamazepin alleine gegeben verursacht vereinzelt, aber selten Blutbildschäden. So könnte man entscheiden, dass man bei einer Monotherapie mit Carbamazepin in der Eindosierungsphase das Blutbild monatlich und danach halbjährlich kontrolliert. Wenn man aber Carbamazepin mit Metamizol kombiniert, das ebenfalls Blutbildschäden verursachen kann, sollte man die Häufigkeit der Laborkontrollen entsprechend deutlich anheben. Wenn der Patient früher schon mal eine Knochenmarkerkrankung hatte, sollte man noch häufiger kontrollieren. Entwickelt er dann irgendwann Fieber, nimmt man noch einmal zusätzlich Blut ab. Es sind also in jedem Fall eine Würdigung der Gesamtsituation und gesunder Menschenverstand gefragt.

- **Eine Orientierung für unkomplizierte Fälle**

In diesem Buch habe ich bewusst eine Auswahl an Medikamenten getroffen, um das Feld übersichtlich zu halten. Für die ▶ Tab. 17.1 ist das besonders hilfreich, denn darin habe ich mich auf genau diese Medikamente beschränkt, was die Tabelle schon mal übersichtlicher macht. Außerdem habe ich mich auf das normale Vorgehen im unkomplizierten Fall beschränkt.

Bei Auffälligkeiten jeder Art (vorbestehende Erkrankung, schlechter klinischer Befund, erhöhte Werte in einer Voruntersuchung usw.) muss man natürlich nach ärztlicher Einschätzung und individuellem Ermessen vorgehen.

17

Tab. 17.1 Sinnvolle Kontrolluntersuchungen.

Substanzen	vor Therapie-beginn	1, 2 und 3 Monate nach Therapie-beginn	danach vierteljähr-lich	danach halb-jährlich (bei stabilen Patien-ten jährlich)
alle Psycho-pharmaka	BB, Na, K, Krea, ALAT, ASAT, GGT, Bili, CK, Glc, INR, TSH, ggf.: β-HCG, EKG, Gewicht	BB, Na, K, Krea, ALAT, ASAT, GGT, Bili, CK, Glc, Gewicht	Gewicht	BB, Na, K, Krea, ALAT, ASAT, GGT, Bili, CK, Glc, EKG
Untersuchungen bei: **oben stehende Untersuchungen und zusätzlich**				
Citalopram, Esci-talopram, Zipra-sidon, Galanta-min, Tiaprid, Haloperidol		EKG		
Agomelatin		nach 3, 6, 12, 24 Wochen: ALAT, ASAT, GGT	ALAT, ASAT, GGT	
Clozapin	Diff.-BB, BZTP, HbA$_{1c}$, CRP, Trop T, Trigl, EEG	Woche 1–16: wöchentlich Diff.-BB, CRP, Trop T	ab Woche 17: monat-lich Diff.-BB	Clozapin: HbA$_{1c}$, BZTP, Trigl
Olanzapin, Que-tiapin	BZTP, HbA$_{1c}$, Trigl, Chol	BZTP, Trigl, Chol, EKG		BZTP, HbA$_{1c}$, Trigl, Chol
Sertindol		bei Dosisstei-gerung und zu Beginn häufi-ger: EKG	EKG	
Lithium	eGFR, Ca	Li, Krea, Na, K, Ca	Li, Krea, Na, K, Ca, Ge-wicht	TSH

17

Tab. 17.1 Fortsetzung

Substanzen	vor Therapie-beginn	1, 2 und 3 Monate nach Therapie-beginn	danach vierteljähr-lich	danach halb-jährlich (bei stabilen Patien-ten jährlich)
Carbamazepin		beim Aufdosie-ren öfter Na		

Diese Übersicht stellt eine Vereinfachung dar: Zum einen bezieht sie sich nur auf die in meinem Buch *Psychopharmakotherapie griffbereit* vorgestellten Substanzen. Zum anderen muss man bei Auffälligkeiten jeder Art und in Abhängigkeit von der Gesamtsituation des Patienten ggf. öfter kontrollieren und andere Parameter einbeziehen. Diese Tabelle ist daher nicht vollständig, sie soll aber eine Orientierung geben.

ALAT = Alanin-Aminotransferase (früher Glutamat-Pyruvat-Transaminase, GPT);
ASAT = Aspartat-Aminotransferase (früher Glutamat-Oxalacetat-Transaminase, GOT);
BB = Blutbild; Bili = Bilirubin; BZTP = Blutzuckertagesprofil; Ca = Kalzium; Chol = Cholesterin; CK = Kreatinkinase; CRP = C-reaktives Protein; Diff.-BB = Differenzialblutbild; EEG = Elektroenzephalografie; EKG = Elektrokardiografie; GGT = Gamma-Glutamyltransferase; Glc = Glukose; HbA_{1c} = adultes Hämoglobin der Fraktion 1c; β-HCG = humanes Choriongonadotropin, β-Untereinheit; INR = International Normalized Ratio, Thromboplastinzeit; K = Kalium; Krea = Kreatinin; Li = Lithium; Na = Natrium; Trigl = Triglyceride; Trop T = Troponin T; eGFR = berechnete glomeruläre Filtrationsrate; TSH = Thyreoidea-stimulierendes Hormon

17

18 Glossar

Anterograde Amnesie Eine Erinnerungslücke für Dinge, die nach dem auslösenden Ereignis stattfinden, z. B. *nach* einem Unfall oder *nach* der Drogeneinnahme.

Augmentation = „Verstärkung" Eine antidepressive Medikation (Citalopram, Venlafaxin usw.) kann beispielsweise durch Lithium augmentiert, also verstärkt werden.

BfArM = Bundesinstitut für Arzneimittel und Medizinprodukte Das BfArM ist für die Zulassung von Medikamenten und Arzneimitteln zuständig. Es erfasst und bewertet Risiken von Medizinprodukten, überwacht den Verkehr von Betäubungsmitteln, berät die Bundesregierung und übernimmt Forschungsaufgaben. Das BfArM hat seinen Sitz in Bonn und beschäftigt etwa 1050 Mitarbeiter.

cCT = kraniale Computertomografie Schichtweise Röntgenuntersuchung des Kopfes, die Hinweise auf strukturelle Veränderungen im Gehirn gibt, vor allem auf Tumoren, Blutungen, Verletzungen, Fehlbildungen usw. Eine cCT geht mit einer Röntgenstrahlenbelastung einher und hat eine niedrigere räumliche Auflösung als die kraniale Magnetresonanztomografie.

cMRT = kraniale Magnetresonanztomografie Sie kommt ohne Röntgenstrahlung aus, da sie die vom Gewebe hervorgerufenen Veränderungen eines Magnetfeldes misst, das während der Untersuchung angelegt wird. Sie liefert höher aufgelöste Bilder als die kraniale Computertomografie (cCT). Eine MRT ist nicht überall verfügbar und teurer als eine cCT.

DDD = „defined daily dose" = definierte Tagesdosis Dies ist ein Maß, das verwendet wird, um einen Vergleich zu schaffen, wie häufig ein Medikament verschrieben wird. Dabei wird eine vernünftige Menge einer typischen Tagesdosis festgelegt, für Olanzapin sind z. B. 10 mg festgelegt, für Citalopram 20 mg, für Haloperidol 8 mg. Eine vollständige Auflistung findet sich auf der Homepage des Bundesinstituts für Arzneimittel und Medizinprodukte (2020) unter folgendem Link: https://www.dimdi.de/dynamic/.downloads/ arzneimittel/atcddd/atc-ddd-amtlich-2020.pdf; Stand: 26.11.2020.

Dermatozoenwahn Krankhafte und nicht reale Vorstellung, kleine Tierchen seien in oder unter der Haut. Die Betroffenen bringen oft kleine Dosen oder Gefäße mit, in denen Hautschuppen liegen, von denen sie behaupten, hier einige Exemplare abgeschabt und gewonnen zu haben. Der Dermatozoenwahn kommt häufiger im Alter vor, seltener bei Amphetaminabhängigen. Therapeutisch versucht man Neuroleptika, was bei den Amphetaminabhängigen regelmäßig gut, im Alter oft weniger gut anspricht.

18

Enantiomere Hierbei handelt es sich um 2 Molekülvarianten eines Stoffes, die sich wie die linke Hand zur rechten Hand verhalten. Legen Sie einmal beide Hände übereinander, jeweils mit der Handinnenfläche nach unten. Sie sind nicht gleich. Sie sind nur spiegelbildlich. Genau so kommen die meisten Moleküle in der Natur vor. Nicht selten hat nur eine der Varianten eine chemische Wirkung. Stellen Sie sich einen Rezeptor diesbezüglich wie einen Handschuh vor. In einen linken Handschuh passt auch nur eine linke Hand.

Genauso verhält es sich mit den beiden Molekülen, die im Citalopram enthalten sind: Citalopram ist eine Mischung aus gleichen Teilen S-(+)-Citalopram und R-(–)-Citalopram. Das wirksame Enantiomer ist das S-(+)-Citalopram, getauft auf den handlicheren Namen Escitalopram. Nur dieses entfaltet die gewünschten Wirkungen.

EPMS = extrapyramidalmotorische Störungen Steifigkeit der Muskeln, erhöhter Muskeltonus, reduzierte lockere Bewegungsfähigkeit der Arme und Beine, ein Gangbild, das im Extremfall an den steifen Gang eines Teddybären erinnert. EPMS sind mögliche Nebenwirkungen der Dopaminrezeptorblockade durch typische Neuroleptika.

Exsikkose Aus dem Lateinischen *ex* „aus" und *siccus* „trocken". Die ICD-10-Diagnose lautet E86: Volumenmangel.

First-Pass-Effekt Jede Substanz, die über den Magen-Darm-Trakt aufgenommen wird, passiert notwendigerweise einmal die Leber, bevor sie auf arteriellem Wege beispielsweise ins Gehirn gelangt. Die Leber eliminiert aber einen großen Teil der zugeführten Substanz bereits beim ersten Durchgang. Diese hohe erste Elimination durch die Leber, noch bevor ein Wirkstoff zum ersten Mal an seinem Zielorgan ankommt, heißt First-Pass-Effekt.

Inhalierte Substanzen kommen durch die Lunge in die Blutbahn und nach dem Herzen direkt in die Erfolgsorgane, also ohne die Leber zu passieren und damit ohne First-Pass-Effekt.

Hochpotente Neuroleptika Sie wirken gegen Wahn und Halluzinationen. Sie müssen keine sedierende Wirkung haben.

IQWiG = Institut für Qualität und Wirtschaftlichkeit im Gesundheitswesen Dieses unabhängige wissenschaftliche Institut untersucht den Nutzen und den Schaden von medizinischen Maßnahmen für Patienten. Es informiert in wissenschaftlichen Berichten und allgemein verständlichen Gesundheitsinformationen über die Vorteile und Nachteile von Untersuchungs- und Behandlungsverfahren.

LD$_{50}$ = letale Dosis 50 Die Dosis einer Substanz, deren Verabreichung bei 50 % der Versuchstiere zum Tod führt.

Long-QT-Syndrom Bei diesem Syndrom ist die Erregungsbildung im Herzmuskel gestört. Es ist selten, aber potenziell lebensbedrohlich.

Metaboliten   Hierbei handelt es sich um Substanzen, die im Organismus als Zwischenstufen oder als Abbauprodukte von Stoffwechselvorgängen entstehen.

Negativsymptomatik   Unter Negativsymptomatik (Synonyme: Minussymptomatik, Negativsymptome) versteht man all diejenigen Symptome einer Psychose, in denen der Kranke etwas weniger hat als der Gesunde, also Konzentrationsschwäche, Antriebsmangel, Lustlosigkeit, reduzierte Leistungsfähigkeit.

Niederpotente Neuroleptika   Chlorprothixen und Promethazin gehören zu den niederpotenten Neuroleptika. Sie wirken sedierend, also beruhigend, aber fast nicht gegen psychotische Symptome.

Off-Label-Verordnung   Medikamente werden für bestimmte Krankheitsbilder zugelassen. Citalopram ist z. B. zugelassen zur Behandlung von depressiven Erkrankungen und von Panikstörungen. Die Krankenkasse muss Citalopram daher bezahlen, wenn es bei diesen Krankheitsbildern eingesetzt wird. Oft werden Zulassungsstudien für ein Medikament nur bei den großen und häufigen Krankheitsbildern durchgeführt. Das Medikament wird dann auch nur hierfür zugelassen und das auch meist nur für Erwachsene.

Viele Medikamente entfalten aber auch eine heilsame Wirkung bei Krankheitsbildern, für die sie nicht explizit zugelassen sind, die aber einen ähnlichen Mechanismus der Behandlung brauchen.

So hilft Citalopram erfahrungsgemäß auch bei Zwangserkrankungen. Hierfür ist es aber nicht zugelassen. Der Arzt muss daher zwangskranke Patienten, die er dennoch mit Citalopram behandelt, darüber aufklären, dass dies eine Anwendung außerhalb der formalen Zulassung von Citalopram ist, und er muss besonders gründlich über mögliche Nebenwirkungen aufklären. Die Krankenkasse ist nicht in jedem Falle automatisch verpflichtet, die Kosten zu übernehmen.

Orthostatische Dysregulation   Wenn man aus längerem Liegen plötzlich den Oberkörper anhebt oder gar aufsteht, muss der Blutdruck rasch steigen, um den plötzlich so hoch stehenden Kopf noch mit Blut zu versorgen. Das geschieht über eine Ausschüttung von Adrenalin und anderen Katecholaminen. Sind die Adrenalinrezeptoren blockiert, kann die Blutdruckregulation nicht schnell genug erfolgen. Die Folge ist, dass es dem Patienten beim raschen Aufstehen schwarz vor Augen wird. Es hilft, langsam aufzustehen und aus dem Liegen nicht sofort ganz aufzustehen, sondern sich erst einmal auf die Bettkante zu setzen. Die orthostatische Dysregulation, die als Folge einer Medikamentengabe auftritt, verschwindet oft nach 1–2 Wochen wieder, da sich die α-Adrenorezeptoren rasch anpassen.

Pharmakodynamik   Die Pharmakodynamik beschreibt, was ein Medikament mit dem Körper macht. Welche Effekte verursacht es? Welche Organe, Struk-

18

turen und Rezeptoren werden beeinflusst? Die Pharmakodynamik beschreibt Dosis-Wirkungs-Beziehungen, Wirkmechanismen, Wechselwirkungen mit Rezeptoren, Beeinflussung von Enzymaktivitäten, Ionenkanälen, Transportsystemen usw.

Pharmakokinetik Die Pharmakokinetik beschreibt, was der Körper mit einem Medikament macht. Sie beschreibt die Freisetzung, Aufnahme, Verteilung, Metabolisierung und Elimination eines Medikaments.

Polytoxikomanie Missbrauch beziehungsweise Abhängigkeit von mehreren Drogen gleichzeitig, z. B. THC, Amphetaminen und Kokain. Die Polytoxikomanie wird oft unterschieden in einen Typ mit Konsum von Opiaten und einen Typ ohne Konsum von Opiaten.

Positivsymptomatik Unter Positivsymptomatik (Synonyme: Plussymptomatik, Plussymptome) versteht man all diejenigen Symptome einer Psychose, die der Kranke zusätzlich zu dem hat, was ein Gesunder hat, also Wahn, Halluzinationen, Ich-Störungen, Erregungszustände und ähnliche Symptome.

„Rapid cycling" Hierbei handelt es sich um eine Sonderform der Bipolaren Störung, bei der mehr als 4 Wechsel zwischen manischen und depressiven Episoden in einem Jahr stattfinden. „Ultra rapid cycling" beschreibt Stimmungsumschwünge innerhalb von wenigen Tagen und „ultradian rapid cycling" („ultra-ultra rapid cycling") Umschwünge innerhalb von wenigen Stunden.

Somatoforme Störung Als „somatoforme Störung" oder „Somatisierungsstörung" werden körperliche Beschwerden bezeichnet, die sich nicht oder nicht vollständig auf eine organische Erkrankung zurückführen lassen. Dabei stehen neben Allgemeinsymptomen wie Müdigkeit und Erschöpfung Schmerzsymptome an vorderster Stelle, gefolgt von Herz-Kreislauf-Beschwerden, Magen-Darm-Beschwerden, sexuellen und pseudoneurologischen Symptomen.

Hinter der Diagnose einer somatoformen Störung können sich unterschiedliche Ursachen und Unterformen der Erkrankung verbergen. Somatoforme Beschwerden treten oft kurzzeitig auf, vergehen dann aber wieder von selbst. Wenn aber eine somatoforme Störung chronisch wird, führt dies oft zu einem erheblichen Leiden, einem beeinträchtigenden Krankheitsbild und einer ausgeprägten depressiven Symptomatik.

SSNRI = „serotonin and noradrenalin reuptake inhibitor" = Serotonin- und Noradrenalin-Wiederaufnahmehemmer Typische Beispiele sind Venlafaxin, Duloxetin und Milnacipran. Es handelt sich um eine Gruppe antriebssteigernder Antidepressiva, die auch in der Behandlung von Ängsten und Zwängen eingesetzt werden.

SSRI = „selective serotonin reuptake inhibitor" = selektive Serotonin-Wiederaufnahmehemmer Die klassische Gruppe der neuen Antidepressiva, die

18

durch – wie der Name sagt – eine Hemmung der Wiederaufnahme des Serotonins aus dem synaptischen Spalt dessen Konzentration im synaptischen Spalt erhöht. Dieses löst eine Regulation der Serotoninrezeptoren aus, die der Besserung der Symptome um etwa 2–4 Wochen vorausgeht.

Tachyphylaxie   Die Tachyphylaxie ist eine Form der Toleranzentwicklung, bei der wiederholte Gaben einer Substanz zu einer Entleerung intrazellulärer Speicher führen, sodass die erneute Gabe der auslösenden Substanz für eine gewisse Zeit keine weitere Freisetzung der Zielsubstanz mehr bewirken kann.

Teratogenität   Bestimmte Substanzen und leider auch einige Medikamente sind in der Lage, Schäden beim Embryo auszulösen. Am bekanntesten ist das Medikament Thalidomid (Contergan), das die bekannten Fehlbildungen der Arme und Beine verursachte. Die Eigenschaft, den Embryo in der Entwicklung zu schädigen und zu Fehlbildungen zu führen, heißt Teratogenität.

18

Sachverzeichnis

Sachverzeichnis